U0382488

2010 年国家社科基金一般项目成果
项目批准号：10BSH054

流动人口医疗保障的社会学研究

Liudong Renkou Yiliao Baozhang De Shehuixue Yanjiu

盛昕 田雨 等著

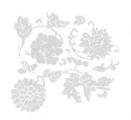

中国社会科学出版社

图书在版编目（CIP）数据

流动人口医疗保障的社会学研究／盛昕等著．—北京：中国社会科学
出版社，2015.7

ISBN 978 – 7 – 5161 – 6625 – 3

Ⅰ．①流…　Ⅱ．①盛…　Ⅲ．①流动人口 – 医疗保障 – 研究 – 中国
Ⅳ．①R197.1

中国版本图书馆 CIP 数据核字（2015）第 167003 号

出 版 人	赵剑英
责任编辑	宫京蕾
责任校对	王善翔
责任印制	何　艳

出　　　版	中国社会科学出版社
社　　　址	北京鼓楼西大街甲 158 号
邮　　　编	100720
网　　　址	http://www.csspw.cn
发 行 部	010 – 84083685
门 市 部	010 – 84029450
经　　　销	新华书店及其他书店

印刷装订	北京市兴怀印刷厂
版　　　次	2015 年 7 月第 1 版
印　　　次	2015 年 7 月第 1 次印刷

开　　　本	710×1000　1/16
印　　　张	18.25
插　　　页	2
字　　　数	271 千字
定　　　价	60.00 元

序

　　《流动人口医疗保障的社会学研究》专著是盛昕研究员主持的，2010 年国家社科基金项目的最终成果之一。这部专著在充分运用文献资料和实证调查资料的基础上，对流动人口医疗保障制度进行了实证研究，具有后续的针对性，充分体现了应用研究的特点，同时也有一定理论深度，为城市化、社会保障，社区等理论应用于分析实际问题提供了范例。

一

　　该专著的选题非常好，具有前沿性。流动人口的医疗保障问题是当今社会关注的热点、难点问题之一，我国正经历人类历史上最大规模的人口流动，在改革开放、城市化、市场经济等一系列因素作用下，大量人口从乡村流入城市，第二次人口普查全国有流动人口 2.6 亿，剔除市辖区人户分离人口，则流动人口为 2.2 亿，而现在仍有增长趋势。流动人口的社会保障特别是医疗保障却远远滞后，不适应流动人口的需要，而流动人口医疗保障的解决也具有一定难度。流动人口医疗保障需求的刚性，与流动人口的流动性，给流动人口医疗保障制度的制定与实施造成了障碍。

　　该专著抓住这一难题，通过借鉴国内外经验与实证调查，提出了解决流动人口医疗保障的制度模式，具有重要的现实意义，解决流动人口社会保障，特别是医疗保障将促进经济的发展，历史和现实都证明，流动人口对地区经济发展的贡献是巨大的，国外经济发达的城市都是移民城市，我国经济发达的广州、深圳、东莞、上海等地都是流动人口最多的城市。流动人口对流入地国内生产总值的贡献率在百分之二十以上。

解决流动人口医疗保障问题将促进社会的稳定，因为医保需求是刚性的，没有医保，一旦发生大病就可能因病返贫，影响流动人口对流入地的认同。

解决流动人口医疗保障问题将促进社会的公平正义。公平正义是社会正义的本质特征，流动人口参与医保，解决"看病贵，看病难"的问题，也就是向普惠制迈出了一大步。

该专著的可贵之处就在于对解决"热点"、"难点"问题做出了自己的可贵努力。

二

任何研究都是在前人研究成果的基础上进行拓展、创新。该专著在这方面做得比较突出，对国内流动人口社会保障研究进行了述评。对流动人口社会保障的发展、内在结构、制度模式、不同地区制度差异都做了述评，对于流动人口社会保障好的经验与做法也都做了评析，为研究流动人口的医疗保障提供了基础。

特别是该专著对国外流动人口医疗保障制度进行了详细的疏理与述评，为国内解决这一问题提供了借鉴与参考。"他山之石，可以攻玉。"该书对不同类型医疗保障制度下流动人口的医疗保障如以英国为代表的国家医疗保障制度下流动人口医保；以德国为代表的社会医疗保险制度下流动人口医保；以美国为代表商业医疗保险制度下流动人口医保；以新加坡为代表的储蓄型医疗保险制度下流动人口医保；对其流动人口医疗保障制度的优缺点及改革方向也做了评析，并对我国流动人口医疗保障制度的启示作了思考。

该专著的最突出特点是突出实证调查研究，课题组在东北老工业基地城市哈尔滨、长春、沈阳，以及发达城市北京、上海、成都、深圳七个城市，抽取 1534 个流动人口样本，进行了问卷调查。对于流动人口医疗保障参保意愿，服务需求以及不同类型流动人口医疗保障需求进行调查与评估。并且对于老工业基地城市流动人口参保意愿，服务需求与发达地区流动人口的参保意愿，服务需求进行了比较研究，对不同经济发展模式对流动人口医疗保障的影响也做出评估。为党和政府部门决策提供了实践基础。

<h1 style="text-align:center">三</h1>

该专著重点设置了对策建议篇，占全书三分之一，这是在实证调查的基础上提出了"怎么办?"的问题，体现了社会学的规范功能，也体现了作者们的担当意识。

对策建议中，既有对流动人口医保制度、政策提出方向性、指导性的概括层次较高的建议，也有比较具体、可操作性强的建议。对流动人口医疗保障制度的建设具有重要的参考价值。由于我国相当长一段时间社会结构呈现城乡二元结构，无论是养老保障制度还是医疗保障制度都是城乡分设。而处于流动状态的流动人口，主要是农民工，没有专门的医疗保险制度，在制度上处于空白状态，各地虽然都相应建立了一些具体办法，又基本处于"碎片化"状态。因此，该专著从城乡统筹角度，医疗保险转移接续、救助体系实现途径、法律制度建构、医疗服务均等化，环境公平与健康权益保障等方面提出了多方面建议，许多建议针对性强对流动人口医疗保障制度建设具有指导意义。

当然，作为流动人口医疗保障制度研究，涉及众多学科，该专著从社会学视角对其进行了透视，今后尚需多学科、多视角进行综合研究。而且由于各地经济发展不平衡，流动人口的医疗保障体系也有不同特点，需要进行深入研究。希望作者们在现有研究基础上不断拓展、深入，拿出更多更好的成果。

董鸿扬
2014. 7. 12

目　　录

第三篇　制度评估篇

第四篇　对策建议篇

第 一 篇

文献述评篇

第 一 章

国内流动人口社会保障研究述评

随着城乡一体化的发展、国家户籍制度管理的松动以及农村土地制度的改革，越来越多的农民离开赖以生存的土地，来到陌生的城市寻求新的发展机遇。他们来到城市后，作为东道主的城市人如何对待这些流动人口，原来生活环境的人际关系、社会支持系统是否依旧，出现非人为因素导致的事故如何处理，成为摆在全社会面前的一个问题。而社会保障作为经济、社会的"稳定器"与"安全网"，是政府提供的公共产品之一，不论城乡居民都有权享有，而游离于城市与乡村的流动人口，由于其自身的流动性，及政策设计的不合理性造成其社会保障权的缺失，引发了诸多社会问题。有鉴于此，诸多学者从不同的研究视角、运用不同的理论与研究方法对流动人口的社会保障问题进行了深入的研究，取得了丰硕的成果。综合国内研究成果，从流动人口的特点出发，从流动人口的社会保障现状，以及影响因素与发展路径等方面的研究文献进行综述。

随着中国经济的不断发展，人们的消费观念也出现了新的变化，从过去的追求温饱到现在要求更高的生活福利，人们对于社会保障的呼声也是一浪高过一浪。在国家对社会保障投入不断增加的前提下，社会保障的实施项目、覆盖范围、待遇水平、服务标准都有了大幅度提高，取得了一定成就。但总体来看，依然存在着一些问题，特别是从流动人口角度讲，问题更加突出。

一　流动人口社会保险方面的研究

作为流动人口主体的农民工，随着其占中国产业劳动力的比例不断上升，社会保障问题也越来越突出。中国农民工养老、失业、医疗、工伤、女职工生育保险的参保率分别只有 33.7%、10.3%、21.6%、31.8% 和 5.5%。另根据《中国流动人口发展状况报告》最新数据显示，2009 年流动人口参加工伤保险、医疗保险（商业医疗保险除外）、养老保险、失业保险、生育保险和住房公积金的比例分别为 30.0%、48.7%、22.7%、6.5%、3.2% 和 2.6%，仍有 39.0% 的流动人口没有参加任何形式的社会保险。

1. 流动人口养老保险方面

流动人口的社会保障问题一直备受关注，而事关流动人口未来老年生活保障问题的养老保险更是一个不容忽视的方面。尽管国家制定了一系列政策来推动流动人口参保，但"参保率低、覆盖面窄、退保率高"是普遍存在的问题。徐琴、鲍磊从流动人口的个体特征、外出打工原因、收入、流动性、制度、留城意愿给出了上述问题的解释，制度障碍造成参保率低，流动性对参保行为影响显著。桂世勋通过对比深圳特区和上海市解决城市外来从业人员的养老保险问题的模式，提出降低养老保险费缴纳的"低门槛"，基金构成上实行社会统筹与个人账户相结合，养老金支付上，实行权利与义务对应的"低标准享受"原则等内容。而统一我国的养老保险制度，平衡基金流量，确保基金的安全和实现保值增值，改善和健全社会保险养老金的管理制度也有助于流动人口养老保险状况的改善。

2. 流动人口医疗保险方面

劳动和社会保障部于 2006 年颁布《关于开展农民工参加医疗保险专项扩面行动的通知》明确指出，争取在 2006 年底农民工参加医疗保险人数为 2000 万，2008 年底与城镇用人单位建立劳动关系的农民工基本纳入医疗保险。受自身特点的影响，流动人口大多数从事最脏最乱的工作，导致疾病侵害和职业病的风险性大，更需要医疗保险的保障。但实际情况是，流动人口参加医疗保障的总体水平低，个体特征、就业的行业特征及单位所有制对流动人口参加医疗保障模式选择有重要影响，因此，有必要提高流动人口的人力资本和收入水平，改革二元分割的城市劳动力市场，提高流动人口的医疗保障参保率。

3. 流动人口工伤保险方面

我国流动人口工伤保险起步较晚，流动人口并未成为工伤保险的主体，工伤保险待遇不能有效保障流动人口需要。从已有的研究看，性别、行业类别、单位性质、工作性质对工伤事故有显著影响；流动人口对工伤保险的了解程度、教育水平与其参保意愿有相关性。刘芳在对农民工工伤立法及其实施状况的基础上，指出工伤保险存在覆盖面狭窄，缴费率确定不合理，保险基金收支不平衡、重赔付轻预防的问题，主张建立科学有效的费率机制，加大基金管理，加强工伤保险与预防的结合。于欣华、霍学喜认为，要淡化劳动关系与劳务关系的区分，简化工伤认定程序，采用工伤保险、雇主责任保险和民事赔偿相结合的制度体系解决流动人口的工伤保险问题。

4. 流动人口失业保险方面

目前我国流动人口的失业保险研究较少，从研究方法上讲多为质性研究。李华明、向颖珍认为，随着我国工业化的推进，灵活就业将会越来越普遍，流动人口将不单是农民工，本科生、研究生甚至博士生都会成为流动人口，失业保险将会越显重要，但由于欠缴失业保险费严重、失业保险金领取缺位等原因，使失业保险方面存在很多困难，究其原因，一是领取条件苛刻，二是统筹方式不合理，三是累加方式不公平，对此主张建立流动人口专项失业制度，提高流动人口对制度的认知程度，完善社会保险失业体系。

5. 流动人口生育保险方面

随着流动人口举家迁徙趋势的增加，女性流动人口的比重也在逐年上升，就业比例也在不断加大，但其社会保障权益方面仍旧存在空白，对于女性这一特殊群体而言，生育保险尤其重要。据统计，很多地方参加生育保险的职工人数只占工伤保险参保人数的20%左右，且大多数为国有、集体企业职工，私营企业及自由就业者的生育保障权得不到保障。对此，应通过完善政策体系，扩大生育保险覆盖面，把私营企业职工、个体工商户全部纳入生育保险社会统筹；同时需要政府予以重视，用政策手段推动女职工生育保障；企业依法参加生育保险；女性流动人口增强自身的维权意识等手段发挥生育保险的作用。张莹认为，建立流动人口生育保险制度是人口流动的必然趋势，是维护广大流动人口生命健康权、改善人口状况的客观需要，但由于制度上、观念上、法制上的障碍，流动人口的生育权并未完全享有，主张通过立法的形式确立流动人口生育制度的社会地位，推进生育制度的创新。

二　流动人口社会救助方面的研究

流动人口在城镇缺乏社会救助方面的支持，很难享受到最低生活保障。张书杰指出，现行的城镇社会救助体系只覆盖了城镇户籍人口，而流动人口尤其是农民工很难享受到最低生活保障制度的社会救助等权益。王章华、颜俊指出，由于社会制度、社会关系、文化及个人等原因，流动人口（主要是农民工）在城市中存在着就业机会不平等，居住隔离，交往狭窄及社会保障待遇不公平等难以融入城市社会的问题。通过对流动人口社会保障现状在体系建设、社会保险参保状况、福利水平及社会救助方面存在问题的分析来看，确实存在体系不健全、参保率低、福利水平缺失及无法享受社会救助及住房补贴等方面的制度性障碍，中国流动人口是一个复杂的庞大群体，解决其社会保障问题有很大难度。郑功成在肯定未来统一全国社会保障制度的目标的同时，主张现阶段依据公平、共享、渐进的原则，分层分类地解决流动人口的社会保障问题。肖严华从流动人口的特征着手，分析了在中国经济转型与社会变迁过程中，社会保障制度被多重分割，包括城乡、区域、社会人群分割，这构成了人口流动的阻碍，主张打破这些分割，建立全国统筹的、覆盖面广的、保障水平低的、层次多样的社会保障制度。

三　关于流动人口社会保障影响因素的研究

关于影响流动人口享有社会保障的因素，学者们从不同方面进行了总结，但归根到底主要有历史、制度设计、流动人口自身等方面原因。

1. 从历史角度看，中国的社会保障体系从诞生之初就忽视了农村人口的利益

1951 年由当时的政务院颁布的《中华人民共和国劳动保险条例》确立了适用于中国城镇职工的劳动保险制度，实施范围包括城镇机关、事业单位之外的所有企业和职工。作为新中国最重要的一项社会保障制度从确立之初就忽视了占中国绝大多数人口的农村人口的利益，并且随着时代的变迁这种倾向依旧存在。这种对旧体制的制度依赖，着重表现在户籍制度方面。秦杰指出，户籍制度使人口流动在很大程度上是"不完全流动"，流动人口进入城市后由于受到户籍制度的限制，享受不到城市居民的保障待遇，表现在：非本地户口的流动人员不能领取养老金、失业金；不能享受看病优惠政策；无法获得最低生活保障制度的救助等。由于没有城市户口，流动人口与市民身份不同，法律地位不同，不能享受与市民相同的社会保险待遇。

2. 从制度方面讲，受当时现实情况的制约

社会保障制度在设计之初对于国民经济的恢复、社会的发展、人民生活的安定起到了不可代替的作用。但是，随着社会的变迁有些制度已经不适应当今情况的需要。樊小刚认为传统体制下的户籍制度是成为限制流动人口在城乡之间流动的不可逾越的屏障，它将消费品与其他权益保障捆绑在一起，农民没有更好的选择余地。郑秉文指出，沿海城市将社会保障"碎片化"为城市保障、农村保障和综合保障，其中还存在着诸多"小碎片"，且这些碎片之间缺乏衔接，在流动人口身份转换时不能保障其权益，致使"断保"、"退保"现象严重。

3. 从流动人口自身因素来说，受到自身及群体特征的影响，参加社会保障的意识不够强烈

赵健杰、刘晴通过调查获知，农民工临时工作的平均工作周期是4—6 年，建筑行业2—3 年，而根据规定，养老保险需在一个地方累计缴费15 年才能享受退休金。朱宝安认为流动人口特别是农民工，自身没有把社会保障权看做是自己的基本权利，没有足够的维权意识，认为是否享有社会保障权不重要，每月缴纳社保费是对自己收入

的剥夺。郑秉文指出，15 年的养老保险金缴纳的规定在某种程度上迎合了流动人口的短视心理，只要频繁地退保、参保，就能享有一次性退还账户缴存金额的机会和权利，达到个人账户资产套现的目的。影响流动人口社保参与现状的因素还有很多，学者对此角度不同，观点不一。王向、田家刚从城乡差异、利益集团因素、财政原因作了分析；柳博隽认为一是地方分权模式下的资源专属性，二是行政区域封闭下的流动性损失，三是城乡二元壁垒的转换障碍导致了流动人口社会保障难的问题。茹克娅、曹李海除了从流动人口自身特点、制度设计方面出发寻找原因外，还从企业和地方政府对农民工的社会保障不重视、户籍制度、社会心理因素、城市公共服务方面进行了总结。虽然研究角度不同，但是落脚点一致，那就是伴随着中国经济的持续发展和流动人口规模的不断扩大，中国社会保障体制改革势在必行。

四　关于流动人口社会保障建设的研究

受研究领域、学术调查及代表利益方的不同，学者对流动人口社会保障的建设也出现了分歧，结合流动人口自身特点及社会变迁出现的时代特征，着重从流动人口社会保障模式选择、制度设计及配套设施建设方面进行阐述。

1. 社会保障模式选择研究

甘曦之主张社会保障体系建设要适应流动人口的高流动性特征，建立可灵活流动的个人账户模式，随着中国社保体系的不断完善，最终会覆盖全民，届时流动人口个人账户可与城市（农村）居民社会保障体系的基金合并使用。雷华北主张对流动人口的社会保障应实施分类分层，首先确立强制性工伤保险，其次是医疗保险，然后是社会救助和社会福利，最后是养老保险和住房保障等。姜向群、郝帅则认为可以建立一套针对流动人口相对独立的养老保险体系，以低缴费率和低工资替代率，把流动人口纳入养老保险体系，实行全国统筹，这样其社会保障权才不会被剥夺。张书杰认为由于流动人口自身特点，个人账户模式更适合流动人口。社会保障模式的选择要适合流动人口的群体特征，并满足其实质需要，既需要灵活性又要有针对性，既要分类分层又要有一整套相应的实施细则，多管齐下才能最终保证社保模式的正确性和可操作性。

2. 社会保障制度设计研究

由于流动人口结构复杂化且内部分化，政府在面对制度设计时应采用分层分类设计的思路，如对城市流动人口需要有让其延续社会保障权益的制度保障；对于农村流动人口则应分情况对待。比如对已经城市化的将其纳入当地的社会保障网，季节性外来务工人员可提供工伤保险等保障；对流动性高的流动人口则需要工伤、医疗保险及相应的社会救助。张书杰认为由于从事脏、累、苦、险的工作，流动人口工伤事故和职业病频发，对于他们而言，工伤、医疗保险是最需要的，其次是失业，最后才是养老。程海峰也主张中国应该建立一个以工伤和医疗为切入点，然后考虑失业，最后考虑养老的流动人口保障模式。秦杰主张设置城市流动人口迁入准入制度并降低门槛，实现流动人口的完全城市化，推行居住绿卡制度，保证获得居住证的流动人口的保险关系尤其"四险一金"可以跟随转移。肖严华主张打破中国社会保障制度的区域、城乡分割，建立低水平、多层次的社会保障制度。史蒂芬·罗奇（Stephen Roach）认为中国应该推行建立在公共基金基础上的社会保障体制、综合性的公共保障和企业养老金计划，推行三叉戟式的退休政策，三个支柱齐头并进。社会保障制度设计得是否合理是流动人口能否享受到社会保障服务的前提条件，没有一个公平、合理的制度，就不可能从根本上解决流动人口基本生存权和健康权的问题。抓住流动人口最迫切的保障需要和最具有针对性的保障项目，降低进入门槛，一步步完善制度操作和体系建设。

3. 配套设施建设研究

流动人口社会保障建设必须有相应的配套设施建设和完善作为辅助，才能发挥其效用。这其中包括户籍制度改革、土地制度改革、政府职能转变、社会福利及社会救助体系的完善和流动人口自身素质提高等方面。江世银认为要在救助的基础上建立农村最低生活保障制度，明确界定保障对象、保障标准、合理统筹保障资金。施华斌主张流动推进农村土地流转制度和城乡户籍制度改革；并指出在农民工社会保障建设中政府作用不可缺失，政府必须转变传统思维，明确责任；同时在社会救助、社会福利领域可以发挥第三部门（非营利组织）的作用。徐晓琪、杜炳汉、罗元文强调建立流动人口最低生活保障制度及适合流动人口的社会保险制度，提高其社会福利，享有平等的义务教育权利。付汝德认为要深化户籍制度和用工制度改革，政府转变职能，加大宣传，多渠道筹集资金，如发行福利彩票，以"土地换保障"等，实行一体化管理和网络化服务。陈娇娥、黄昌炜、周琴提出探索建立以廉租房制度为主要内容的保障，实施流动人口子女教育救助，创造条件克服农民自身素质的制约等。社会保障作为政府的公共产品之一，为公民提供的主要就是服务，而服务质量的好坏直接关系到人们社会福祉的享受，其中配套设施的完善则是制度实施效果的有力工具，特别是基于我国城乡二元社会结构的现状，进行土地、户籍制度改革，转变政府职能，发挥第三部门的作用等方面的功能，是建立并完善流动人口社会保障建设和发展的重要途径和必要手段。

五 流动人口健康和卫生保健情况研究

1. 流动人口健康情况

众多对于流动人口的调查都显示，农村流动人口大多数属于青壮年群体，长期在农村使他们对艰苦生活的适应性较强，因此，不管是客观平均身体状况还是主观健康评价都较好。吴明等 2003 年在北京的调查发现，农村流动人口的两周患病率按患病人数和患病人次计算分别是 12.14% 和 12.29%；方积乾等同年在广州的调查发现，农村流动人口的两周患病率为 7.8%；两者均明显低于同期城市 15.32% 和农村 13.95% 的平均水平。上述调查还显示，北京的农村流动人口有 83.5% 认为自己的健康状况好或很好，只有 1.52% 的被调查者认为自己的健康差或很差；广州的农村流动人口自我健康状况总评价为好和很好的为 62.4%，一般的为 35.3%，差和很差的只有 2.3%。关信平等对沈阳和成都的调查同样反映了上述状况。但是学者们对此的解释却并不如表现出来的情况这样乐观。比如，吴明认为，生活在北京的农村流动人口是一个在健康方面经过了数次"选择"的群体：一方面来到竞争激烈的北京的打工群体一般是以挣钱为目的，因此多数是原本就身体条件较好的；另一方面，由于北京物价和医疗费用都较高，因此患上比较严重疾病的农村流动人口通常会选择回家乡诊治。结合吴明的观点，再加上农村流动人口工作强度大、生活和工作环境差的因素，我们可以推论农村流动人口正在提前透支健康，即使目前表面现象较好，其身体状况的前景却堪忧。在农村流动人口的疾病构成方面，该群体大部分体质较好，最多的是受到普通的感冒、肠胃炎和上呼吸道感染等的困扰，这些一般不会对他们的生活造成太大影响。但是众多调查发现，除去这些一般性疾病外，传染病在农村流动人口中有较高的发病率，对他们的生存和正常生活构成较大威胁。农村流动人口大多来自经济条件和卫生服务条件都比较差的农村地区，以前少有接受卫生免疫，因此他们当中一些人在进入城市之前就已经潜伏了一些疾病；而农村流动人口来到城市之后通常聚居在生活条件较差的地区，且流动性大，无疑会加速疾病的传播。珠海市1992—1996年各类人口传染病分析显示，流动人口的传染病发病占总发病的构成已超过60%；肖贤武1997—1998年在武汉的调查发现，外来人口相关传染病和因卫生条件差所引起的疾病远高于本地人口；上海市1994—2000年间共发生麻疹41起，全部为流动人口。此外，由于流动人口中有一定比例从事性工作，因此性病的发病率也显著高于非流动人口。比如截至2000年，深圳累计性病病例中，户籍居民占39%，流动人口占60%。由此可见，农村流动人口在卫生防疫方面有较大的需求。

　　2. 农村流动人口就医情况

　　各地的调查发现，流动人口在患病后的处理方式、就诊机构选择、不就诊原因等方面具有共性。一方面，农村流动人口在患病情况下会采取一定措施，不会听之任之；另一方面，自己采取治疗措施的比例较大。上述调查还发现，不就诊的原因除了自感病轻，认为没有必要外（北京 64.27% 和广州 37.9%），经济因素（经济困难、费用过高）是首选，北京占 23.98%，广州占 61.4%。在就诊机构的选择上，北京和广州都是以基层卫生机构为主，如私人诊所、社区卫生机构、街道医院等，选择的主要理由是费用合理和距离近，可见这一选择是优先和充分考虑就医成本的结果。除此之外，研究者在武汉、深圳等地的调查也证实了上述情况。

3. 农村流动人口妇幼保健情况

虽然青壮年构成了农村流动人口的主体，但是却不可忽视其中的妇女（尤其是孕产妇）和儿童群体，这两个群体相对而言比较脆弱，易受健康问题冲击，因此很多卫生领域的学者特别对这两个群体的健康和保健进行专题研究。这些研究大部分显示，农村流动人口中的妇女和儿童在健康方面明显不如生活在同一城市的常住人口；在卫生服务利用方面，也表现出显著不足。

在儿童方面，首先，流动人口儿童的健康情况明显差于常住人口。肖贤武 1997—1998 年对武汉的调查显示，流动人口学龄前儿童患麻疹的比率是常住人口的近 7 倍；林良明等 2002 年在北京、武汉、咸阳等 7 城市的调查显示，婴儿和 5 岁以下儿童的死亡率分别为 13.8‰ 和 24.8‰，分别高于 7 个市常住人口（10.1‰ 和 12.9‰）；同一次调查显示，流动人口儿童的营养摄入情况较全国平均情况差，导致流动人口儿童贫血、佝偻病、营养不良、生长发育迟缓等营养性疾病的发病率明显高于城市儿童。其次，卫生保健情况同样较差。王瑞明 2001 年对福州的调查，肖贤武 1997—1998 年对武汉的调查，杨琳琳等 2003 年对广州的调查均显示，流动人口儿童的保健建卡率、体检率、卫生免疫情况等都与城市常住儿童有较大差距。在孕产妇方面，林良明等 2002 年的调查揭示了流动人口孕产妇死亡率高于城市常住人口的现实。此外，肖贤武 1997—1998 年对武汉的调查，林良明等 2002 年的调查均显示出流动人口孕产妇在建立围产保健手册、产前检查、住院分娩和产后访视方面与城市常住人口的巨大差距。流动人口孕产妇保健率低造成急产、妊娠高血压综合征、产后出血、新生儿死亡率均明显高于常住人口，婴儿出生体重低于常住人口等一系列不良后果。究其原因，研究者总结为下述几点：一是农村流动人口大多来自偏僻的农村，文化层次低，卫生知识贫乏，自我保健意识差；二是收入低下和医疗费昂贵制约了流动人口的卫生保健需求；三是流动人口数量增长过快，流动性大，又缺乏有效的管理制度和方式，使得对流动人口进行卫生知识普及和妇幼保健管理变得异常困难。

六　农村流动人口医疗保障研究

1. 农村流动人口医疗保障的制度现状

"民工潮"虽然历经了二十几年的发展，但是针对流动人口的医疗保障制度只是在20世纪90年代后期，尤其是21世纪初才开始在少数城市出现。这其中深圳的实践是比较早的，在这个以移民为主的城市，早在1992年就把农民工的医疗保险问题纳入了视野，在国务院《关于建立城镇职工基本医疗保险制度的决定》出台后，又对外来劳务工"住院医疗保险"政策进行了完善，并在2003年7月对包括农民工在内的所有员工增加地方补充医疗保险；上海市于2002年9月1日起实施《上海市外来从业人员综合社会保险暂行办法》，内容包括老年补贴、工伤补偿和住院医疗费报销三项内容；参照上海的经验，成都也于2003年3月1日开始推行《成都市非城镇户籍从业人员综合社会保险暂行办法》；北京市于2004年9月1日起开始实施《外地农民工参加基本医疗保险暂行办法》……这些典型城市的医疗保险方案各不相同，研究者们一般按照该医疗保险方案是纳入城镇社会保障体系，还是独立于城镇社会保障体系之外，将它们分为两类：纳入城镇社会保障体系；独立于城镇社会保障体系之外。两种模式各有利弊，对于哪一种模式更适合农民工和中国国情，研究者们一直都有争议。但是也有研究者指出，针对农民工二次分化的现实，应将两种保障模式相结合。比如彭斋文和乔利滨撰文指出，农民工群体已经分化为"市民化"程度较高和较低的两类群体。前者大多在城市有相对稳定的工作和收入来源，是潜在的城市人口，应在户籍制度等配套制度改革的基础上将他们纳入城镇社会保障体系；后者流动性较大，多为非正规就业群体，应首先保障他们的劳动权益，同时向有一定缴费实力的人提供类似上海和成都模式的综合社会保险，并且完善医疗救助。

2. 农村流动人口医疗保障的覆盖情况和参保意愿

首先，农村流动人口的医疗保障覆盖率非常低。一方面虽然有一些城市建立了针对流动人口的医疗保障制度，但是这些城市毕竟是少数，大部分城市在这一方面仍无所作为。另一方面，即使在已经建立流动人口医疗保障制度的城市，其保障水平亦较低。如：截至2003年11月底，江苏省参加医疗保险的农民工估计为80万，占总数的15%；到2003年9月底，深圳市非深圳户籍员工参加住院医疗保险80.36万人，参保率为28%；成都市2004年农民工综合保险的参保率为34%……上述数据都引自已经正式出台农村流动人口医疗保障方案的地区，而未施行该制度的城市的医疗保障覆盖率显然更不容乐观。其次，农村流动人口的医疗保障覆盖率受所属用人单位性质的影响。很多调查显示，农村流动人口中企业职工的参保率要明显高于个体工商户及其雇工，以及灵活就业人员，对成都的调查显示，按照企业性质参保率从高到低依次为国有企业、股份制和外资企业、私营企业；此外在行业方面也有差异，同一次调查还显示，社会服务业和建筑行业职工虽然为数众多，但是参保情况最不理想。上海浦东新区在企业和个体工商户就职的外来人口中，参加社会医疗保险的比重分别为6.8%和2.9%。江苏参加医疗保险的农民工主要集中在组织程度比较高的大型乡镇企业。事实上，各地出台的针对流动人口的医疗保险大多优先考虑与用人单位签订劳动合同的职工，而且对这部分流动人口的管理自然较之个体工商户和灵活就业人员要容易得多。第三，农村流动人口的参保意愿因群体的内部差异而不同。调查发现，工伤、医疗、养老是农民工目前最为迫切的保障需求，但是由于农民工内部的群体分化，因此不同的农民工参保意愿是不同的。一是工作相对正规、年龄较轻、文化程度稍高的农民工相当部分有城市化倾向，有较明显的社会保障需求和参保意愿；而工作不正规、流动性强的农民工参保意愿淡薄。二是企业职工的参保意愿高于个体工商户。严胜等的调查显示，浦东的外来从业人口中，高达84.7%的个体工商户表示不愿参加社会医疗保险，而企业职工中这一比例是50.3%。据此，有研究者提出应根据农民工群体分化的实际情况制定不同的医疗保障制度，而不应该一概而论。

3. 农村流动人口医疗保障的推行障碍与解决方法

针对农村流动人口保障率低，大部分人无保障的状况，研究者们从不同角度提出见解，综合而言可以概括为以下三个部分：第一，原有制度惯性造成的障碍。很多学者都同意中国以户籍制度为基础的二元社会保障制度的存在是影响农村流动人口医疗保障制度建立的最大制度障碍。在这一制度下，国家只是负担城市人口的社会保障，而农村的社会保障则是以集体保障为主。在经济体制改革，农村集体经济解体的情况下，国家亦没有承担起农村社会保障的责任，而使其本能退化到传统的家庭保障的低层次上。在这种情况下，在对待农民工方面，传统的观念仍是将其等同于农民，一直以来政府实施的都是管制、限制、防范为主的消极政策，忽视他们在城市中的权益，以农村的土地保障为借口，拒绝给城市中的农民工提供社会保障。第二，农村流动人口自身特点造成的管理难度。有学者认为，中国目前的一大特殊国情在于正在从农民—市民的二元社会向农民—市民—农村流动人口的三元社会转变，农村流动人口既有别于传统农民，又有别于传统市民，而具有自身独立的特点。而正是部分特点造成农民工的管理难度，给医疗保障的推行带来障碍。首先，农村流动人口的低收入与社保高消费之间存在矛盾。由于城市劳动力市场本身的不公平性，以及农村流动人口自身占有的资源极其有限，因此农村流动人口的平均工资远低于城市户籍人口；而由于城市平均物价高，门诊和住院费用贵，这就使得确定一个既能被农村流动人口所接受，又能维持社保资金运转的合适费率变得困难。其次，农村流动人口的高流动带来的管理难度。高流动性是农村流动人口最主要的特点。一方面大量的非正规就业、灵活就业、不同职业间的频繁流动给农村流动人口的社会控制带来难度，使得社会保障政策的调查、宣传、制定、管理等异常困难；另一方面，医疗保险是具有一定延续性的制度，由于不同流入地在经济发展水平和政策制定方面的巨大差异，使得农村流动人口的高流动与社会保障地区的小统筹之间产生矛盾。第三，地方政府、用人单位和农村流动人口三方的主观障碍。除了客观方面的原因，涉及农村流动人口医疗保障的相关利益方也从各自的利益出发，在主观上存在障碍。从用人单位的利益出发，他们自然倾向于尽可能地降低劳动力成本，以提高收益，因此逃避参保就不难理解。站在地方政府的角度，由于农村流动人口社会保障会增加投资者开支，在全国尚未统一将农村流动人口纳入社会保险体制的前提下，地方政府因为担心本地区实施会影响投资环境，所以宁愿纵容企业不为农民工参加社会保险。作为农村流动人口本身，本来纳入社会保障体系是保障他们权益，解决其生存风险的有益举措，但是由于他们固有的家庭保障观念、对社会保障政策不了解、长期边缘化和被剥夺的社会地位使他们对社会政策缺乏信任、外出的目的是尽可能多的赚钱而只注重眼前利益等原因，使农村流动人口在主观上亦对社会保障存在一定排斥。

研究者们提出的解决方法主要集中在三个方面：

其一是改革现有的户籍制度。由于户籍制度是目前农村流动人口社会保障制度的最大制度障碍，因此从长远来看，取消现有的二元户籍制是将农村流动人口纳入城市社会保障制度，最终建立城乡统筹的社会保障制度的根本举措。但是也有学者认为，由于制度惯性的存在，即使取消了二元户籍制，短期内也无法做到城乡人口真正的平等。因此又有学者提出，目前户籍改革的重要手段是降低户口的"含金量"，从目前的以"城乡为界"转变为以"产业为界"，使公共资源的获得更多地通过市场而非通过户口。其二是强化政府责任。政府是公民社会，而非市民社会，因而应摒弃过去只注重城市社会保障体制的做法，切实承担起农民和农村流动人口的社会保障责任，尽快出台相应的指导性意见，规范各地工作。其三是在医疗保障内容选择上首先建立农村流动人口的大病或住院保障机制。众多研究者认为，农村流动人口大部分年轻力壮，普通的疾病不对他们构成威胁，但是重大疾病则会导致农民工失去工作的同时陷入贫病的恶性循环。

因此在目前无法使农村流动人口医疗保障制度一步到位的情况下，应该优先解决他们的大病风险，这样既能满足农村流动人口的迫切需要，又便于管理。事实上，从目前各地出台的针对农村流动人口的医疗保险方案，以及中共中央、国务院 2005 年 12 月颁布的《关于推进社会主义新农村建设的若干意见》中，恰恰可以看到这一思路。

七　总结与反思

流动人口的发展与社会保障制度的进步应该是同步的，特别是改革开放以来，中国人口流动的发展出现了显著的变化，但与之配套社会保障制度却没有对应发展，导致许多社会问题的出现和蔓延。学术界对流动人口社会保障的关注与研究也从未停止，并取得了一定的成就。从研究意义看，学者多从宏观角度把握流动人口社会保障建设的必要性和可行性；从研究内容看，主要集中在流动人口社会保障的现状（社会保险、社会福利、社会救助方面）、存在问题（参保率低、接续难等）、影响因素（体系建设、制度设计、流动人口自身特点角度）和与之对应的政策建议（模式选择、制度设计、配套设施完善等）上；从研究方法看，多采用质性研究。通过对文献的梳理，对中国流动人口这一特殊群体的社会保障有了一定的认识。

对农村流动人口医疗保障的研究历史并不长，自然留下了很多有待完善的地方。综合众多研究成果，笔者认为在研究内容上至少存在以下三方面的忽视：

1. 只重视农民"工"，对农村流动人口中的弱势群体的忽视。在关于农村流动人口的医疗保障研究中，基本上针对的都是城市"农民工"，而非"农村流动人口"。两者的区别在于前者指在城市就业的农村流动人口，尤其指正规就业者；而后者不仅包含了非正规就业者，更包括了家庭妇女、儿童这些农民工的家属。事实上，面对疾病，妇女和儿童才是最弱势的群体，而目前的政策取向和研究取向反而是先保正规就业的农民工，再保证非正规就业的农民工，而农村流动人口中的妇女和儿童反而没有予以考虑。这显然不是从农村流动人口的医疗保障需求出发的制度安排，相反会在这个群体内部造成保障资源的不平等分配和资源利用率的低下。

2. 只关注农村流动人口的大病保障，对预防保健需求的忽视。医疗保障按照保障内容可以分为预防、门诊和住院三项，一般而言大病是最为严重的疾病风险，住院保障的需求自然最为迫切。中国农村流动人口的特殊性在于他们大多来自经济条件和卫生服务条件都比较差的农村地区，以前少有接受卫生免疫；而来到城市之后通常聚居在生活条件较差的地区，且流动性大，无疑会加速疾病的传播。因此在农村流动人口中有较高的传染病发病率，也就是说农村流动人口在卫生防疫方面有较大的需求。然而在目前国家公共卫生服务本已提供不足，农村流动人口又被排斥在这一服务体系之外的情况下，这一需求显然无法得到满足。是否该将农村流动人口的预防保健纳入医疗保障的范畴，社会保障领域对这一问题的讨论几乎是空白。

3. 只着眼于医疗保险，对农村流动人口医疗救助的忽视。社会保险针对的是劳动者，是需要劳动者承担缴费义务的、与劳动者收入水平相关联的保障制度；而社会救助针对的是社会脆弱群体，通常被视为政府的当然责任或义务，采取的是无偿救助的方式。正如目前的很多研究结论显示的，目前的城市劳动力市场是一个二元劳动力市场，农民工在其中处于不利的竞争地位，不仅工资低下，而且权益无保障，经常面临失业、失去收入来源的境地；更何况流动人口中还有大量没有任何保障的妇女和儿童。而现有的关于农村医疗保障制度的研究只集中于医疗保险的制度设计，忽视医疗救助，因此远不能说完善。

之所以会出现上述问题，笔者认为是各研究领域过分孤立，缺乏交叉和联系的结果。首先，社会保障研究领域和医疗卫生研究领域的割裂。其次，医疗保障制度设计未结合目前农村流动人口出现的新特点和发展趋势。近期的研究显示，新一代农村流动人口表现出不同于老一代农村流动人口的新趋势。比如，农村流动人口群体正在日益分化为具有各自鲜明特征的亚群体，"农民工"已经不足以对他们进行概括；新一代流动人口定居城市的态度更加明确；他们选择外出的动机已不仅限于生存，而介于生存与发展之间；更多的农村流动人口夫妻子女举家外出，而非原来的农民工外出和家属留守；老一代的农村流动人口的子女正在长大，形成新的需求与文化等。这些看似与社会保障无关的变化事实上却在影响着农村流动人口社会保障的心理预期和实际需求，对社会保障制度设计提出新的要求。再次，农村流动人口医疗保障研究中理论研究的缺乏。目前的研究就制度论制度的多，进行深入理论探讨的少，在保障方案设计上难免显得苍白。因此，今后对农村流动人口医疗保障的研究应该将社会保障研究与其他学科领域的研究相结合，关注流动人口发展的新趋势和新特点，同时加强理论方面的探索，使出台的医疗保障方案更加贴近农村流动人口的需要，切实可行。

第二章

国外流动人口医疗保障研究述评

国外的医疗保障制度实施较早，制度也比较完善，完善流动人口医疗保障制度，既要从我国国情出发大力开展试点工作，同时也要借鉴国外的先进做法。

一　不同类型医疗保障制度下流动人口的医疗保障

国际上具有代表性的医疗保障制度有四种：国家医疗保障制度、社会医疗保险制度、市场主导型医疗保险和储蓄型医疗保险。国外人口流动相对自由宽松，流动人口的医疗保障涵盖在国家统一的医疗保障制度之中。

（一）以英国为代表的国家医疗保障制度下流动人口医保

英国是世界上第一个建立起典型的国民医疗保障制度的国家。类似的国家有意大利、瑞典等。这种类型医疗保障制度的主要特征是，第一，国家税收是医疗服务资金的主要来源。第二，由政府利用公共资金开设医疗机构、购置医疗设备、聘用医务人员来提供医疗服务，或是政府作为医疗服务和药物的购买者，运用政府预算资金向卫生服务和药品等的供应者直接采购、支付。第三，患者可以按需要基本免费获得国家采购的医疗服务和药品，一般与医疗服务的提供者之间没有直接的现金偿付关系，但是患者的择医权很小。第四，几乎遍及全体国民的广泛的医疗覆盖面，不以就业为条件。第五，国家是医疗保健和医疗保障体系的绝对主管和调控者。第六，私人医疗保健和保险提供的私营性医疗保健服务和保险所占比例很小。

国家医疗保障制度的主要原则和框架源于英国经济学家贝弗里奇提出的著名报告，1942年，英国发表了《贝弗里奇报告》，该报告对社会保障提出了著名的普遍性原则、政府统一管理原则、公民需要原则。即社会保障涵盖所有公民，不论贫富都纳入其中，政府通过国民收入再分配来具体实施满足公民的基本需要。这就是贝弗里奇三原则。它的宗旨是提供一个不以个人的财富为基础的、广覆盖的没有差别的、适度最低的覆盖，同时也不阻止人们在这最低覆盖基础上，自己提出更高的要求。《贝弗里奇报告》提出"三统一"原则即统一管理，统一水平，统一待遇，将碎片化的旧制度统一改造为一个大一统的全国制度。

1948年英国建立了国家医疗服务体系（NHS），医疗保健主要由政府提供，公立医疗系统提供的服务覆盖99%的英国人。收入高、要求高的人群可以选择私营医疗。由于实施全国大统一原则，具有覆盖面广和基本免费的特性，保障了"人人享有初级卫生保健"的公平性。还充分体现了受益普遍性原则，由于全民医疗保障的建立理念就是无论高收入还是低收入的居民，均能按需要获取医疗保障的服务，具有覆盖的广泛性和综合性，因此，凡是在英国的正常居住者，均能通过国民医疗服务体系获得医疗覆盖。在英国，不仅包括英国公民和移民，甚至包括了所有的来英国办理公务、旅游、工作和学习的外国人，都不同程度地受益于全民和全面社会保障制度。由于英国医保覆盖全面，也就涵盖了大量的流动人口，促进了人口的流动，促进了经济社会的发展。

同样是国家医疗保障制度的加拿大以合法居民为条件对所有人提供全面、便利、随人转移的医疗保障。在《加拿大卫生法》中明确了医疗保障制度的5项基本原则，即全民原则、全面原则、无障碍原则、随人转移原则和公众管理原则。瑞典于1982年卫生立法规定每个居民有权获得相同的卫生保健服务。医保覆盖全民，居民在享受医保上没有差别，流动人口一样能享受国家提供的医疗保障。

（二）以德国为代表的社会医疗保险制度下流动人口医保

社会医疗保险制度具有强制性、公平性、互济性、社会性等基本特征。日本、加拿大和韩国等 100 多个国家采取了这种模式。社会医疗保险制度的特征有，第一，国家立法形式颁布，强制执行。第二，强调个人的社会义务和责任，筹资的主要形式是按工资的百分比，向雇主和雇员强制征收社会保障金，国家适当补充作为辅助。第三，混合公、私医疗保健供给、依托社会保险模式进行组织管理，国家起到规范和协调作用，一般不直接参与经营。第四，坚持非营利性，保健、保险机构间互相竞争、自我管理。第五，强调社会公正，覆盖广泛。第六，经济负担和社会公正基本兼顾。

在 19 世纪末 20 世纪初是德国经济高速发展时期，城市化进程也比较快，流动人口的比例较大。比如 1907 年德国总人口 6000 万，流动人口 2900 万，相当于总人口的一半左右。在一些城市，有 60% 的人口为流动人口，而当地出生的居民仅占 40%。德国政府在城市化高速发展过程中制定了一系列政策，都涵盖了流动人口，进行统一管理，建立比较完善的社会保障制度。社会保障体系的建立为失业和疾病期间的流动人口提供了一种基本的安全感。

德国医保的历史比较悠久。社会保险诞生在德国，1883 年德国颁布了《疾病社会保险法》，是世界上首部社会保险法。二战后，德国又出台了一系列法规，医疗保险体系更加完善，法定医疗保险和私人医疗保险是德国医疗保险两大组成部分，德国九成的人口都参加可法定医疗保险，其他的选择私人医疗保险。所有人都有强制性参加保险的义务，可以在国立医疗保险公司或私立医疗保险公司中进行选择；雇员和雇主各负担医疗保险者保险费的 50%，按照比例从工资中扣除。缴费基数设有封顶线和保底线，即超过封顶线的部分不再征缴，工资收入在保底线以下的可免除缴费义务。封顶线和保底线的标准政府每年根据具体情况进行调整。保险费取决于投保人的收入、年龄状况等，收入多者多缴、少者少缴、无收入者不缴，在国立医疗保险体系中投保人享受的医疗服务并不会因缴费多少而不同。没有工作的家属、孩子可以随有工作的家长一方保险。月税前收入不超过法定义务界限的就业者、失业者、大学在读学生和符合义务保险规定的所有外国人等，这些人必须参加法定医疗保险。这其中包括大量的流动人口。德国2003年颁布《法定医疗保险革新法》，废除了原来被保险者固定分配到某个医疗保险机构的制度，被保险人可以自主选择保险机构。参保人无论在什么地方，都可以享受到相同的医疗服务，到附近的医疗机构就医，使投保人拥有较大的自由选择空间，可在400多家国立和私立医疗保险公司之间选择最满意的保险服务，解决了流动人口的医保问题。

与德国相同实行社会医疗保险制度的国家如日本、法国的流动人口医保的转移接续也是比较容易的。日本的人口可以自由流动，其国民在哪里居住和工作由自己选择，享受当地所有的福利。流动人口必须在一个月内到当地行政部门去登录，登录之后，原来的户籍材料就会自然变更，然后更新国民健康保险证。这种管理保证了日本人口流动的有序进行。法国对于跨地区的人口流动没有任何强制性的行政措施，这种人口流动的自由是以其完善的社会保障体系为坚实基础的。法国的医疗保险实行全国联网。一个公民对应一个社会保险号码，在全国范围内享受医疗保险、看病就医等一切社会福利。搬家的话，只需通知以前的社会保险机构，将其个人资料转到新住址所在地的相应机构即可。

（三）以美国为代表市场主导型医疗保险制度下流动人口医保

美国深受凯恩斯理论和自由主义的影响，在罗斯福新政推动下，建立了以市场运作为主，政府仅为老人和穷人提供基本医疗保障的市场主导型医疗保险制度。世界各国借鉴美国模式的国家很少见，但是通过市场运作的商业补充医疗保险在很多国家都存在。

美国是所有发达国家中唯一没有实行全民医保的国家。整体而言医疗保险的覆盖率是较高的，约占全民的85%。美国医疗保险制度实行私人商业医疗保险与社会医疗保险相结合的办法。

大多数美国人由其雇主购买医疗保险，另外，社会的两大弱势群体——老年人和贫困人群,其医疗保障由国家支付的医疗保健照顾计划和医疗保健资助计划提供。这种社会医疗保险计划仅仅覆盖部分人群,费用基本上由财政承担。医疗保健照顾计划是对65岁以上年龄的人,以及65岁以下因残疾、慢性肾炎而接受社会救济金的人提供医疗保险。保障的范围包括大部分的门诊及住院医疗费,受益人群约占美国人口的17%。医疗保健资助计划由联邦政府支付55%、州政策支付45%,共同资助对低收入居民实行部分免费医疗。全国每年约有3000万人受益。此外,现役军人、退伍军人及家属和少数民族可享受免费医疗服务,费用全部由联邦政府支付。

在美国的整个医疗保障体系中,社会医疗保险计划覆盖人群有限,并不占重要地位。私人商业医疗保险制度保险是整个美国医疗保险的主体,开展医疗保险的商业保险公司就有1000多家。目前在美国五分之四以上的国家公务员和七成以上的私营企业雇员购买医疗保险。政府通过免征医疗保险金所得税以及社会保险税,鼓励企业与雇员向医疗保险公司集体购买医疗保险。美国私营医疗保险的一大特点是雇主为雇员支付保险金,这种情况约占90%。规模较小、实力较弱的小型企业的雇员则没有雇主为其提供的医疗保险。这是二战期间政府实行工资和价格管制的结果。由于当时医疗保险保健属于非工资福利,不受政府管制,雇主便用它来吸引工人。当然,这种情况也有美国税法中某些条款上的原因。

美国不存在户籍制度,对国内流动人群一视同仁,商业医疗保险具有完全的流动性,可以在全美的任何一个州转换工作,这样的医疗保障制度下,全国范围的劳动力流动没有任何障碍,是劳动力流动的一个重要保证,在某种程度上是成为促进劳动力在全国范围流动的一个权利保障。

合法外来移民可以享受美国政府提供的一部分医疗服务,医疗保健照顾计划和医疗保健资助计划这两种医疗服务都要求受惠者必须是美国公民或永久居民。大多数美国人依靠雇主提供商业医疗保险,但对低收入移民来说,没有能力负担每月上千美元的医疗保险。而一些非法移民的医疗主要依靠慈善组织和社会自身承担。但低收入移民在有些情况下会获得医疗服务，根据美国相关法律规定，急病患者在任何一家医院都会得到救治，即使该患者没有医疗保险或偿付能力，但如果他没有经济能力，就难以承担医疗费用，无法得到进一步的治疗。针对这种状况，一些慈善或宗教机构在一些社区开设廉价的医疗点，不需要前来就医者提供健康保险卡，只收取低廉费用，不少低收入与非法移民就在这类医疗点看病。但问题是，这类医疗点并不多，药品也比较短缺。

（四）以新加坡为代表的储蓄型医疗保险制度下流动人口医保

新加坡在筹资方式上采用了储蓄积累制为核心的公积金制度，财政上突出了自担健康责任；在卫生保健的供给上采用了公私混合供给体制。新加坡的医疗保障制度以储蓄型为显著特点，它包括强制医疗储蓄、社会医疗保险、社会医疗救助三大部分。第一部分是保健储蓄计划，是全民性、强制性的。覆盖全部在职人口，保健储蓄基金是雇主与雇员分别缴纳雇员收入的一定比例建立起来的基金。主要解决雇员本人和家属的住院和老年医疗费用。按照规定，每个已经工作的人都必须参加这项储蓄项目，每个人都会拥有自己账户，专门用来缴纳住院费用。另外，医疗储蓄也可以用来支付父母、配偶、子女等直系家属的住院费用。第二部分是社会医疗保险包括健保双全计划和健保双全补充计划。还是自愿参加的，略带商业医疗保险性质的，从而为重病和顽疾提供低成本保险。医疗保护方案与医疗储蓄不同，不具有强制性，由个人自主决定是否参加，这项方案是为了帮助参加者支付大病或慢性病的医疗费用。医疗保护方案中的保险金直接从参加者的医疗储蓄中扣除，这项保险计划的费用很低，可以用来支付部分住院费用以及一些重大的花费较高的门诊治疗费用。第三部分社会医疗救助，它是由新加坡政府提供，专门针对那些生活贫困的新加坡人员，帮助他们支付一些医疗保险费用。主要目的是扶持低收入、无家庭的老年弱势人群，解决他们的医疗费用，这项制度为几乎所有新加坡人提供了保障，因为不论他们的社会经济地位如何，都可以获得良好的、基本的医疗保健。

外籍人员在新加坡可以购买和享受的一切保险种类。保险种类包含人寿、意外、医疗等险种。目前在新加坡工作的外籍雇工医疗负担加重，新加坡政府正在考虑提高他们的医保额度。据统计，2008 年在新加坡工作的外籍雇工约 75.7 万人。凡持有工作许可证的外籍雇工在新加坡都享有强制医保待遇。

二　国外流动人口医疗保障制度优缺点及改革的方向

（一）国外流动人口医疗保障的优点

1. 覆盖大量流动人口。大多数的发达国家都实现了全民医保，英国为代表的医疗保障制度覆盖面广，凡是英国的正常居住者，均可以通过国民医疗体系获得医疗保障。来自英国国外的居住者也享受医疗服务，按照卫生部门规定的比例要缴纳一定的费用，来自欧盟成员国的人员，在提供急救服务时则依据双边协定免于收费。这种福利，对取得 6 个月以上签证的留学生同样适用。抵英后，你应马上到学校的健康中心注册。注册后你会得到一张医疗卡，凭该卡可以到指定的全科医生那儿免费就诊。以德国为代表的医疗保险的覆盖面也较广，政府通过立法推行强制性法定医疗保险制度。新加坡的医疗保险特点是全民覆盖，分层保障。覆盖了大量的流动人口。

2. 立法保障流动人口医疗保障。英国于战后展开了一系列社会保障立法活动，1944 年制定了《国民保险部法》。1883 年，德国首相俾斯麦首次颁布了德国也是世界上第一部《疾病保险法》，二战后，德国又颁布了一系列法规对社会医疗保险体制进行调整、完善，使德国医疗保险系统成为一个完整的体系。德国在社会保险立法中确立了以下一些重要原则：通过社会统筹使危险得到最大程度分散、通过立法强制性、由社会共同负担社会保险费用、各项目实施全国统一的保险费率、首先在劳动者中建立社会保险机制、保险费与工资挂钩、保险给付与个人缴费挂钩等。日本 1938 年通过了《国民医疗保险法案》，雇佣者可以按自愿原则获得医疗保险。另外，还按照不同的职业建立了各种公共医疗保险方案：如海员保险方案、公务员互助方案，等等。1961年，日本修改了《国民医疗保险法案》，按照强制的原则将被保险人覆盖。1961年改革后，所有居住在日本的人都被医疗保险方案覆盖。很多国家都通过法律形式保障了流动人口的医疗保障。

3.建立了完善的医疗救助体系，为流动人口中的贫困人口提供最大医疗服务。流动人口中有一部分贫困人口，各个国家针对这类群体都制定了相应的政策。德国医疗保险金的缴纳也考虑到支付能力的强弱，低收入群体往往不需要由本人缴纳，而是由雇主或政府替他们缴纳。美国和新加坡两个国家也都实施了面向低收入群体的社会医疗保险制度并对贫困者实行医疗救助制度。美国式医疗保障制度虽然没有给所有国民提供最低的医疗保险覆盖，但是贫困人口在罹患急、重病症时，可以去公立医院的急诊部门接受免费治疗，政府对此类就医费用予以补偿，这些不仅表达了对弱势群体的关怀，更体现了保险的本质目的。构成了一条最后的安全线。

4.社区医院的普及为流动人口提供更好的医疗服务。英国的三级医疗服务网络呈金字塔型，底部是初级保健全科医疗，塔尖是三级医疗专家服务，患者从塔底部向塔尖，然后再从塔尖向底部方向流动。这个网络赋予全科医师守门人的角色，使得大部分健康问题在这个层面得以识别、分流，并通过健康教育等预防手段得以控制，充分合理利用医疗资源。而且，它覆盖面广和基本免费的特性，保障了"人人享有初级卫生保健"的公平性。美国社区医院的普及，使得重患病人在大医院进行短期的必要治疗后立即转往社区医院，在那里有家庭式的居住环境，有良好的医疗条件，有技术过硬的全科医生及护理人员，使病人顺利地渡过康复期而出院。最关键的一条是社区医院费用比大医院低得多，而且能缓解大医院就医紧张的问题，使更多低收入的流动人口受益。

（二）国外流动人口医疗保障的缺点

1.卫生服务效率不高。全民医疗保障制度的英国、瑞典等国家，缺乏市场机制的调节，卫生服务效率相对都较低。医院主要靠争取政府的经费而不是提高服务质量，医生工作也缺乏积极性，出现服务态度差、候诊时间长的现象。其他国家的医疗保障同样存在所提供的医疗服务效率不高，医疗资源严重浪费，医疗服务机构缺乏竞争的问题。

2. 流动人口医疗费用持续上涨。首先，人口老龄化。据权威的世界银行政策研究报告《防止老龄危机》预测，全球 60 岁以上老年人口将从 1990 年的近 5 亿增长到 2030 年的 14 亿左右，老年人的医疗费用比较高，为一个儿童的 2 倍到 3 倍，流动人口中老年人的数量也不断增加，所以老龄化意味着严重的医疗费用负担。其次是制度设计上的缺陷。由社会医疗、私人医疗保险或政府承担的医疗保健费用在总卫生保健费用的比例在加大，而这类费用支付的方式均属于第三方付费。如果不存在费用约束机制，必然出现大量过度医疗和浪费。

3. 仍有部分流动人口没有享受到全民医疗保险服务的权利。美国是发达的市场经济国家中唯一没有实行全民健康保险或国家卫生服务制度的国家。普通居民只能自愿购买私人健康保险。由于私营医疗保险的购买大都由雇主代雇员支付，导致部分效益较差或规模较小的企业员工无力购买适宜的医疗保险，据统计，目前美国全国约有 4000 万人没有医疗保险，他们既不属于低收入人群，也不属于老年人和儿童，这部分人如果生病对国家和个体均会带来不小的经济负担。当然就其人口比例来看是很低的。没有参加医疗保险的美国人占全国人口的 15%，在发达国家中，美国也成为世界上唯一没有实施全民医保的国家。

（三）国外流动人口医疗保障的改革

在以全民医保为目标的保障体系下，国外流动人口医疗保障虽然取得相当成效，但也积累了不少问题，各国力求通过改革解决面临的难题。

1. 引入竞争机制。由于存在卫生服务效率不高的问题，各国纷纷引入竞争机制，英国的国民卫生服务体系将国家提供服务与竞争机制相结合，扩大了商业医疗保险的范围，私营医院的作用也得到了加强。英国的历次改革虽然着力点不同，但一直坚持以税收作为筹资的基础，通过政府分配预算，面向全体国民提供基本免费医疗服务的宗旨，因此导致巨大的医疗支出承受力面临巨大挑战。德国保险机构也引入竞争机制，在 1993 年颁布的《卫生保健改革法》中提出投保人可以在不同的医疗保险和服务机构中进行自由选择。

2. 增加医疗保险收入，减少支出。由于人口老龄化及医疗保障制度的缺陷，各国的医疗保险支出大量增加，成为财政的沉重负担，为了增加保险收入，各国进行了医疗保障体系的改革。英国对国外流动人口的医保进行了限制，2010 年英国卫生部就外国人在英国享受免费医疗的政策提出改革方案，并向大众征询意见。根据这个改革方案，今后外国人（包括学生、持工签者、探亲父母等）不能在英国享受免费的全民医疗保险。德国 2004 年实施了《法定医疗保险现代化法》，对医疗保险体系的主要支柱——法定医疗保险制度进行大刀阔斧的革新。医改的原则是在继续坚持团结互助、社会共济的基础之上，增强国民对医疗健康的"自我责任"：一方面鼓励投保人积极参与疾病预防和及早诊治计划，一方面要求投保人个人承担部分医疗费用。减少了免费医疗项目，增加了收费项目，成立了新的医疗评估机构。使一些法定医疗保险公司由亏损变为营利。

3. 扩大医保覆盖面。2010 年，美国医疗保险改革法案由美国总统奥巴马签署，对美国来说，这个法案是美国自 20 世纪 50 年代以来在医疗体系中实施的具有重大意义的改革。目前美国仍有 4600 万人没有参加医疗保险，新医改后 3200 万人将获益，医保覆盖会达到 95%，美国将加快走向全面医保，政府预算赤字将在新医改法案生效后减少。以上举措解决了拥有合法身份的低收入移民的不少问题。为使新医改取得更好效果，各种减税措施相继出台，鼓励更多人为自己，更多的雇主为雇员工购买医疗保险。也将使大量流动人口获得切实利益。

三　国外流动人口医疗保障制度对我国的启示

我国要在"十二五"期间深化医药卫生体制改革，健全全民医保体系，在全民医保下完善流动人口的医保制度。国外有关流动人口医保制度建设的经验，对我国有着重要的借鉴作用。

（一）提高医保覆盖面，将流动人口纳入医保

我国从制度上已提出了实行全民医保。但由于流动人口处于不断颠沛流离、转化状态下，实际上保险范围覆盖率低，尚有大量流动人口实际上未被纳入医疗保险范畴，不利于社会的和谐稳定。覆盖全民的医疗保障体系是我们新的医疗保障制度的目标。英国、德国、日本等国家是实行全民医保，美国也正走向全民医保，从国外医疗保障发展的历史与现实可以看出，医疗保障必须覆盖到全体国民，这是社会发展的必然要求，否则便违背了社会保障的最初宗旨。国外全民医保，特别是把流动人口纳入医保的模式对我国推进医疗保险制度改革有着重要参考价值。扩大医疗保险的覆盖面，从根本上说就是实现从制度上实现城乡居民全覆盖。特别要把城乡之间大量的流动人口纳入医保体系，相关部门应定期检查企业雇员的医疗保险参保状况，处罚未予流动人口缴纳医疗保险的企业，保障流动人口利益。同时为了使对流动人口医保的制度全覆盖变为实际全覆盖，在全覆盖的基础上，进一步提高流动人口的基本医疗的保障水平和服务质量。需要以社区流动人口服务站和社会保障服务站为依托和平台，全面落实属地管理措施，在社区建立"一站式"服务窗口，实行"一站式"联合办公，负责流动人口登记，基本医疗保险的服务工作，按照低费率、全覆盖、可转移的原则，研究探索适合流动人口特点的医疗保险的操作程序和办法，特别要解决农民工医疗保险关系异地接转、中断就业及返回城镇重新就业的医疗关系接续问题。认真解决农民工城镇医保与农村合作医疗的衔接、转移问题。

（二）克服碎片化倾向，进一步统筹医保基金

国外无论是英国还是德国，都在克服碎片化倾向的基础上建立全国统一的医疗保险制度，并把流动人口纳入其中。从医疗保障制度建立之初直到现在，无论英国医疗保障制度如何进行改革，城乡一体化

的改革方向和制度理念始终未变，强调政府有限责任理念、调动社会各方面资源以完善医疗保障制度，对于我国城乡医疗保障制度改革，真正实现高水平全民覆盖的医疗体系具有一定的借鉴意义。我国基本医疗保险有的是地市级统筹，也有一些是县级统筹。被分割在2000多个统筹单位，各统筹单位之间政策不一致。因此也产生了不公平问题，对于促进人口流动，推进经济社会发展不利。医疗保险的统筹层次与人的流动性高度相关，统筹层次越高，越利于人的流动。要使医疗保险制度覆盖大量流动人口，就需要对制度进行调整，适应人口流动的特点。逐步提高统筹层次，由于我国地区经济发展不均衡，不同地区的医疗保险待遇不同，很难在较短时间内建立全国统一的医疗保障制度。可以先实现省级统筹，在省内实现医保关系转移接续后再进行全国范围的转续。

（三）健全法律制度

就国外医疗保障制度发展状况来说，各个国家虽然国情不同，但都要通过制度安排来实施，通过立法来保障。国家对流动人口的医疗保险、医疗服务进行立法，对流动人口的医疗保障行为进行规范，使流动人口的医疗保障制度不断完善并健康发展。但从我国社会保险立法现状来看，由于二元社会结构尚未完全消除，统一的立法存在一定困难。目前可以依据的与医疗保障的制度相关的立法还没有，大多以行政建议或条例规定的形式出现，规范的层次不高，缺乏权威性、普遍性、流动人口的医保缺乏法律保护。因此，我国应借鉴英国、德国、美国的立法经验，尽快出台流动人口医疗保障方面的法律，确定医疗保险的统筹层次及转续办法。把一些管理条例、地方法规上升到法律高度，提高权威性。

（四）加强医疗保障信息化建设

发达国家医疗保障信息化建设值得我国借鉴。可以说完备的医疗保障信息化网络是发达国家医疗保障系统建设的基础。德国通过信息平台建设实现医疗数据互通，有力地推动了医疗保险系统信息化建设。欧盟组织中推广标准化表格和"欧洲医疗保险卡",为了方便欧盟内人员就医,统一了跨国就医医疗保险信息标准。实施相对标准化的管理,协调欧盟医疗保障政策得。实施相对标准化的管理后,欧盟成员国之间跨国医疗保障关系都将容易接续,欧洲公民的自由流动更少限制,又方便了欧盟及其成员国对医疗保障事务的管理,降低了管理成本。我国的流动人口逐年增加,流动人口居住地点、劳动岗位转变比较频繁,流动率高,流动人口医疗保险关系的变动就越来越多,需要建立医疗保险信息数据标准体系及数据库。首先应在省内各市联网,逐步实现在全国范围内的联网与医保信息资源共享,使流动人员医疗保险能够实现跨地区转移接续。

(五) 建立完整的医疗救助体系,为贫困流动人口提供最低医疗服务

国外基本医疗保险制度对贫困人口,特别是流动人口中的贫困人口进行救助,这一点对我们有很大启示。我国大多数的流动人口收入较低,为了确保流动人口中的贫困人口的医疗问题,建立完整的医疗救助体系,为贫困流动人口提供最低医疗服务。可以借鉴德国的做法,收入低于一定水平,则不需要交纳保险费,而可以跟在配偶的名下保险,没有成年的儿童则原则上跟保在父母的名下,同样享受医疗服务。我国人口众多,低收入居民尤其农村贫困居民仍占相当大的比例,他们的健康状况不仅关系到我国卫生事业的发展,也关系着国家的长治久安。尽管我国的财政现状决定了我们不足以像英国等国一样实施国家卫生服务体系,但为了保证社会公平和和谐,我们有必要重点关注弱势群体的医疗保障状况。可以借鉴美国医疗保障制度中,公立医院急诊部向贫困人群免费开放的做法。从而更好地解决贫困流动人口的"看病难、看病贵"的问题。

第 二 篇

调查评估篇

第 三 章

流动人口医疗保障参保意愿的
调查评估

要制定好的政策，必须首先了解目标群体的参保现状及参保意愿。为全面了解国内典型城市流动人口参加医疗保险的状况及存在的问题，流动人口医疗保障问题研究课题组于2010年10月开始，历时近两个月对北京、上海、四川、深圳、哈尔滨、长春、沈阳七省市的流动人口参保状况进行了问卷调查，被访流动人员涉及农民、工人、个体工商户、农民工和无业半失业阶层。问卷调查采用判断抽样方法，发放问卷1534份，了解其参加医疗保障的意愿要求和困难，对有针对性地制定合理的医疗保障政策，有效地为流动人口提供医疗服务都具有重要意义。

流动人口一般可分为两类：一类是常住的流动人口，另一类是完全流动的人口，由于后者频繁的流动性和不固定性，无法进行调查，所以，本研究以第一类常住的流动人口作为研究样本。依据社区管理部门的流动人口的暂住登记表，及对流动人口进行入户结构式访谈，对全国典型城市流动人口的医疗保障参保现状及意愿进行较为全面的调查研究。

一　流动人口医疗保障参保现状

（一）人口因素的影响

根据问卷调查统计，被访流动人口的人口学特征变量描述为：

1. 流动人口年龄较轻。近一半为青壮年，30 岁以下占 49.6%，

30—40 岁占 28.8%，40—50 岁占 13.5%，50 岁以上占 8.2%。

2. 与过去我们印象中的流动人口文化素质较低不同，本次调查人群文化程度较高。初中及以下人员比例占 39.7%、高中或中专学历占 25.1%、大专及以上人员占 35.3%。

受教育程度作为人力资本的一个衡量指标，它对收入、职业地位获得等都有显著影响。教育程度越高，获得高地位职业的可能性就越大，收入和福利待遇就会越好。受教育程度对医保获取应是一个重要的影响因素。从描述性统计结果看，在教育程度高的群体中，获得社会医疗保险的比例大。

3. 性别比例较为平均：男性占 47.2%，女性占 57.8%，医疗消费支出上，女性虽然收入低于男性，但比男性具有更高的医疗费用支出。数据统计，在过去一年里，现金支付的医疗费用中，男性平均为 712.33 元，占年收入的 3.27%，女性则为 744.97 元，占年收入的 4.46%。

4. 婚姻状况：有的学者认为目前中国人口流迁已呈现家庭化的趋势。① 在我们的调查样本中，46.1% 的流动人口是未婚，43.9% 是有配偶，另有 10% 是离异或丧偶。从调查的实际情况来看，虽然很大一部分流动人口已婚，但由于工作的流动性尤其是农村流动人口，使他们与配偶很可能不在同一个城市居住，24.4% 的有配偶农村流动人口都与配偶不在同一城市，而且还有一部分农村流动人口同配偶虽然在一个城市，但不在一起居住。这样有配偶但实际生活中却是不完全意义的有配偶，是典型的农村流动人口特殊家庭结构的表现。

透过上述人口学特征，我们可以对目前的流动人口医疗保障和医疗消费做一初步分析：

首先，大部分流动人口集中的年龄段是身体健康状况最佳的阶段，发病率低，有对一些小病采取挺过去的身体资本，调查中，18.8% 的被访者没有参加医疗保险的原因是认为"年轻不会生病"。

---

① 周皓：《中国人口迁移的家庭化趋势及影响因素分析》，《人口研究》2004 年第 4 期，第 60—69 页。

所以这可能会掩盖正常的医疗服务使用和医疗消费需求。

其次，他们的有配偶并不是完全意义上的有配偶，一般来讲，配偶的关心和照顾对人的心理和生理都有积极帮助，但是流动人口家庭的特殊性可能使这一特点表现并不明显。

另外，女性医疗费用的支出大于男性主要是因为女性怀孕、生育等的生理特点决定的。访谈中了解到流动人口中的女性大多选择在当地生孩子，这成为其在城市中医疗消费支出的一项主要内容。

（二）社会经济因素

人口因素产生的影响是受到社会经济环境制约的，社会经济因素可能对人口因素的作用产生交叉影响，因此，分析人口因素的同时，必须进行社会经济因素的分析，与流动人口医疗保障和医疗消费关系密切的社会经济因素主要有三个方面。

1. 就业部门：在企业内打工者主要集中在生产性岗位，如建筑业和加工制造业，为个体工商户雇用的流动人员主要集中在住宿餐饮、批发零售等服务性行业（见表3-1）。这说明外来流动人口在城市就业主要集中于生产第一线和服务性行业。

表 3-1　　　　　　　　流动人口从事行业分布（%）

所在行业	百分比
住宿餐饮业	18.8
批发零售业	14.6
其他行业	14.0
建筑业	12.5
商贸服务和娱乐业	11.9
加工制造业	10.5
美容美发	8.8
家政保姆	5.6
采掘业	3.3

另外，在就业单位性质中，绝大部分流动人口都在私营企业或自

己单干，签订了劳动合同的只有35%，这也就意味着非正规就业是流动人口的就业主渠道，非正规就业包括正规部门非正规就业和非正规部门的就业，其特点就是与大多正规就业的城镇职工处于两种完全不同的就业和工资体系，不享受任何福利保障。

2. 收入状况：收入对医疗消费的作用对每个群体几乎都是最重要的，但是它会根据其他因素的不同影响程度发生变化。通过对社会经济因素的分析，我们发现，流动人口中尤其以农村流动人口为代表，他们的非正规就业导致其基本被排斥在城市社保体制和城市单位分层体系之外，在没有社会医疗保险制度为其分担风险时，收入的影响程度就会远远大于其他群体。同时又有人口因素的特殊性，所以我们不能推断出农村流动人口与城镇职工在对城市的医疗服务使用和消费上有趋同性。

流动人口以低收入为主，而且收入分布的区域差异和城乡差异都很明显。

与经济发达地区如广东东莞、上海、广州等地流动人口收入相比，东北三省流动人口的月均收入在1000元以下的占22.4%，而发达地区则只有14.8%（数据来自对沿海地区的抽样调查）。因此，老工业基地流动人口的医疗消费的负担能力更差，保障需要也更为迫切。

从不同户口类别看，收入高低与城乡户籍性质有密切关系。外来非农业人口往往是正规就业，收入较高，而外来农业人口大多是非正规就业，收入低。收入在千元以下的外来非农业人口占17%，而在农业人口中则占到26.6%（见图3-1）。

3. 签订劳动合同情况：在被访者中，没有签订劳动合同但单位给交纳了一定比例保险的只有5.4%，而签订了劳动合同的人，单位给交纳了一定保险的达到了33.4%，外来农业人口签订了劳动合同的有33.4%，外来非农业人口签订劳动合同的人有53.1%。仅从劳动合同的角度看，外来非农业人口比外来农业人口在正规就业中占有明显优势。调查结果还表明，外来非农业人口比外来农业人口的医疗保障参保率高（见表3-2），那么我们有理由认为外来非农业人口在正规就业中的比例比外来农业人口高可以解释这一差异。也就是说户

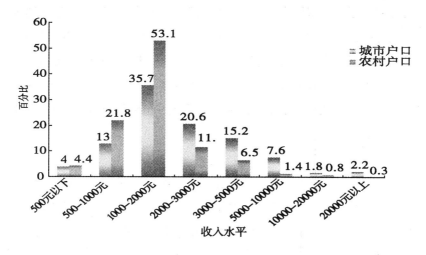

图 3 - 1　不同户口类别的收入比较（%）

籍可能不是直接导致外来农业人口和外来非农业人口参保率出现差异的原因，而是合同的因素在起作用。由于目前农民工与用人单位签订劳动合同的比例较小，从在农民工用人单位中普及劳动合同，到为签合同的农民工购买医疗保险，将是一个较为艰难和漫长的过程，因此在较长时期内大部分农民工将依旧处于无医疗保障状态。

表 3 - 2　　　　　　　　　不同户籍人口参保情况（%）

参保类型	城市户口	农村户口
城镇医疗保险	37.2	3.5
农村医疗保险	7.4	30.9
商业保险	6.7	3.8
都没参加	48.5	61.8

二　流动人口参加医疗保险的意愿

（一）参保率，参保意愿强烈

根据调查显示，目前流动人口的医疗保障状况不容乐观，医疗保险参保率远低于城镇定居人口。参保率是一个衡量参加社会医疗保险状况的指标，被调查者中只有17.7%参加了城镇医疗保险，21%参加了农村医疗保险，参加商业保险的占5%，其余56.3%的流动人口没有参加任何形式的医疗保险。低参保率也会影响流动人口在城市的医疗服务使用和医疗消费，造成与享受较好医疗保险待遇的城镇居民有差异。

1. 东北三省流动人口的稳定意愿更为强烈

由于东北三省作为老工业基地，经济发展水平较为落后，流动人口的生存环境、医疗保障的实施环境、保障制度的政策环境都与发达地区有着很大的不同，通过比照发达地区（北京、上海、广州）的调查结果我们发现"在问到是否打算常留本地"时，与发达地区流动人口不同，一半以上的人希望长留本地（见表3-3），不再流动。这说明东北三省的流动人口本身希望能保持较为稳定的生存环境，安居乐业依旧是大多数人的愿望，这一观念无疑使他们更盼望享有与本地居民一样稳定的医疗保障服务。

表3-3 是否打算常留本地（%）

选项地区	东北三省	发达地区
是	50.3	20.1
否	14	22.3
看情况，不确定	30.5	48.7
不知道	5.2	8.9

2. 社会医疗保险成为首选

当问到"如果必须参加医疗保险，您愿意参加哪种"时，有18.9%的流动人口选择了社会医疗保险，排在第一位。另外，从表3-4可以看出，流动人口对大额疾病保险、工伤保险等所需费用高、与其生存现状息息相关的保险类型更为关注。一般来讲，农民工都特别愿意参加大病保险，但有些地方怕这些人都参加大病保险，不参加养老保险，所以就实行"捆绑式参保"，要求农民工必须先参加养老保险，才准许参加大病保险，农民工对这种行政强制感到反感。①

表 3 - 4　　　　　　　　愿意参加的保险类型（%）

排序	保险类型	百分比	排序	保险类型	百分比
1	社会医疗保险	18.9	6	城镇职工医疗保险	8.9
2	大额疾病保险＋工伤保险	17.3	7	新型合作医疗	8.9
3	工伤保险	14.3	8	住院保险＋工伤保险	7.3
4	高额大病保险	11.4	9	住院保险	2.7
5	门诊保险	9.2	10	商业医疗保险	1.1

　　当我们在问卷中提到："医疗社会保险是由众多劳动者缴纳保险费，帮助生病者的医疗和生活。有的人可能经常生病或生大病，享受很多保险金；有的人则身体健康，很少享受。由此，您是否愿意参加保险并缴费时"，33.4%的被访者选择了"肯定参加"，34.6%选择"多半参加"，24.7%选择"多半不参加"，只有7.3%"肯定不参加"。这说明在加深了对医疗社会保险的理解，除去对其可能的误解之后，绝大部分人依旧有着强烈的参保意愿。

　　3. 不同职业参保意愿有差异

　　从不同就业类型的参保意愿来看，流动人口中高达74.3%的个体工商户不愿参加社会医疗保险，企业职工不愿参加的比重略小，占调查人数的52%。这反映了个体工商户和企业职工的参保意愿存在一定差异。主要是由于个体工商户相比企业职工缺少单位所承担的缴费部分，参保的经济压力相对更大，自然影响其积极性。

　　从行业分类看，参保意愿最强的是批发零售业、加工制造业、采掘业。主要是由于这些行业的工作时间较长，强度高、危险大，医疗事故和疾病发生率更高，这也使得流动人口的医疗保障意识更强。（见表 3 - 5）

---

　　① 叶齐招：《深圳市农民工社会保险实践与探索》，《改革与战略》2004 年第 10 期，第 41—44 页。

表3-5 不同行业参保意愿（%）

排序	所在行业	愿意参保百分比
1	批发零售业	57.9
2	加工制造业	52.2
3	采掘业	38.1
4	商贸服务和娱乐业	36.4
5	建筑业	30.5
6	家政保姆	21.6
7	住宿餐饮业	19
8	美容美发	15.8

4. 以年轻劳动力为主，缺乏参保的意识

青壮年所占比例较大（30岁以下占49.6%），但整体上缺乏参保意识（见表3-6）。这主要是由于他们的疾病风险较低，逆向选择现象不明显，所以可以在当前一段时间制定比较低的费率，积累20—30年后的基金正好用于支付这部分人进入老龄阶段多病时所需的医疗费用。

表3-6 不同年龄段参保意愿的差异（%）

意愿年龄	肯定参加	多半参加	参加汇总	多半不参加	肯定不参加	不参加汇总
18—29岁	26.2	37.8	64	29	7	36
30—40岁	44	33	77	17.8	5.2	23
41—50岁	43	30.8	73.8	27.2	8.8	26.2
51—60岁	51.4	18.9	70.3	21.6	8.1	29.7
60岁以上	27.8	50	77.8	5.6	16.6	22.2

（二）医疗服务利用率

医疗服务利用水平是影响医疗保障参保意识的重要原因之一。医疗保险基金的筹集和医疗账户的设立要依据人群的医疗服务需求水平而定。调查显示：上一年被访者看病次数平均1.1次，其中看过门诊的平均 0.92 次，住院治疗平均 0.17 次。这一结论并不能简单地理解为表明流动人员普遍健康状况良好，而只是体现出了目前流动人口对医疗服务的利用率很低。这主要是由于流动人口年龄轻、医疗费用高等主客观原因造成。1998 年第二次国家卫生调查分析报告显示，15—34 岁年龄段人群两周患病率普遍低于其他年龄人群，在年龄别两周就诊费用没有明显差异的情况下，这部分人群的门诊医疗费用低于其他年龄段人群；年住院率普遍低于 45 岁以上人群，但不低于 4—14 岁、35—44 岁年龄段人群，而且城市人口住院费用负担比例，远远低于农村人口，提示农村工作为 15—29 岁为主的特殊人群，其门诊需求量较低，他们真正畏惧的是容易因病致贫的大额费用的住院医疗。另外不可否认城市流动人口卫生服务存在一定的问题，主要表现在传染病控制、计划生育、儿童免疫接种等方面。

　　另外，流动人口生病不就诊的占 12.8%，其就诊地点最多的是市级医院，其次是社区卫生服务站和区级医院、门诊部所（见表 3 - 7）。问及这样选择的原因，"方便"、"技术水平高"、"收费合理"是其选择的主要考量标准（见表 3 - 8）。

表 3 - 7　　　　　　　　选择就诊场所（%）

排序	就诊选择	百分比	排序	就诊选择	百分比
1	市级医院	35.9	6	街道医院	9.6
2	社区卫生服务站	21.4	7	部队医院	9.6
3	区级医院	17.4	8	卫生室站	7.9
4	门诊部所	13.5	9	其他医疗机构	2.4
5	私人诊所	12.8	10	不就诊	12.8

表 3 - 8　　　　　　　　　选择就诊场所的主要依据（%）

排序	选择原因	百分比	排序	选择原因	百分比
1	方便	51.7	6	就诊环境好	10.2
2	技术水平高	31.4	7	合同或定点单位	6.8
3	收费合理	27	8	有自己喜欢信任的医生	6.8
4	服务态度好	14.7	9	有熟人	6.8
5	设备好	10.9	10	提供服务合理	5.3

可见，当前流动人口对医疗服务的选择已由过去简单的便宜省钱变得相当理性，高效省钱的服务最受欢迎。但对"目前在医院就医的费用"，51.9%的人认为"非常高，难以承受"，36.7%认为"偏高，勉强可以接受"，只有9.4%认为"适中，不会造成负担"，1.9%认为"比较低，完全可以接受"。

（三）对医保政策执行情况评价

对基本医疗保险政策的态度，绝大多数流动人口持支持态度，表示"十分支持，对解决'看不起病'的问题有很大的作用"的占32.6%，表示"支持，对一些问题有一定作用"的占54.7%，只有12.7%的人表示"不支持，几乎没什么作用"。

对于本地的基本医疗保险存在的令人不满意地方，统计结果显示报销比例低、缴费高成为主要问题（见表3-9）。

表 3 - 9　　　　　　　　　对医疗保险的不满之处（%）

排序	不满意之处	百分比
1	报销比例低	46.7
2	缴费高	43
3	费用报销麻烦	38.5
4	异地转移医保关系难	21
5	异地报销结算不便	19
6	医保账户信息不能及时了解	13.3

在专门针对参加社会医疗保险的流动人口调查中，"当医药费用达到报销的标准时"报销过的只占 34.8%，没有报销过的却占了 65.2%，可见医疗保险的实际使用率很低。问及未报销的原因，"报销程序太复杂"成为首要问题，占 27.7%，"报销比例太小"占 22.6%，"不知道如何报销"占 27.7%，"使用的是不可以报销的药物或者在非指定医疗机构就医"占 13.1%，还有 8.7% 选择了"异地报销难"。

在使用医疗保险的过程中遇到过的困难中，报销程序复杂、办事部门拖拉、跨地转移困难成为主要问题（见表 3 - 10）。

表 3 - 10　　　　　使用医疗保险的过程中遇到的困难

排序	困难类型	百分比（%）
1	报销程序复杂	44.3
2	办事拖拉	19.5
3	跨地区转移医保关系存在困难	11.8
4	不执行一次性告知制度	7.7
5	一件事多家管，责任不明	6.8
6	工作人员不负责任	5
7	其他	5

对医保经办机构的总体评价偏低，表示非常满意和比较满意的合计 18%，认为一般的 55.1%，不太满意合计不满意的则占了 26.9%。

（四）对医保政策的了解程度

流动人口数量庞大，整体层次水平不高，很多流动人口对社会保障没有清楚的基本认识，更谈不上怎么改善和维护自身的社会保障了。当问到"您对基本医疗保险知道多少时"，45.3% 的人只是"听说过一点"，19.6%"完全不了解"，"比较了解，看见身边有人办理过职工或居民医疗保险"的只有 29.2%，而选择"很了解，包括覆盖对象、办理流程、缴费额，医保待遇等"只有 5.9%。

对于基本医疗保险的报销程序，认为自己"完全清楚"和"比较清楚”的合计只有 15.4%，“不太清楚”和“不清楚”的合计则有 47.9%。

在了解医保使用情况时，46.1% 使用的是“自己先垫钱，然后凭发票去相关部门报销”的方式，52.6% 使用“直接在医保卡上划拨”，1.3% 选择其他方式。

（五）对医保政策的期望

为了进一步探讨被访者的参保意愿，我们设计了一系列以百分比方式回答的问题，虽然这类问题从精准性上有待商榷，但最为参考值，直观的数字比例更能反映人们的对于缴费比例、保障水平等的实际愿望。

首先，关于“如果国家规定必须缴纳医疗社会保险费，您每月能缴纳多少”这一问题，回答的平均值为：“按理应该缴纳工资的”4.3%；“可以轻松地缴纳工资的”5.3%；“最多可以缴纳工资的”8.63%。这一结果反映的是一个底线缴费承受能力。

但当假设“如果一个人缴纳医疗保险费越多，生病后可报销的医疗费就越多”，在这种情况下，您愿意缴纳多少保险费时，这一比例有所增加。“肯定可以缴工资的”5.78%；“最多可以缴工资的”10.54%。这一结果反映的是一个可浮动的缴费承受力上线。

对于个人、单位、国家在医疗保险中所起到的作用，被访者在心理预期上呈现如下选择：当问到“医疗社会保险费可由劳动者、所在单位、国家中的任何一方缴纳，或者共同负担。您认为怎样缴纳更好呢？”平均百分比为：“个人缴纳”7.63%；“单位缴纳”20.99%；“国家扶助”39.26%。可见，被访者对于个人、单位、国家三者在缴纳保险费用中所扮演的角色已经有了较为理性的认识。

对于不同收入劳动者的缴费方式选择上，39.6% 的人选择“不论什么人，都缴工资的同样比例”，可见按工资比例收缴费用是得到认可的。

其次，对于“由国家医疗社会保险支付的医疗费，您认为应该保证达到哪一种医疗水平”，32.8% 的人选择了“身体痊愈的治疗”，

29.3%的人选择了"最佳健康状态的治疗",选择"基本治愈的治疗"占27.8%,选择"能活命的治疗"占10%。从调查结果可以分析出,大多数人对医疗保险的保障水平有较高的要求,期望其能在整个医疗救治过程中带来更加理想的治愈效果。

最后,对于"由劳动者供养的直系亲属患病时,其医疗费应该怎样解决"这一问题,38%的人选择"由医疗社会保险和个人分担",所占比例最高,这说明大部分人对目前的医保水平认识较为理性,接受国家和个人共同承担的现实,这一期望是较为合理的。其他选择"全部由国家出钱报销"的占20.4%,"部分由国家出钱报销"的占19.9%,"完全由个人负担"的占12.2%,"全部由劳动者参加的医疗社会保险报销"的占9.6%。

三　调研结论与对策思路

通过对流动人口的医保现状及意愿的调查分析,提出以下的研究结论和思路:

第一,流动人口在医疗服务使用与消费支出上没有表现出作为生物群体的一般特征,而作为社会群体,收入、就业状况成为影响其医疗消费的最重要的甚至是决定性的因素。通过对农业人口和非农业人口两种户籍身份的外来人口在流入地城市的社会医疗保险获得的比较发现,非正规就业是农业流动人口就业的主要形式。然而,目前的医疗保障制度设计却是以与用人单位签订劳动合同、正规就业为前提的,实际上代表着城乡分割体制因素的户籍差异已不是影响他们获得社会医疗保险的决定性因素,另一个制度变量——合同的签订,正在取代户籍制度发生着作用。这也意味着城乡分割的分析框架开始具有一定的局限性,对外来人口社会保障获得的研究需要进一步开阔视野,寻找一些城乡分割因素之外的原因。

第二,流动人口是一个年轻的和已婚分居现象占很大比例的群体,这种特殊的年龄结构和家庭结构状态会导致本应显著的关系不显著。目前流动人口缺乏社会医疗保障并不能完全解释其需求结构的特

殊性，年轻可能会是小病扛过来的身体资本。随着流动人口群体特征
逐渐地减弱，其所表现出来的特殊性会慢慢消失而最终回归到生物属
性的一般规律。所以随着时间和制度的发展变化，流动人口的年龄结
构将趋于完整，其流动的典型特征将会逐渐消失而最终会融入城市人
口中来。

第三，在现有的农民工医疗保障制度设计中，只设计了以大病保
障为主的医疗保险，并未设计医疗救助。正如目前的很多研究结论显
示的，目前的城市劳动力市场是一个二元劳动力市场，农民工在其中
处于不利的竞争地位，更多采取非正规就业的方式；不仅工资低下，
而且权益无保障，经常面临失业、失去收入来源的境地；更何况流动
人口中还有大量没有任何保障的妇女和儿童。而现有的关于农村医疗
保障制度的研究只集中于医疗保险的制度设计，忽视医疗救助，因此
其保障范围和作用有限。丰富社会资源，是实现医疗保险的公平性的
基础。① 可以想象，尤其是在低水平的医疗保险制度覆盖下，对于农
民工中的贫困人口，即使享受了农民工医疗保险，恐怕也无法满足其
医疗需求。

第四，流动人口社会医疗保障制度的缺失和可操作性差导致这一
群体不敢轻易使用城市的医疗服务。这一点与城镇职工有所不同，现
有公费医疗和城镇医疗保险体制所存在的种种缺陷问题造成医疗服务
资源配置的极大浪费，享受公费和统筹医疗的病人对医疗服务的需求
大大超出了由自己支付所需的资源。在医疗卫生机构商业化、市场化
的趋向日益明显的时候，享受公费医疗和医疗统筹的城镇职工可以充
分享受医疗资源，而对于没有医疗统筹的流动人口来说，医疗卫生需
求就表现为一种完全的私人消费品。由此可见，现存的医疗保障体制
在医疗资源的配置上是不平等的，这种不平等使现存的医疗保障体制
面临种种矛盾和问题。

---

① 程晓明：《医疗保险学》，复旦大学出版社 2003 年版。

第 四 章

流动人口社区医疗服务
需求的调查评估

　　随着我国经济的发展和城乡二元户籍制度的打破，大规模的人口迁移成为一个特有现象，随着经济的发展，我国流动人口总量持续增加。流动人口持续增长的压力给基层社区医疗保障和公共健康服务带来巨大的挑战。

　　一方面，流动人口为城市建设提供了大量的劳动力，缓解了部分行业的劳动力供求矛盾，促进了城市经济的发展，增加了城市收入，为城镇化进程中社会的进步与发展贡献了重要力量；另一方面，城市流动人口和流入地户籍人口在公共服务享有方面差距很大，尤其是包括社区医疗卫生服务在内的社会保障方面。发展社区卫生服务是城市卫生服务体制改革的重要组成部分，是建立城镇职工和流动人口基本医疗保险制度的迫切需要，是深化卫生改革，建立与社会主义市场经济相适应的城市卫生服务体系的基础。因此，如何发挥社区在流动人口医疗卫生建设中的作用，完善流动人口医疗保障制度是政府亟待解决的问题。如何充分体现"政府主导、部门协同、全社会共同参与"的基层社区公共卫生工作机制，更好遵循"以人为本、以健康为本"的科学发展理念，充分发挥社区医疗卫生机构的作用，切实解决流动人口看病就医难问题，不断探索中国特色卫生发展道路也是未来努力的方向之一。

　　通过课题组对全国七大典型城市的抽样调查，对于当前城市社区流动人口的医疗保障状况我们也有了一个全面了解。

一　城市流动人口健康状况

1. 流动人口整体上健康状况良好

通过此次随机问卷调查我们发现，在外流动务工人员多为青壮年（此次随机调查被访者中 18—40 岁人群的比例达到 82%），因整体年龄比较年轻，因而多数人健康状况良好，得大病的概率也比较低。根据问卷统计数据，被访流动人口上一年看病次数普遍不多，其中，没去看过病的比例为 43.7%，接近半数，看过 1 次病的比例为 22%，看过 2 次病的比例为 12.1%，看过 3 次及以上占五分之一左右（多为中老年人）。具体数据见图 4－1。在住院次数方面，比例更小，据问卷统计数据，被访者上一年没住过院的比例为 81.1%，住过院的比例不到 20%，具体数据见图 4－2。

由此可见，以青壮年为主的流动人口身体健康状况良好，就医次数少，接受的医疗服务也较少。

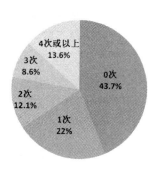

图 4－1　流动人口上一年看病的次数

资料来源：问卷统计数据

2. 多数流动人口不重视自己的身体健康

虽然调查中流动人口整体健康状况良好，但访谈中我们发现，除了少数处于管理层的人群比较注重健康之外，多数收入较低的流动人口对自己的健康很不重视，没有定期体检和保健的概念。原因主要在于，第一，多数流动人口在城市工作不稳定，收入偏低，家庭贫困，忙于生计使他们没有更多精力去关注个人健康，并且，由于城市医疗

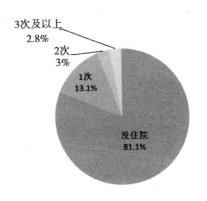

图4-2　流动人口上一年住院的次数

资料来源：问卷统计数据

费用比较高，很多人恐惧、害怕、不敢生病；个案访谈对象王先生（33岁，四川人，初中学历，已婚，北京海淀区某工厂工人）面临的实际困境就比较具有代表性："我有两个孩子，10岁的大儿子带在身边，1岁的小女儿留在老家由爷爷奶奶抚养。女儿太小，爱生病，在城里看病贵，报销比例还没有老家高，打算在农村养大一点再带在身边。上个星期，儿子发烧了，我带儿子去了3次医院已经花了1000多元。医生给开了复方福尔可定口服液、小儿感冒宁合剂和匹多莫德口服液，都是按市场价格自费买的，光这3种药就花了200元，医生说有炎症，要化验、打点滴。给孩子看病是不能省的，但是自己感冒、发烧，总是能扛就扛。在外地看门诊也报销不了，所以参加了新农合也没什么用。好在我年轻，身体还行。"第二，多数进城务工的流动人口年龄结构偏于年轻化，多数人认为自己的身体素质不错，不重视个人的健康状况，更没有定期体检和保健的习惯，小病能挺就挺，大病实在挺不了再回老家去医治，而在拖成大病再去医治时往往又面临经济困境。个案被访者宋先生（28岁，山东聊城人，高中学历，已婚，北京某物流公司工作人员）表示："我在北京5年了，没有生过大病，像我们这样人群怕生大病。北京看病太贵，另外我在老家农村办的医疗保险卡在这里也不好使，所以得了头疼感冒的小病，就到药店买药或者挺过去。如果生大病的话，公司不给帮助，就得自己想办法借钱或向老家要钱。"被访者胡先生（26 岁，河北人，本科学历，未婚，成都个体网店经营者）表示："我个人觉得身体挺好的，没什么病，如果有点小毛病，也是自己对症买点药，或者去中医院开点中药，基本不去大医院。"被访者陶先生（40 岁，四川人，中专学历，已婚，哈尔滨某摩托车厂技术工人）则对流动务工人员生大病时面临的困境表示出担忧："我身体状况挺好，只是偶尔有点小毛病，去年在哈尔滨住了一次院，花了 6000 多块钱，后来听说新农村合作医疗得到当地医院，所以没报销成，好在后来单位算工伤，给补了 3000 块钱。我们这些外来务工人员在外面工作虽然肯卖力、肯吃苦，能挣很多钱，不过一旦有个大病又没有医保的话，挣多少年钱也白挣。"第三，进城外来务工的流动人口社区归属感比较差，认为自己和城里居民的待遇不一样，一些城市常住居民对流动人口也比较排斥，这些因素使流动人口不愿意主动去社区医疗卫生机构定期接受相应的医疗卫生保健服务。第四，社区医疗卫生机构对各项医疗保健政策的宣传力度不够，使流动人口对相关的政策不了解，对社区医疗保健公益性活动的参与度也比较低。

3. 城市流动人口健康状况潜在风险依然存在

流动就业人口，尤其是农民工，在城市里从事最苦、最累、最脏、最危险的工作，这虽然解决了城市化进程中劳动力不足的问题，推动了中国经济增长，但同时，他们流动性大，劳动强度大，居住和饮食条件较差，加上医疗卫生保健知识匮乏，这些都使他们存在较大的健康风险。这种风险主要表现在四方面：第一，急性传染病和慢性病在流动人口中有较高的发病率，急性传染病如呼吸道感染，流行性感冒、急（慢）性肠炎、麻疹、急性腮腺炎、梅毒和艾滋病等，由于多数人群居，交叉感染的可能性较大，对他们的生存和正常生活构成较大威胁，流动人口也是传染病流行爆发的高危人群；流动人口因多从事重体力劳动，生活不规律，营养状况差，也常常患下列慢性疾病：如慢性胃炎、高血压、贫血、胆结石、胃溃疡、腰腿痛、胆囊炎和腰椎间盘突出等，并且，流动人口职业病发病率也很高，"2012年，我国 30 个省（区、市）（不包括西藏）和新疆生产建设兵团共报告职业病 27420 例，其中尘肺病 24206 例，尘肺病报告病例数占 2012 年职业病报告总例数的 88.28%"。① 目前尚没有针对农民工或流动人口职业病发病情况的统计数字，但是据了解，我国从事煤炭作业的工人中绝大部分为外来人口，尤其是一些非国有的煤矿，他们基本上没有什么医疗保障。第二，流动人口中的妇幼群体健康状况相对较差。"由于生活水平低，流动人口儿童的营养摄入情况总体上低于平均水平，这更容易导致流动人口儿童发生贫血、佝偻病、营养不良、生长发育迟缓等营养性疾病。女性流动人口则因为受女性有经期、孕期、产期和更年期的影响，加之流动人口文化程度偏低，普遍缺乏生殖健康知识，因此更容易产生各种妇科疾病"。② 第三，流动人口因健康知识匮乏而产生的社会问题令人担忧。以生殖健康为例，"根据第六次人口普查数据和 2012 年流动人口动态监测调查数据推算，我国目前未婚青年农民工规模大约为 3652 万人。健康调查数据显示，随着流动经历的增加，未婚青年农民工对婚前性行为的认可度也在提升，流动半年及以下、一年及以下、两年及以下、五年及以下、五年以上，对婚前性行为认可的比例分别为 27.1%、25.5%、28.4%、34.5%、41%。有过婚前性行为的未婚青年农民工比例高达 41.8%。并且，未婚青年农民工生殖健康认知水平较低，知识储备不足，使得他们面临诸如婚前怀孕、性传播疾病感染和人工流产等多重生殖健康风险。36.3% 的未婚青年农民工未曾在学校接受过生殖健康教育，这个比例比流入地未婚青年群体高 16.2%；43.5% 不知道紧急避孕，比流入地未婚青年群体高 12.8%；29% 认为婚检没有必要，比流入地未婚青年群体高 11.5%；正确知晓艾滋病传播途径的比例仅为 54%，比流入地未婚青年群体低 16.5%"。③ 相对于男性青年未婚农民工，女性未婚青年农民工面临更大的生殖健康风险。很多女性

---

① 据国家卫生计生委公布的统计数字。
② 李孜、杨洁敏：《我国城市流动人口医疗保障模式比较研究——以上海、成都、北京、深圳为例》，《人口研究》2009 年第 5 期。
③ 《中国流动人口发展报告（2013）》。

不懂得保护自我，如仅有 52.4% 的女性知道如何紧急避孕，比男性低 7.7%。女性还往往在婚前怀孕和婚前生育中承担着巨大的精神压力和经济压力，并且难以享受政策范围内计划生育生殖健康服务，近几年频繁发生的城市弃婴事件几乎都发生在未婚流动人口身上，一定程度上反映了该问题的严峻性。第四，流动人口也容易出现一些精神健康问题。外出务工者经常陷入精神高度紧张之中，如往返交通中的拥挤疲劳，流水线上单调紧张的工作，失业或意外事件造成的焦虑，以及收入不稳定引起的孤独无助的感觉，都有可能诱发精神类疾病，而精神类疾病相对而言治疗难度更大，也更容易对社会治安产生不良影响。由于流动人口所从事的工种及工作条件的险恶，也导致其遭受意外伤害的比例远远高于户籍人群。所以，从各方面说，流动人口都存在较大健康风险。

4. 流动人口参加医疗保险比率较低

2011 年动态监测调查数据显示，27.1% 的流动人口在流入地享有城镇基本医疗保险，但参保率仍然较低。流动人口参加流入地城镇医保受就业状态影响。参保率从高到低依次为外资企业（70% 以上）、机关事业单位和国有企业（65% 以上）、集体企业（50.5%）、私营企业（32.7%）、个体工商户（10.2%）。《中国流动人口发展报告 2013》还指出，大多数随迁的家庭成员，包括妇女、儿童、老年人，没有参加城镇医保、养老保险，加大了流动人口迁移的成本和风险。[①]

根据我们此次问卷调查数据显示，流动人口参加医疗保险的比例很低，近半数人（49.7%）什么保险都没参加，参加城镇医疗保险的比例仅为 17%，参加商业保险的比例为 5.8%，即使是农村进城务工人员参加农村医疗保险的比例也仅为 27.5%（具体数据见图 4 - 3）。流动人口参保的总体比例远低于流入地户籍居民参保的比例。

对于不参加医保的原因，排在第一位的是"工作经常流动，无法参加"（25.10%），排在第二位的是"交不起保险费"（25%），

---

① 《中国流动人口发展报告（2013）》。

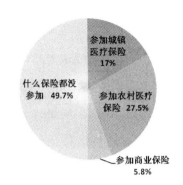

图 4-3　流动人口参加医疗保险情况

资料来源：问卷统计数据

排在 3—5 位的原因依次是"年轻，不会生病"（19.3%）、"雇主不愿意交保险费"（12.10%）和"报销比例太低，作用不大"（11.40%）（具体分布见图 4-4）。对于流动人口来说，参保率低主要受以下几个因素影响：一是工作和住所不固定成为他们办理医保的主要障碍，流动人口居住的城市社区由于受人力、物力不足及信息技术不够先进等条件的限制，不能对流动人口进行跟踪登记，在流动人口办理医保方面无法发挥更多作用；二是一些地方政府因财政原因不愿意为非户籍人口提供医疗保障，一些微小企业为节约成本不愿意为流动人口购买医疗保险，一定程度上降低了流动人口参保的比例，影响了他们参与享受社区医疗保健服务的各种项目；三是多数进城务工人员从事服务业或个体经营等不稳定的行业，经济收入没有保障也使他们个人没有能力承担保险费用。个案被访者宋先生（28 岁，山东聊城人，高中学历，已婚，北京某物流公司工作人员）的想法就代表了很大一部分流动务工人员的想法："我们全家都参加了新农村合作医疗保险，这样能报销一部分医疗费用。但我现在在北京没参加医疗保险，我们公司为了竞争，降低运费，不给我们交医保，我因为是流动人口，随时又要到其他城市打工，不想再花钱办一份医保了。"

除了外在因素，很多流动人口对城镇医疗保险有关政策和程序不了解（仅有 11% 的流动人口了解相关政策，具体数据见图 4-5），参保意识不够，参保意愿不强，这也在一定程度上影响了流动人口的参保率。

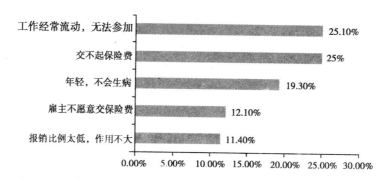

图4-4　流动人口不参加医疗保险的原因（排名前五位）

资料来源：问卷统计数据

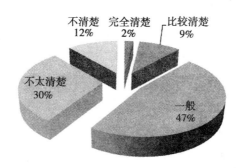

图4-5　流动人口对医疗保险报销程序的了解程度

资料来源：问卷统计数据

二　社区流动人口医疗卫生服务体系建设状况

　　社区医疗卫生服务（community health service）是指由全科医生（general practitioner，GP）为主体的卫生组织或机构所从事的一种社区定向的医疗服务，包括公共卫生服务和基本医疗服务两部分。社区定向的医疗服务方式与医院定向的专科服务方式有所不同，它是以基层卫生机构为主体，合理使用社区资源和适宜技术，以人的健康为中心，以家庭为单位，以社区为范围，以需求为导向，满足基本医疗卫生服务需求为目的，融预防、医疗、保健、康复、健康教育、计划生育技术指导为一体的，有效、经济、方便、综合、连续提供的基本医疗卫生服务。积极发展社区医疗服务，有利于调整卫生资源配置，实现医疗设备向下转移，医务人员向基层医疗机构下沉，形成卫生资源配置与人民群众医疗服务需求相适应的新格局，从而为居民提供安全、有效、便捷、经济的公共卫生服务和基本医疗服务。①

在流动人口医疗保健方面，社区医疗机构发挥了重要作用。近些年，各省及地方政府在社区流动人口医疗卫生服务体系建设上做了很多努力。一方面充分发挥社区医疗机构方便百姓、服务百姓的作用，使社区内包括常住人口和流动人口在内的全体居民享受快捷、高效的保健服务和医疗服务；另一方面，扩大社区医疗卫生服务范围，在加强对流动人口的管理的同时，也做好相应的医疗服务工作，使流动人口和原住居民享受同样待遇，一些地区的社区医疗机构还专门给流动人口建立档案，加强对流动人口中妇女儿童的医疗服务，流动人口已基本纳入社区公共医疗卫生服务体系。

以黑龙江省为例，老年流动人口在社区居住3个月以上，发给居住证的同时，可到当地医保局办理医保，流动人口中的妇女儿童，则没有居住时间限制，只要在某个社区，即可被纳入所在社区的公共医疗卫生服务体系，流动人口刚出生的婴儿，也可到居住地所在社区医院，和户籍婴儿一样享受国家免费疫苗注射和体检，流动人口在基本药物和基本公共卫生服务上都和户籍居民享受一样的待遇。2010年黑龙江省在哈尔滨、齐齐哈尔、牡丹江、佳木斯、大庆5个城市率先建成较为完善的社区卫生服务体系，使社区居民能够就近诊治一般常见病、多发病和慢性病，将基本健康问题解决在基层。2012年出台的《黑龙江省流动人口服务和管理办法》中，第十二条"县级以上人民政府应当将流动人口的劳动就业、社会保险、住房保障、义务教育、计划生育、疾病预防控制、妇幼保健、法律援助等方面工作纳入

---

① 于丽华：《我国发展社区卫生服务的必要性与意义》，《现代预防医学》2006年第5期。

公共服务范围统筹安排"、第二十条"流动人口按照国家规定享受与现居住地户籍人口同等的基本公共卫生服务"和第三十七条"乡（镇）人民政府、街道办事处采集流动人口信息时，有关单位和个人应当予以配合，村民委员会、社区居民委员会应当予以协助"，填补了流动人口享有社会卫生服务系统的空白。

以上海市为例，上海市政府已制定了一系列针对外来流动人口的健康管理和政策。在来沪流动人口集中量较大的地区——闸北区临汾社区服务中心、彭浦卫生服务中心和松江疾控中心等三个社区的医疗卫生服务中心，现在有专门针对流动人口开展的基本公共卫生服务项目：外来人口的体检、儿童计划免疫、职业病的防治以及传染病的防治等。在本地居住 3 个月以上的外来人口都要到社区卫生中心进行健康体检，在获得健康证以后才能进行工作或劳务，聘用流动人口的各企事业单位也应当遵守相关规定；居住 6 个月以上流动人口传染性肺结核病人的药品、常规检查项目等费用实行政府减免；为流动人口孕产妇提供包括产前检查 3 次、平产住院分娩、新生儿体检、乙肝疫苗注射、卡介苗接种等服务。目前上海各区县都已建立了外来人口管理办公室，由卫生院预防保健科为主导，镇外口办、社区居委会、村委、派出所等联合提供流动人口信息，通过最优配置各项资源来组织流动人口社区卫生工作。

以杭州市为例，杭州市对慢性病人实现了大医院与社区的无缝对接管理。也就是说，从现在起杭州市民到市属医院看病或体检，如果一社区居民被新发现是高血压患者或糖尿病患者，特别是高危的，在一个月之内，社区责任医生就会主动与他联系，上门随访，对他的疾病进行规范化管理。即使是轻度的，社区医生也会在三个月内上门随访。杭州市从 2009 年下半年启动建立居民电子健康档案以来，到 2013 年杭州市 870 万常住人口中，已完成电子健康档案 784 万份，建档率达 90%。市卫生局有关负责人说，近年来杭州市加大卫生信息化建设，除了建立以居民健康档案为核心的杭州市社区卫生信息系统外，还建立了以病人电子病历为核心的医院信息系统，和实现病人信息互联互通的市卫生信息平台（全市卫生数据中心）。

以安徽省为例，安徽省2013年新出台十项措施保障流动人口权利。其中，在公共医疗卫生方面，对持有居住证的流动人口，免费提供基本公共卫生服务。为流动人口中的65岁以上老年人、高血压患者和糖尿病患者，提供规范的健康管理服务；为流动人口的孕产妇，与常住人口同等建卡建册，提供免费保健。[①]

在流动人口被纳入社区基本医疗卫生保健范围的同时，在一些经济较发达地区社区医疗服务网络已基本形成，包括常住人口和流动人口在内的全体社区居民享受到了更为经济、快捷的医疗服务。如山东省将政府办的一级医院和街道卫生院全部转为社区医疗服务机构，部分二级医院和有条件的国有企事业单位所属基层医疗机构，通过结构和功能改造，也实现转换，由政府管理；上海让综合性大医院集中致力于疑难杂症的治疗，让社区医疗机构更好地发挥常见病、多发病的诊疗功能。这些都打破了不同级别医院间的医院壁垒，有利于医疗资源的整合利用。[②]

2013年，流动人口的健康和医疗保障问题再次引起了国家重视，国家卫生和计划生育委员会官方网站于2013年12月19日公布，将在全国27个省（区、市）40个流动人口较集中的城市开展试点工作，启动流动人口卫生和计划生育基本公共服务均等化试点工作。结合流动人口群体年龄结构比较年轻，处于生育旺盛期，整体上比较健康但健康意识薄弱；流动性大，多数居住工作条件较差等特点，确定了七项重点工作。其中包括：（1）建立健全流动人口健康档案；（2）开展流动人口健康教育工作；（3）加强流动儿童预防接种工作；（4）落实流动人口传染病防控措施；（5）加强流动孕产妇和儿童保健管理；（6）落实流动人口计划生育基本公共服务；（7）探索流动人口服务管理新机制。[③]

[①] 《安徽省政府办公厅提出十项措施保障流动人口权利》，新浪安徽新闻。

[②] 李丽清、许跃峰、周小军：《基于增长上限基模的城市社区卫生服务发展背景研究》，《中国全科医学》2012年第12期。

[③] 《围绕7个重点，扎实推进工作》，《中国人口报》2013年12月17日。

　　国家卫生计生委有关负责人表示，大规模的人口迁移在推动经济增长、缩小地区差距、改变人口分布格局的同时，对政府公共服务和社会管理带来了巨大压力和严峻挑战。相关调查研究表明，流动人口利用卫生和计生基本公共服务状况并不理想，成为卫生和计划生育基本公共服务的难点和薄弱环节。2013 年，国家卫生计生委决定在原国家人口计生委等四部门开展计划生育基本公共服务均等化试点工作的基础上，增加基本公共卫生服务内容，在全国选择流动人口集中的40 个城市（区）启动新一阶段试点工作，探索流动人口卫生和计生基本公共服务的有效模式，促进流动人口卫生和计划生育信息共享与应用，提高流动人口卫生和计划生育基本公共服务可及性和水平，为建立流动人口卫生和计划生育基本公共服务制度积累经验。①

　　在国家新政策的出台下，社区医疗卫生机构作为能够直接为流动人口提供医疗保健服务的载体，将会起到更大的作用。

三　社区流动人口医疗卫生建设存在的问题

1. 社区流动人口公共卫生服务地区发展不平衡

　　主要体现在两方面，一是流动人口参加城镇医保的区域不平衡性显著，中西部地区的流动人口参保率明显低于东部沿海地区。据《中国流动人口发展报告 2013》对 2011 年动态监测调查的数据显示，东部地区流动人口享有城镇医保的比例达 30.4%，中西部地区这一比例分别为 10.1% 和 15.5%。参保情况直接影响到了流动人口享受社区医疗服务机构的服务范围和服务质量；二是流动人口社区公共健康服务发展不平衡。我国的公共健康服务都是以户籍人口作为服务对象，一些经济发达、流动人口密集地区的流动人口公共健康服务项目相对比较完善，比如广州开始对部分流动人口（主要是取得暂住证的人口）提供较为全面的基本公共健康服务，江浙地区流动人口医

---

　　① 《国家卫生计生委：将探索为流动人口重点提供七项卫生计生公共服务》，新华网，2013 年 12 月 20 日。

疗信息服务技术发展较快，一定程度上缓解了异地医保转移接续的困境。而一些经济相对落后地区对于流动人口既没有明确的公共服务项目，也没有相关的服务经费在预算中体现，至于建立跨市、跨省流动人口流出地和流入地的信息交流与经费转移的平台更是无从谈起，这直接导致了很多流动人口在流入地享受不到公共健康服务，或者只能享受到部分公共健康服务。① 这些制度上的空白影响了流动人口公共健康服务的发展和完善。

2. 社区医疗卫生机构对流动人口发挥的功能有限

随着各地政府出台相关政策，社区医疗卫生机构开始逐渐发挥作用，百姓看病更为方便快捷。但社区医疗卫生机构的服务日趋完善主要是针对城市有户籍的原住居民，对于流动人口来说，发挥的功能还十分有限。在一些经济发达地区，外来人口数量甚至远远大于本地人口，虽然当地卫生防疫部门将很大一部分精力都放在了流动人员上，但是由于财政经费只是按户籍人口来下拨的，首先在经费的缺乏方面就给工作带来了相当大的影响。据问卷数据统计，流动人口经常就诊的医院排在前五位的依次是市级医院（27.40%）、社区卫生服务站（22.10%）、私人诊所（19.30%）、区级医院（18.50%）和门诊部所（17.90%）。选择去社区卫生服务站就诊的排在第二位，但比例不是很高，比私人诊所仅高出2.8个百分点（具体数据见图4-6）。

市级医院作为技术和设备较为先进的医疗机构有较大优势，尤其是大病治疗方面，因而流动人口就诊首选市级医院；社区卫生服务机构设在居民区，并且常见病治疗水平也得到提高，对于社区居民来说很方便，也具有一定优势。问卷数据统计，流动人口选择就诊医院的原因中，超过半数（57.80%）流动人口选择"方便"，其次才是"技术水平高"、"收费合理"、"服务态度好"和"就诊环境好"，具体数据见图4-7。所以对于社区卫生服务站来说，在方便居民的同时，完善对流动人口的医疗服务才会发挥更大的作用。

---

① 何琳丹：《城市社区医疗服务体系完善的影响因素分析与思考——基于武汉市社区医疗现状及居民需求调查》，《现代商贸工业》2010年第5期。

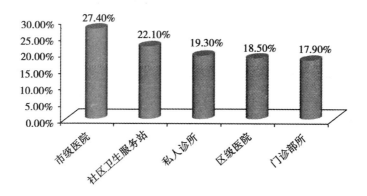

图 4 - 6　流动人口经常就诊的医院（排名前五位）

资料来源：问卷统计数据

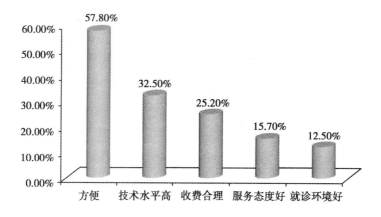

图 4 - 7　流动人口选择就诊医院的原因（排名前五位位）

资料来源：问卷统计数据

3. 社区医疗服务机构的政府行政性较强

在现行社区医疗服务管理中，存在政府主导过度，社区医疗机构自治较弱现象，公民和其他社会力量的干预被排除在外，政府在社区医疗服务方面存在越位（管了不该管的）、错位（管办不分）、缺位（该管的没有管）并存的情况，导致从供方看，社区医疗服务机构缺乏资金、缺乏高科技设备，全科医生短缺、服务质量不高，六位一体功能没有很好实现；从需方来看，居民对其认可度低、缺乏了解和信任、利用度低。在政府主导模式下，社区卫生机构"等、靠、要"

思想严重，社区医院的服务意识不强，使广大社区居民对国家发展社区医疗服务的政策不了解，居民实际参与率低，无法充分享受到社区医疗机构提供的卫生保健服务。并且，单靠政府投入无法实现医疗卫生资源的合理配置，社会力量无法得到很好的整合，社区医疗服务无法得到合理的经济补偿，在社区医疗机构就医的成本降不下来的情况下，流动人口占大多数的贫困人口不能够在社区享受更好的医疗服务，也不能够从根本上解决他们"看病贵、看病难"的实际困境。

4. 社区流动人口医疗卫生服务机制不完善

主要体现在三方面，一是流动人口医疗报销程序繁复。一些流动人口在城市看病，因没参加城市的医保，不得不回到农村报销，往返报销程序复杂，而且报销比例还低。被访者高先生（66 岁，湖北人，小学学历，丧偶，北京无业人员）的经历就代表了部分流动人口医保报销的困境："我 3 年前开始跟随来北京打工的儿子住在东城区胡家园社区，我患有糖尿病、肝硬化等多种疾病，每个月都要去医院看病、拿药，每次花费四五千元。由于参加的是老家的城镇居民医保，只能把看病的收费单据都收好，攒到 2 万元时寄回老家，让亲戚帮忙报销。医药费只能报 20%—30%，自己每年要花费 5 万多元，而且一般要等半年左右才能拿到报销的钱。老伴 4 年前去世了，儿子孝顺，接我来北京照顾我。其实儿子生活得很不容易，我这一身病给他添了太大负担！所以我总想着，千万不能再生大病了，那可真是看不起。"二是医疗保障机构办事效率低。一些医疗报销机构的窗口工作人员服务意识差，工作效率低，影响了流动人口报销的进度，根据问卷数据统计，流动人口在使用医保过程中遇到的困难，超过半数（50.90%）的人首选"报销程序复杂"，排在第二、第三位的依次是"办事拖拉"（17.20%）和"跨地区转移医保困难"（11.90%），具体数据见图 4-8，这在一定程度上反映了一些相关部门窗口单位的服务意识和服务理念还有待于进一步加强，流动人口医疗报销程序还有待于进一步简化。三是异地医保转移制度不完善。流动人口医疗卫生服务机制的不完善，覆盖面不够从根本上制约了流动人口享有医保权利，被访者范女士（38 岁，哈尔滨人，大专学历，离异，北京某餐厅经理）认为，"现在不同地区医疗水平发展不平衡，社会应该大力投资落后地区的医疗设施，统筹好医务人员安排，在较短的时间里培养更多高水平的医务人员到落后地区从事工作；为了让百姓看病方便、简捷，不担心看不起病（大、小病），社会应多承担报销比例；并且，社保卡全国都联上网了，只要国家和地方尽早安排，克服困难，我想医疗保险卡异地连接问题不会太久"。被访者胡先生（26岁，河北人，本科学历，未婚，成都个体网店经营者）认为，"目前我们国家的医保存在各地不一致，异地接续及医保卡便携难的问题。外地人到城里打工，创业或者其他自由职业者因为没有固定的工作单位而得不到医疗保障、职工医保。不是农业户口，也不符合农村医保的条件。在流动人口的医保问题还是个空白"。

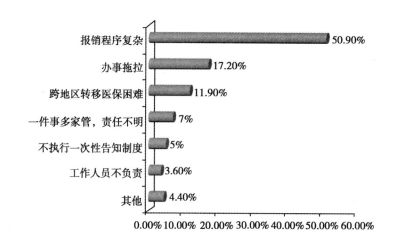

图 4 - 8　流动人口使用医保过程中遇到的困难

资料来源：问卷统计数据

　　并且，流动人口对医保经办机构满意度比较低（仅为 28.3%，具体数据见图 4 - 9），也反映出流动人口医疗卫生服务机制还存在很多不足，相关机构工作人员的服务理念需进一步加强。

　　目前，我国多数社区卫生服务体系建立中缺乏全局观念，对人群的关注方面仍然局限于主要服务户籍人口，没有清醒地意识到公共卫生外部性，对流动人口提供保健的主动性不够，被动性居多；预防方

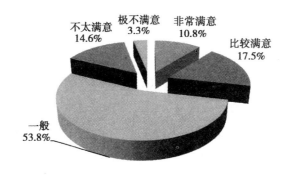

图4-9 流动人口对医保经办机构的满意度

资料来源：问卷统计数据

面已经在努力做到，但在基本医疗服务方面还欠缺，客观上存在一些矛盾的地方，如防范和利用、吸引和控制如何协调的问题。公共卫生产品提供的地域局限性和差异性，以及为流动人口提供的服务项目水平低、项目有限决定了流动人口公共卫生服务存在很大缺口，而这种缺口又没有后面的基本医疗保险及其服务的及时跟进来弥补，造成了极大的风险隐患。目前流动人口综合保险中医疗保险设计有较大缺陷，保障性不强。尽管国家就医疗保险关系转移接续问题出台了相关的政策文件，新颁布的《社会保险法》明确了个人跨地区就业时，基本医疗保险关系随本人转移，缴费年限累计计算，各地也出台了实施办法。但由于各地政策不统一，细节规定不到位，配套措施不完善，医疗保险关系转移接续依然缺乏顺畅的衔接机制，流动人口在跨制度转移，尤其是跨统筹区域转移接续时，医疗保险依然显现出较差的便携性，医疗救助中流动人口基本没有覆盖。社区作为基础政权，直接掌握辖区内流动人口的情况，所以社区流动人口医疗卫生服务机制还有空白需要填补，社区可在简化报销程序、提高工作效率和异地医保联网方面发挥更多作用。

5. 社区医疗卫生服务的"公平性"不够

经过多年的医保改革，社区流动人口和常住居民在享受医疗卫生服务方面基本实现了公平，但从"以人为本"的角度出发，"公平性"还有待于进一步加强，卫生事业要实现科学发展还面临很多困难。卫生资源配置、卫生服务利用、居民健康水平还存在显著的城乡、地区和人群间差异，卫生投入仍然不足，医疗卫生事业发展总体上滞后于社会经济发展。在卫生发展的内部结构和发展方式上，不同程度地存在重治疗、轻预防，重规模发展和基础设施建设、轻精细化管理和机制转换，重技术服务、轻人文建设等问题。① 具体说，社区医疗卫生"公平性"问题主要体现在三方面，第一，同样是社区卫生服务机构，履行同样职能却享受不到同样政策待遇；第二，居民在社会力量办社区卫生服务机构服务范围内居住却享受不到基本药物零差价的优惠政策；第三，和常住居民相比，流动人口因医保关系不在本地，无法享受同样比例的医疗报销，尤其是进城务工农民，参加的是新农合医保，报销比例远低于城市，另一方面，政府也没有专门针对流动人口的社区医疗卫生资金补助。因而，社区医疗卫生服务"公平性"的加强需要各方面的努力。

6. 社区流动人口医疗卫生信息化建设有待加强

一是社区医疗机构在流动人口医疗卫生信息掌控上缺乏全面性和跟踪性。很多流动人口因自己上报不及时或在社区统计时有遗漏失去在社区登记个人信息的机会，从而很少或无法在社区享受医疗保健服务，而一些在社区有信息记录的流动人口，因工作和居住地的变换，个人信息没有转移登记到下一个居住社区也是常有发生的事，这使流动人口不能像常住居民那样享受长期而稳定的医疗保健服务；二是流动人口计划生育信息化建设进展缓慢。多年来，流动人口计划生育工作中一直存在信息交流不畅，时效性和准确性差等问题，造成流入地与流出地管理责任不清，管理和服务措施不到位。基层社区工作人员一方面负担很重，另一方面又在做很多无效劳动，管理与服务工作存在较大盲目性，难以适应形势发展需要。并且，流动人口计划生育信息化经费严重不足。多数社区尚未把流动人口计划生育工作经费纳入预算，没建立起财政专款保障制度，导致流动人口计划生育管理、优

---

① 《卫生部部长陈竺：优先满足群众基本医疗卫生需求》，《中国新闻网》2013年12月6日。

惠政策兑现、避孕药具和节育技术服务等方面的工作难以深入开展，特别是管理流动人口生育的最基层的社区居委会，经费基本没有来源，这也使社区流动人口优生优育目标很难实现。

四　加强社区流动人口医疗卫生建设的对策与建议

流动人口分布在各城市社区，社区医疗卫生机构可以为流动人口提供最直接的服务，社区医院和卫生保健机构也是流动人口可以和常住人口享受同等医疗保健服务的重要载体。社区卫生服务机构的建设发展水平不管是对流动人口，还是对常住居民，都具有很现实的影响，所以政府应重视社区医疗卫生机构的建设，扶持社区卫生事业。为此，我们提出以下建议：

1. 加强社区卫生服务规范化管理

规范化管理可以使社区卫生服务机构按预定的轨道循序渐进发展，从而在流动人口医疗服务方面发挥更大的作用。具体做法如下：一是由社区卫生服务的行业主管部门（卫生行政部门）负责制定社区卫生服务机构的基本标准、规章制度、服务规范、评价体系和管理办法，并依据法律法规和规范性文件，对社区卫生服务机构和人员进行执业监督和管理。已经获得《医疗机构执业许可证》的医疗机构，申请开展社区卫生服务的，须经市级卫生行政部门审批；从事社区卫生服务的专业技术人员，必须具备执业医师资格，并经市级以上卫生行政部门进行社区卫生知识岗位培训。各级卫生行政部门要切实加强对社区卫生服务工作的组织实施、技术指导、监督和规范化管理。逐步完善社区卫生工作的服务项目、技术标准、操作规范和规章制度；逐步健全社区卫生服务的信息管理系统、质量控制系统和综合评价系统；逐步加强社区卫生服务人员的执业资格管理，规范服务行为，确保社区卫生服务逐步进入科学化、制度化和规范化管理的轨道。

二是进一步控制药价，对卫生、药监等部门要进一步加强监督管理。因流动人口多为低收入群体，过高的药品价格会提高他们的医疗成本，无法发挥社区医疗机构"基础医疗保健"作用。对此，可以有以下三种做法：第一，实施药品统一配送制，各区卫生局通过招标选择一级市场药品批发商，按本地市场最低供货价格向社区卫生服务机构直接配送药品，在确保药品（耗材）质量的前提下，最大限度地压缩中间环节的价格差额，降低诊疗、检查和药品费用，完善药品集中采购制度，取消或减少医药采购中间环节的大量附加费，进一步压降虚高药价。第二，探索"医药分开"改革，取消社区卫生服务中心药房，将用于医疗服务的药品、医用器械、耗材的经营权、药房管理权交给医药公司。第三，通过"收支两条线"的医疗改革，切断医务人员分配和收入的直接联系，降低趋利动力，从体制、机制上根本改变药价和诊疗价虚高的局面，使流动人口"看病贵"问题得到逐步缓解。[1]

三是加强流动孕产妇和儿童保健管理。由社区卫生服务中心为流动孕产妇、儿童建立统一的保健管理档案。加强妇幼保健知识宣传。强化育龄妇女孕情监测、叶酸补服、流动孕产妇早孕建卡、孕期保健、高危筛查、住院分娩和产后访视等关键环节控制工作，保障母婴安全。完善0—6岁流动儿童家庭访视、定期健康检查、生长发育监测、喂养与营养指导等儿童保健服务。加强流动孕产妇及新生儿预防艾滋病、梅毒、乙肝母婴传播工作。[2]

四是落实流动人口传染病防控政策。对社区所在辖区内流动人口密集场所，如建筑工地、商贸市场、生产加工企业等，加强传染病监测预防工作，及时处置传染病疫情，切实落实流动人口艾滋病、结核病等传染病的免费救治政策。推动城乡接合部环境卫生综合整治，改善流动人口居住环境。

2. 加大对社区卫生服务机构的投入

目前，社区医疗卫生机构和大医院相比，硬件设施（如场地和设备）都有很大差距，因而，政府应进一步加大对社区卫生服务建

---

[1] 《流动人口卫生和计划生育基本公共服务均等化试点工作方案》，《中国计划生育学杂志》2014年第1期。

[2] 同上。

设的投入。如采用项目管理方式，按照社区人口结构、卫生服务项目、工作开支等核定经费，逐步加大投入；通过提高人员经费及工作经费补助，保证社区卫生服务机构的正常运行。积极探索制定鼓励流动人口参保人员到社区卫生医疗卫生机构诊治常见病、多发病措施，加快制定社区卫生服务药品销售政府补贴制度，缓解社区医疗站的资金问题；探索政府主导的多元卫生投入机制，鼓励社会各方面投资社区卫生服务，社区服务中心应增加先进的检测盒治疗仪器设备、积极引进人才，使居民不出社区就能治疗更多的疾病。民营医疗机构资源丰富，完全有能力承担服务中心的职能，可尝试引入竞争机制，适度放开。① 并且，政府还应设立社区流动人口专项救助资金，专门对已在社区登记注册的、经社区核实过的贫困流动人口给予特殊救助和补贴，如在微小企业打工的农民工，家政服务人员及流动人口中无工作人群（尤其是流动妇女和儿童等弱势群体），应在治疗费用上进行救助和减免，从而进一步改善他们的健康状况。总之，发展社区卫生服务要坚持公益性质，完善社区卫生服务功能，坚持政府主导，鼓励社会参与、多渠道发展，这样，才能逐步形成基层首诊、分级医疗、上下联动、双向转诊的诊疗模式，充分发挥社区基层医疗卫生机构的作用。

3. 提高社区医疗卫生服务的软实力

在各地政府对社区医疗机构进行资金投入的基础上，还应进一步提高社区医疗服务的软实力。

一是整合各方力量，提高社区流动人口医疗卫生服务质量。地方政府可牵头成立社区卫生服务协调组织，由卫生、计划、财政、物价、劳动保障、民政、人事、教育、建设、计划生育、中医药等有关部门参与，确定各部门职责，制定配套政策，鼓励基层卫生机构全方位转型，尤其是要引导公立基层卫生机构转变观念，进行结构和功能的调整，从事社区卫生服务工作，避免重复建设；推进政府购买服

---

① 陈金喜等：《深圳市流动人口社区卫生服务供给与保障研究》，《中国全科医学》2005 年第 10 期。

务，各地可结合本地实际，把落实政府购买服务方式作为深化医改关键环节抓紧组织实施，尽快建立稳定、长效、合理的政府购买服务运行机制；逐步打破行政隶属关系，鼓励和支持符合条件的企业医院参与社区卫生服务工作，鼓励企业给外来务工的职工办理医疗保险；条件成熟的社区，可引入竞争机制，在规划社区卫生服务中实行全行业招标。逐步建立健全面向社区原住居民和流动人口的结构适宜、功能完善、规模适度、布局合理、经济有效、满足群众基本医疗保健需求的社区卫生服务体系。提高流动人口对社区卫生服务利用水平：流动人口主要是一些常见病、多发病，其中大部分都可以在社区健康服务中心解决，尤其是针对流动人口儿童的社区服务质量应进一步提高，如"为辖区内居住满 3 个月的 0—6 岁流动儿童建立预防接种档案，采取预约、通知单、电话、手机短信、设立临时接种点等适宜方式，为流动适龄儿童及时建卡、接种。每年集中开展'查漏补种'活动，对漏种儿童及时补种。根据传染病防控需要，开展乙肝、麻疹、脊髓灰质炎等疫苗补充免疫、群体性接种和应急接种工作。对入托入学流动儿童严格执行查验预防接种证等管理措施，不断提高流动适龄儿童疫苗接种率"。[1] 除了常见病门诊，社区医疗机构还应成立心理卫生工作室，请专门的心理学专家为流动人口进行心理疏导，避免精神类疾病的发生。从就诊费用上看，社区健康服务中心比医院、私人诊所都要低，可以满足低收入流动人口看病的需求。所以社区卫生服务更应发挥疾病预防、健康教育、计划生育指导等公共卫生服务的优势，在流动人口集中的社区大力开展健康教育、疾病预防活动，在女性员工较多的工厂、公司进行生殖健康与计划生育指导，预防工伤事故、食物中毒、未婚先孕等医疗事件的发生。

二是提高社区卫生医疗机构医务人员的技术水平。发展社区卫生服务，必须立足长远，树立人才为本、教育先行的思想，把发展全科医学教育、培养社区卫生服务人才放在优先发展的战略地位来抓。一

---

① 陈竺、张茅：《为了人人健康——全面实施"卫生事业发展'十二五'规划"》，《求是》2013 年第 12 期。

方面，要充分发挥现有医学院校的作用，建立全科医学培训基地，启动全科医学教育系统工程（包括学历教育、继续教育、岗位培训等），并结合各地现有卫生技术队伍的知识结构和社区卫生服务实际需求，制定学历教育、继续教育计划，制定社区卫生服务岗位培训计划、培训内容和考核标准。加快实施人才强卫战略，大力推进医药卫生人才制度完善和机制创新，加快推动医药卫生科技进步，大力推进医药卫生科技创新体系建设。另一方面，出台相关政策，要求二三级医院的医生如果要晋升高级职称必须在社区卫生服务中心工作半年以上，鼓励专家教授到社区卫生服务中心开设门诊或兼职。当前，要立足于在职教育、岗位培训，尽快培养一批能够较为熟练地掌握社区基本医疗、预防保健、康复指导、慢性病防治、健康教育和计划生育技术的全科医生队伍，满足全面开展社区卫生服务的需要。并且，当社区医生的收入与业务量脱钩以后，财政应当给予适当补偿，补偿不到位的话医生工作的积极性势必会受到影响。社区卫生服务不仅需要全科医生，还需要社区卫生管理干部和大批的社区护士，所以要全方位、多层次、有核心、有重点地开展社区卫生服务岗位培训工作，以适应社区卫生服务对人才的需求。要加强对社区卫生服务人员的职业道德、爱岗敬业、文明行医教育，牢固树立全心全意为人民服务的世界观。

三是有效配置医疗资源。为解决社区医疗服务资金短缺问题，应当逐步建立以政府投资为主体，多渠道、多方式补偿相结合的融资机制。为保障社区医疗机构的公益性，社区医院应实行政府全额拨款、收支两条线管理、药品零差价的社区医疗运行模式，有效降低就医门槛，使社区内经济收入较低的流动人口也能顺利就医；并且，政府应鼓励符合规定的个体诊所和社会力量参与创办社区卫生服务机构。一些个人或社会团体出资兴办的条件较好的诊所，如具有良好的服务、医疗条件以及公道的价格，也可以向社区居民提供服务。不论政府还是社会力量举办的社会医疗机构，只要为社区居民提供服务，均应该按照有关规定享受政府补贴。政府和医院签订法律合同，明确双方权利义务，更适应"政府购买"的实际操作。

4. 完善社区流动人口医疗卫生服务体制

一是解决医保异地联网问题。对于医疗保险异地联网问题，国家已出台有关政策明文规定，但因技术和经济原因，一些地区还没有真正落实。被访者许先生（52 岁，长春人，本科学历，已婚，北京某公司经理和销售总监）认为，"对于医保异地连接的问题，国家和社会应大力投入资金解决各地医保不一致（城市和农村），鼓励企业和个人积极参与，尽早通过立法方式把医保资金投入固定化、市场化，而且有专门部门对医保资金进行监督，防止被挪用。社保连接问题国家已经解决了，医保连接问题希望国家再下决心和投入尽早实现"。对此，社区可以发挥更大的作用，现在各省城市社区已实现网格化管理，社区信息库也已建立起来，对流动人口的管理更为细致。在社保实现联网的基础上，可加快医保联网的速度。全国应建立一个统一的医保联网系统，对于已经办理医保的流动人口，当其居住地转移时，医疗保险机构可通过联网把其医保关系转移到新的所在地。

二是设立社区医保一站式服务。现在医保办理机构面对越来越多的外来务工人员，工作压力相对较大，工作效率也不高，因此政府可否拨专项资金到社区，由社区统一登记为流动人口办理医疗保险，或者把医疗机构的工作人员派驻到社区，为流动人口办理医疗保险提供一站式服务，简化办理流程，提高工作效率，使流动人口在社区内就把办理医保的问题解决。当流动人口居住地转移时，医疗保险机构再把其医保关系通过联网转移到新的所在地。

三是社区为流动人口建卡立档，为在辖区居住 6 个月以上的流动人口建立统一、规范的健康档案，及时掌握流动人口的健康状况。健康档案主要信息包括流动人口基本信息、主要健康问题及卫生服务记录等内容。[①] 流动人口健康档案应当及时更新，尤其是针对流动人口的妇女和儿童，应随时掌握其健康信息，使妇女儿童的权益得到更多保障。并且，可在社区建立流动人口管理公共卫生联络员制度，由联

---

① 《流动人口住满半年将建健康档案》，《成都商报》2014 年 3 月 3 日。

络员动态掌握流动人口享受医疗卫生服务的情况。

四是完善社区卫生服务奖惩机制。对社会力量办社区卫生服务机构承担的针对流动人口的基本公共卫生服务项目进行绩效考核，并依据考核结果拨付购买服务补助资金，对绩效考核结果突出的应给予适当奖励，奖励的形式可以是精神、物质或一些优惠政策等等，从而调动社区卫生机构做好工作的积极性。同时督促、指导机构加强内部管理，对连续两年绩效考核不合格的机构，停止政府购买服务，由卫生行政部门强行其退出社区卫生服务。

五是探索建立第三方评价和监督机制。首先是强化公益服务考核，完善以服务数量、医疗质量和社会满意度为主要指标的考评体系；其次要完善以奖代拨措施，以考评结果为依据，以更加符合实际，更加科学、细化和动态方法对各中心给予奖励；第三要探索建立社会民主监督机制，动员社会力量，组建一支医技知识结构合理的监督员队伍，建立监督制度，运用科学规范的测评方法，定期或不定期对各卫生服务中心进行监督评价；[①] 第四，对于一些不给员工投保的私营企业，可以考虑联合劳动、工商、税务等相关部门，加强对用人单位为员工投保的力度，同时，对执行外来务工人员综合保险情况良好的用人单位采取适当的激励措施，以提高有单位的外来务工人员的医疗保障覆盖率。

5. 进一步降低社区流动人口医疗保险起付线

目前我国针对流动人口的医疗保险模式都是以保大病为主，而且医疗保险待遇的起付线对于流动人口这一收入不稳定的特殊群体来说还可能略高，因此，一方面，各级财政应考虑适当降低流动人口医疗保险起付线，提高看病就医的实际报销比。为真正帮助流动人口抵御"小病转大病、大病成重病"的风险，各级财政应考虑将流动人口的门诊医疗进行部分报销，同时对政策范围内的主要费用报销范围和比例逐步提高。同时，为提高流动人口参加医疗保险的比例，各地应根

---

① 何琳丹：《城市社区医疗服务体系完善的影响因素分析与思考——基于武汉市社区医疗现状及居民需求调查》，《现代商贸工业》2010 年第 5 期。

据社会经济发展水平，逐步提高流动人口参保的补助标准，尤其是对流动人口中的贫困人群在参加城镇居民医疗保险时应给予财政补贴倾斜。① 此外，考虑到流动人口居住环境普遍较差，传染病发病率较高的现状，应加强流动人口的疾病预防工作，各社区医疗卫生机构可通过定期向流动人口发放一些常用药品、普及医学健康知识、免费为辖区内流动人口体检等医疗保障活动来减少他们感染传染病的概率，并提高他们的卫生保健意识和健康水平。

另一方面，应增强流动人口主动参加城镇医保的能力和意识。流动人口多为青壮年，健康状况较好，外出目的是追求短期经济收入，这使得他们在主观上不重视社会保障，参保意识弱。对此，应按照强制参保原则形成制度约束，通过修改完善《社会保险法》，将医疗保障等社会保险的强制参保原则从法律法规层面上加以明确，保证医保对流动人口的全面覆盖；对于有工作单位的流动人口，推出激励举措调动流动人口参保积极性，通过税费减免、政府补贴一定参保费用等方式引导企业为员工参保；对于没有单位自主经商的流动人口，可以社区为载体，激发流动人口参保的自觉性，通过整合宣传资源、创新宣传内容、扩展宣传渠道，强化流动人口的维权意识。②

6. 建立跨统筹区域的医疗保险关系转移接续机制

目前我国的城镇医保、新农合、城乡医疗救助分别由人力资源和社会保障、卫生、民政三部门分头管理。由于医疗保险经办系统不统一，信息资源无法达到共享的效果。各地在缴费年限折算和互认、经办流程、最低缴费年限和个人账户处理等问题上缺乏统一的解决方案，导致流动人口转移接续困难。"从短期看，在过渡阶段，应建立健全全国流动人口医疗保险保障转移接续管理办法。对于跨省流动人口医保转移接续过程中由于地区差异而存在的资金缺口，中央财政应给予更多补贴支持。从长远看，应当整合现有的三大医疗保障制度，

① 马力、桂江丰：《完善基本医疗保障制度研究》，《经济研究参考》2012年第1期。
② 徐真真等：《上海市外来就业人员医疗保障的现状分析》，《中国卫生资源》2011年第7期。

实现筹资方式、保障重点、报销比例和方式、资金管理模式的统一。由城乡间、城镇内分割的三元制度整合为区域统一的一元制，最终建立全国统一的国民健康保险制度，建立覆盖全体国民、面向广泛需求，自愿参与、保障不同、多层次、多元化的医疗保障体系"。①

并且，在原有机制的基础上，应提高统筹层次，发挥社区在流动人口跨统筹区域医疗保险关系转移接续基金调剂机制的作用。医疗保险关系统筹层次有利于更大范围分散医疗保险基金的风险，更大程度上保护参保人的医疗保障权益。为了解决由于各地区社会平均工资差距带来的基本医疗保险费的差距问题，可以先建立多档次的筹资机制作为过渡方式，使流动人口参保居民根据自己的经济实力和意愿自由选择参保档次。随着城乡居民生活水平的提高，再逐步实现统筹区域内医疗保险标准的统一，在更长期范围内，随着各地经济发展水平差距的逐渐缩小，逐步实现医疗保险统筹层次的提高。② 在此过程中，社区医疗机构可承接医保基金的转移，对在本社区居住的参加不同档次医疗保险的流动人口，根据其需要提供更为科学合理的医疗服务。

7. 建立城乡一体化社区医疗保障体系网

不断加大政府对卫生投入的力度和对公立医疗机构基础设施建设投入力度，完善城市社区医疗卫生保健功能，健全医疗急救站点，完善医疗急救服务网络，建立城乡一体化紧急救援服务体系；加强农村卫生服务体系建设，提高农村医疗机构服务能力，加快农村卫生事业发展，加大农村卫生投入，完善新型农村合作医疗，不断提高保障水平；③ 各城市社区做好对流动人口医疗信息登记工作，建立流动人口流出地与流入地的联络制度，使流动人口在遇到医疗保障问题时能尽快解决。政府部门特别是卫生主管部门要把流动人口的健康服务和管

---

① 梁金刚：《流动人口基本医疗保险关系转移接续方略》，《中国医疗保险》2011 年第 4 期。

② 梁金刚：《国内基本医疗保险关系转移接续研究文献综述》，《北京劳动保障职业学院学报》2011 年第 12 期。

③ 郭小聪等：《广州市流动人口社区卫生服务情况调查分析》，《广州医药》2009 年第 11 期。

理工作纳入部门职能范围，流动人口社区卫生服务应纳入区域卫生规划，由社区居委会、用人单位共同负责。各级管理组织互相配合，公安、民政、劳动、工会、妇联等相关部门加强协调、分工合作，发挥流动人口管理网络的协同作用。① 此外，中国居民二代身份证是中国公民的身份凭证，1999 年 10 月 1 日起，经国务院批准，在全国范围内建立和实行了公民身份号码制度，国家为每个公民从出生之日起编定了唯一的、终身不变的身份代码，所以以身份证号码作为统一的身份识别码，建立覆盖城乡居民完整、终身的医疗健康档案也将有利于城乡一体化医疗保障网的建立和完善。如果包括流动人口在内的城乡居民使用二代居民身份证就医，医疗卫生机构就可以通过信息网络识别身份，读取个人信息、参保信息，办理医疗费用结算、存储诊疗信息等，改变了传统的就诊方式，节省了患者信息录入时间，减少诊疗失误，缩短就诊时间，提高了医疗效率。身份证变成真正的电子病历承载者，患者历次就医信息全部可查询，避免了多家医院、多个医生，重复医疗的弊端，真正实现信息资源共享，减轻患者负担，减少资源浪费，提高医疗质量，身份证号为在信息平台下实现医疗资源共享奠定基础，通过对个人基本信息、健康体检、重点人群健康管理记录和其他医疗卫生服务记录等信息的研判，对患者设计个性化医疗方案、护理方案和健康干预方案，使患者得到最优化的健康服务。总之，建立分工明确、信息互通、资源共享、协调互动的公共卫生服务体系和城乡一体化医疗保障体系，可以促进城乡居民享有均等化的基本公共卫生服务，使城市居民和农村进城务工的流动人口都享有初级卫生保健服务，使城市、农村居民健康水平、卫生服务的公平性和可及性都有进一步提高。

8. 定期开设社区流动人口医疗卫生讲堂

现在各省已出台流动人口管理政策，流动人口社区登记制度也在实施。流动人口因经济压力大及对医保了解程度不够等原因，往往忽

① 徐真真等：《上海市外来就业人员医疗保障的现状分析》，《中国卫生资源》2011年第 7 期。

视自己的健康，对此，有的地方社区开设了定期的居民健康讲堂（辖区流动人口也可参加），有的社区还没有实施相关宣传咨询活动。所以，流动人口聚居较多的社区，可专门为流动人口开设医疗卫生讲堂，一方面可邀请社区医院的医生和食品营养专家为流动人口传授一些常见的医疗保健知识，让他们重视自己的健康，还可定期举办传染病防治等健康知识讲座，组织关爱流动人口健康义诊活动，提高流动人口健康素养；另一方面，可邀请医疗保障机构的相关工作人员，为流动人口讲解办理异地城镇医疗保险的有关政策和程序，让他们根据自身情况办理相应的医疗保险，以更好享有公民权利，减轻因生病带来的经济负担。此外，卫生行政管理部门应在流动人口数量较多的社区设置健康教育宣传栏和资料发放点，每年定期开展卫生和计划生育基本公共服务政策宣传活动，让社区原住居民和流动人口暂住居民了解政策，提高认识，配合社区卫生服务工作的开展。

　　总的说来，完善社区流动人口医疗卫生服务机制可推动流动人口的医疗保险制度和医疗救助制度改革，并逐步将流动人口纳入政府投资公共卫生和基本医疗服务的对象。到 2015 年，基本建立规范有序、结构合理、覆盖城乡的社区医疗服务体系，为群众提供安全、有效、方便、价廉的基本医疗服务。

第 五 章

不同类型流动人口医疗保障的需求评估

随着我国经济社会的发展，各类流动人口呈现出不同的特点，流动人口出现了二次分层，分析和把握各个层次人群医疗卫生需求的差异，有针对性地采取措施才能切实解决流动人口的医疗保障问题。通过分析、综合各种类型数据以及理论依据，更多地从不同流动人口群体的相似性和差异性考虑，认为可以将流动人口分为：流动儿童、青少年，农民工群体，随迁老年人群体几类，比较适合进行流动人口医疗问题的研究。

一　不同类型流动人口的特点及医疗保障需求

（一）流动儿童、青少年

对于流动人口这一数量庞大的群体生存问题，政府、社会各界一直高度关注，同时他们子女的成长、发展等方方面面也得到了社会的重视。流动儿童、青少年是指跟随父母外出但不改变户口登记的学龄儿童、青少年，[1] 包括学前儿童、学龄儿童和学龄青少年。[2] 调查显示，流动人口中 14 岁及以下儿童比例较高，占流动人口总体的 20.8%。[3] 低年龄儿童随父母流动现象比高年龄更为普遍，0—5 岁学

---

[1]　史小花、阳德华：《城市流动青少年人际交往问题研究》，《流动人口教育》2008 年第 10 期。

[2]　李富田、张媚迪：《城市化进程中失地农民就业状况调查》，《西南科技大学学报》（哲学社会科学版）2008 年第 4 期。

[3]　《中国流动人口生存发展状况报告——基于重点地区流动人口监测试点调查》。

龄前儿童流动的比例为 75.7%，6—11 岁小学阶段儿童的流动比例为
68.2%，12—15 岁中学阶段儿童的流动比例降为 60.4%。① 关于流动
人口中流动儿童、青少年的教育问题曾一度成为人们关注的热点，通
过一系列政策的实施，农民工子女教育状况得到了一定的改善。然
而，相对于教育问题，医疗保障问题却更是我们的政府、我们的社会
应该立即付诸实施来解决的。

　　目前，我国儿童医疗保险领域仍然是一个空白，因为中国现有的
医疗保险体系中三个重要组成部分：公费医疗、城镇职工基本社会医
疗、新型农村合作医疗三种医疗保险制度分别有特定的保障对象，却
唯独没有设立覆盖儿童的医疗保险。流动人员的子女，由于居住地不
定等问题却无法得到完善的医疗保障。在新的医疗改革方案中也并没
有明确提出对于流动人口子女医疗卫生保障的相关指导意见。而在所
有的儿童群体中，由于日常生存的环境较差，家庭关注程度较弱，使
这些流动儿童和青少年更容易生病或受到伤害。由于流动人口群体本
身就是一个相对弱势的群体，他们的收入整体水平较低，一旦孩子生
病需要就医，医疗资金投入将会成为巨大的负担，他们可能为了给孩
子治病而倾家荡产，更有甚者因为无法支付高额的医疗费用而选择放
弃治疗。所以，建立儿童社会医疗保障制度和法规受到社会大众的广
泛关注，其重要性也逐渐凸显。根据流动儿童、青少年的特点以及对
医疗保障的特殊需求，需要更加完善的医疗保障制度对其加以保护。
国家能够建立一个覆盖全国儿童的社会医疗保障体系将有利于社会长
远和谐的发展。②

　　当代流动儿童及青少年正处于生长发育的旺盛期，其健康状况会
影响他们的一生乃至整个国家未来的人口素质。针对这一群体生长发
育的特点，他们的医疗保障需求呈现出特殊性：

　　1. 社会基本医疗保障需求

　　流动的儿童、青少年对基本社会医疗保障有着强大需求。我国中

_____

①　《中国流动人口生存发展状况报告——基于重点地区流动人口监测试点调查》。

②　朱立言、高慧军：《试论儿童医疗保障体系的建构——从公共服务均等化谈起》，
《人民论坛》2010 年第 26 期。

小学生和学龄前儿童属于"农民"或"居民"的一部分，在现有制度中，其参保是"自愿"的，这种"自愿"对于流动中的儿童和青少年，往往很难实现。对于条件相对较好的城市儿童来说通常可以购买商业医疗保险，而流动儿童面对疾病时只能依靠父母积累的家庭财产，如果家庭经济困难，只能四处求助亲友、"好心人"，或者是"听天由命"。以儿童基本医疗中的体检项目为例。在《2008年中国卫生服务调查研究》中显示，在过去1年内所处年龄段为1岁以内儿童的体检率为57.7%、1—2岁组为56.6%、2—3岁组为56.0%，各年龄段体检率变化不大。过去1年内所处年龄段为1岁以内儿童体检次数达标率为22.8%、1—2岁组为39.3%、2—3岁组为56.0%，随着儿童年龄增大和要求体检次数的减少，体检次数达标率随年龄增大而提高。城市儿童体检率及体检次数达标率均远高于农村，而且均随着城市规模的增加而增加，随着农村经济水平的降低而降低。但四类农村儿童的体检状况略好于三类农村（见表5-1）。

表5-1　　　　　2008年调查3岁以下儿童健康体检率及
体检次数达标率（%）

年龄组	城乡合计	城市合计	农村合计	大城市	中城市	小城市	一类农村	二类农村	三类农村	四类农村
体检率（%）										
1岁以内	57.7	78.9	53.4	97.4	89.5	60.7	70.4	59.8	41.1	48.7
1—2岁	56.6	74.2	53.0	81.7	80.3	64.5	74.6	55.6	40.2	51.0
2—3岁	56.0	77.7	51.8	93.1	81.4	65.3	71.1	54.9	42.0	44.9
达标率（%）										
1岁以内	22.8	29.8	21.4	46.8	26.7	22.9	42.2	23.9	12.4	12.2
1—2岁	39.3	50.0	32.3	58.3	57.3	38.8	53.7	32.3	23.3	26.5
2—3岁	56.0	77.7	51.8	93.1	81.4	65.3	71.1	54.9	42.0	44.9

2. 免疫需求

对于庞大的流动人口群体来说，流动性防疫工作较为困难，2003—2008年，广州市共发现登记活动性肺结核病人约7.5万例，其中户籍人口肺结核病人4.7万例，流动人口肺结核病人2.8万例。2008

年广州新增肺结核病人共 11951 人，其中一半人数是流动人口。患上肺结核的流动人口最常见于番禺区、海珠区、白云区等流动人口密集地。

流动儿童的预防接种管理显得尤为重要，也是地区的一个薄弱环节，应加强计划免疫管理，提倡多部门合作，有效提高本地区流动儿童预防接种率，对控制本地区传染病的发生具有重要意义。计划免疫是控制重大传染病的重要手段。对于流动儿童来说，他们中的大部分居住地点和环境不稳定、地域之间流动性大，有的家长甚至为了避免当地计划生育检查工作而刻意躲避，在当地流动人口管理部门进行正规登记也变成不可能，所以他们在涉及免疫计划的相关问题上始终处于游离状态，成为不可控群体；在流动人口流动范围广、地域大的前提下，难以对其进行常规的计划免疫宣传，为预防接种工作造成了一定难度；由于部分流动儿童的家长文化素质不高，家庭经济状况差，收入有限，对儿童免疫知之甚少，或者根本不了解，或者选择漠视免疫的重要作用，导致流动儿童免疫接种出现漏种现象，甚至是盲区。预防相应传染病最有效措施即是免疫接种，流动儿童的生长发育和健康状况直接受到接种率的影响，由于他们流动性强、居住条件差，更加容易产生传染病的流行，所以，为了保障流动儿童能够健康成长，免疫需求对他们尤其是 6 周岁以下幼儿来说是一项重要的医疗保障需求，同时也是全社会的医疗保障需求。

在《2008 中国卫生服务调查研究》中显示，根据调查地区家长的回答，97.9% 的 5 岁以下儿童有计划免疫卡，处于较高的水平。城乡之间以及城乡内部差异不大。与 2003 年调查相比，城市计划免疫建卡率提高了 3.7 个百分点，而农村地区提高了 10.5 个百分点（见表 5-2）。

表 5-2　　　2008 年调查 5 岁以下儿童计划免疫建卡率（%）

调查时间	城乡合计	城市合计	农村合计	大城市	中城市	小城市	一类农村	二类农村	三类农村	四类农村
2008 年	97.9	98.4	97.8	99.3	98.6	97.8	98.7	98.0	97.7	96.3
2003 年	88.8	94.7	87.3	97.3	98.0	89.9	96.1	89.7	83.2	82.2
1998 年	92.8	97.3	91.8	99.1	100.0	94.4	96.8	94.1	90.2	87.0
1993 年	61.5	89.2	56.0	97.4	88.5	83.6	72.3	62.1	52.8	35.8

　　通过查看计划免疫卡、询问家长及查看儿童身上计划免疫接种疤痕，了解儿童计划免疫接种的完成情况。卡介苗和麻疹的接种率指满一周岁儿童接种过一次的比例；白百破、脊髓灰质炎和乙肝疫苗的接种率指满一周岁儿童中完成了 3 次该疫苗接种的比例。调查地区五苗接种率均高于 90%，其中卡介苗接种率最高为 98.8%、百白破接种率最低为 90.7%。本次调查结果显示农村地区百白破、脊髓灰质炎和乙肝的接种率高于城市地区，原因有待深入分析（见表 5 - 3）。

表 5 - 3　　　　　　2008 年 5 岁以下儿童计划免疫接种率 （%）

疫苗	城乡合计	城市合计	农村合计	大城市	中城市	小城市	一类农村	二类农村	三类农村	四类农村
卡介苗	98.8	99.6	98.6	100.0	100.0	99.1	99.7	98.6	98.5	97.7
百白破	90.7	84.0	92.0	81.8	83.1	86.0	94.7	93.9	91.1	86.9
脊髓灰质炎	92.4	86.0	93.7	86.1	85.8	86.0	95.0	95.4	92.2	92.0
麻疹	92.1	93.6	91.8	92.2	94.2	93.9	91.7	92.9	91.4	90.6
乙肝	93.3	90.9	93.8	92.2	90.1	90.8	95.3	96.3	93.7	87.2

（二）农民工群体

　　在流动人口中，90% 以上依然是农民工，他们在众多行业、领域都扮演着重要的角色，为城市的建设与发展作出了巨大贡献。2009 年，国家统计局公布了《2009 年农民工监测调查报告》，其中的数据显示，我国外出农民工总量达到 14533 万人。根据人力资源社会保障部和国家统计局联合公布的《2009 年度人力资源和社会保障事业发展统计公报》，2009 年年末参加医疗保险的农民工人数达到了 4335 万人。我们可以发现，通过两个数字的对比，大部分的流动人口主体——农民工都游离于医疗保险体系之外。由于我国流动人口多而杂，所以实现全民医保，也对流动人口实行医疗保障是十分困难的。这是由于对流动人口普及医疗保障还存在三个重要问题：没有参保、间断参保和重复参保。首先，在少部分正规及多数非正规部门就业的流动人口，一直都是世界各国推行社会医疗保险工作中难以覆盖的对象，这就导致很大部分的流动人口没有参加社会保障。第二，流动人口存在间断参保的现象。很多流动人口在原住地参加了医疗保险，但是如果发生地域转移，在新就业地，流动人口以前的参保年限自动"清零"，不能连续参保，这就影响了流动人口正常享受医保的相关待遇。第三，流动人口存在重复参保的问题。目前三大基本医疗保险在实际运作过程中实行强制或半强制参保，加之城镇居民医疗保险有意吸收中小学生来降低基金风险，于是出现不少重复参保现象。

在由国家计生委发布的《中国流动人口发展报告 2012》中，相关数据显示，2011 年我国流动人口总量已达 2.3 亿，占全国人口 17%。报告指出：52% 的就业流动人口未参加任何社会保险。在工伤风险较高的采掘、制造、建筑行业中，参加工伤保险的人员比例分别为 58.4%、48.9% 和 25.1%，与《工伤保险条例》规定的全部参保要求相距甚远。而新生代农民工参加医疗保险和养老保险的比例更低，仅为 10% 左右，而参加新农合和新型养老保险的比例尚不到 10%。流动人口家庭普遍存在抗风险能力弱，阶层人员收入低、入不敷出等问题，其中 4.5% 的流动人口家庭人均收入低于 500 元，27.0% 的家庭人均收入低于 1000 元，20% 的最低收入家庭收入与消费支出比为 1：1.12。社会保障是全社会特别是贫困人群的安全网，显然在覆盖流动人口方面制度效能存在严重的缺失。在新的医改方案中，对于农民工明确提出了"将签订劳动合同并与企业建立稳定劳动关系的农民工，要按照国家规定明确用人单位缴费责任，将其纳入城镇职工基本医疗保险制度；其他农民工根据实际情况，参加户籍所在地新型农村合作医疗或务工所在地城镇居民基本医疗保险"的指导意见。妥善解决农民工的看病问题。

而这样几组简单的数据之后隐藏着复杂的社会分层，并不是一个"流动人口"或者"农民工"就可以简单概括的，二次分层是农民工分类的源头。流动人口从原籍（农村）、从原来的群体（农民）中分离出来，到城镇从业，脱离或者部分脱离农业生产，成为一个特殊的群体，这是第一次分层。随着社会的发展，这些流动人口逐渐形成了自身相对固定的特点，在经济地位、社会声望等方面出现群体内部的差异，形成一定的层级。经过这样的二次分层之后，农民工形成三类主要典型类别：城市化程度较高的农民工、长期处于流动状态的农民工、季节性流动的农民工。由于农民工的分层较为复杂，不同群体的医疗保障需求有所不同，所以需要根据农民工二次分类的不同特点考虑其医疗保障需求的差异。

1. 城市化程度较高的农民工的医疗保障需求

经过二次分层以后，城市化程度较高的农民工更多的是"居民"或"工人"，工作相对稳定，收入水平在整个农民工群体中处于中层或上层。相对稳定地工作在城市基础服务行业以及教育、金融、房地产、行政领域。他们工作的体力投入相对较小，医疗保障需求上与其他城镇职工相似，不管大病小病都能及时得到医治。城镇职工医疗保险对他们来说无疑是目前最合适的医疗保障，但是，由于城镇职工医疗保险的主要筹资渠道是企业（用人单位），所以一些用人单位为了自身利益而不与这些农民职工签订劳动合同，不缴纳医疗保险费用。因此，对城市化程度较高的这部分农民工来说，加入城镇职工医疗保险、摆脱"医疗无保障"困局，是当前最迫切的需要。

2. 流动性较强的农民工的医疗保障需求

一是大病（住院）和慢性病保障需求强烈。流动性较强的农民工在年龄上的特点是，他们平均年龄 30 岁上下，处于身强力壮的阶段，小病发病率远低于社会平均水平;[①] 职业上多从事建筑业或者是做零工的自主就业者（无雇主）。他们或者生活条件相对较差，生活习惯欠佳，或者劳动强度较大，危险性因素较多，因此一些重大疾病、慢性疾病在他们中间呈现出年轻化的趋势，他们往往是要么不生病，生病就是大病。慢性疾病虽然并不能立即对他们的身体造成致命的影响，但如果不能得到及时的控制和治疗，后期治疗会更为艰难，费用更高;同时，长期的治疗对他们来说也是不小的经济负担。二是对流动性医疗保障的需求迫切。由于他们"居无定所"，虽然家在农

---

① 杜毅：《农民工二次分化与分类社会保障研究》，硕士学位论文，重庆大学，2009 年。

村，但自己长期在外漂泊，有病了无法到定点医院诊治，无法按时回乡报销，所以农村的医疗保障制度很难惠及他们，城镇居民医保则因为户籍、流动性的原因将他们拒之门外，所以，一种可以流动的，同时能够着重保大病的医疗保障制度是他们所急需的。

3. 季节性农民工的医疗保障需求

季节性农民工由于流动时间相对较短，与城市的联系只是短暂的，更多的是"农民"，在医疗保障需求上与农民无甚区别。可喜的是，新型农村合作医疗制度已经成规模地在广大农村地区构建和实施起来，并且取得了显著的成效，能够满足绝大多数农民的医疗卫生需求，得到农民的欢迎。

但是，繁杂的报销程序对农民和农民工来说仍是比较头疼的事，报销程序的简化、效率的提升是他们对医疗保障制度的要求。

《2008 年中国卫生服务调查研究》中显示了参合家庭的报销受益情况。农村地区参加新型农村合作医疗的家庭中，62.5% 的家庭自从参合以来，医疗费用得到部分报销。其中：10.8% 的家庭报销过住院费用、42.2% 的家庭报销过门诊费用、9.5% 门诊和住院费均报销过。东、中、西部农村比较，得到过合作医疗报销的家庭比例依次升高（见表 5 - 4）。

表 5 - 4　　　　2008 年调查参合以来家庭受益情况（%）

报销情况	农村合计	一类农村	二类农村	三类农村	四类农村	东部农村	中部农村	西部农村
报销过住院费	10.8	10.0	12.7	9.4	11.6	7.9	11.0	13.0
报销过门诊费	42.2	43.0	41.3	40.8	46.1	43.1	42.0	41.5
均报销过	9.5	9.2	6.7	10.3	15.1	8.0	8.0	11.8
均未报销过	37.5	37.8	39.3	39.5	27.3	40.9	39.0	33.6

另外，农民工生活质量不断提高，他们越来越关注自身的健康，医疗保障意识越来越强烈，定期体检的需求也在近年逐渐凸显出来。

（三）流动老人群体

目前，从实行计划生育以来的独生子女群体普遍已成人、成家，并且不局限地域的"立业"，他们在地域之间流动，成为不同城市中的流动人口。由于独生子女群体中有很大部分人都已生育，而夫妻双方几乎都需要工作，所以为了减轻子女负担，照顾第三代，很多父母都随着子女迁居子女工作的城市，成为流动人口中的重要组成部分，即流动老人群体。加之当前我国养老机构还不健全、不完善，老年人在很大程度上需要依靠家庭养老，潜在的流动老年人群十分庞大，其中多数需要与子女同住或者就近居住的，以方便互相照顾。

由于必要社会医疗保障的缺乏，当下许多流动老年人不得不依靠家庭，城市 15.7%、农村 47.4% 的老人必须由子女或亲属负担医疗费用，[①] 在众多的农村老年人群中，依然身在农村的老年人有农村医疗保险作保障，而缓解流动到城市的"老无所医"人口医疗费用压力是迫在眉睫的。这不仅是保障老年人生命健康权利的需要，也是促进社会发展、减少其子女（青年人）家庭经济负担的需要。

总的来说，流动老年人口首要的医疗保障需求是"保慢性病"。自 20 世纪 90 年代以来，我国老年人慢性病患病率居高不下，通过卫生部 1993 年的调查表明，有 60%—70% 的老年人群有慢性病史，平均每人患有 2—3 种疾病。随着近些年逐渐改善的生活条件和生活环境，人们并没有改变以往的一些不良生活习惯，慢性病发病率日益增大，到 2003 年，有 777.1‰的 65 岁以上城市老年人患有慢性病（见表 5–5）。

表 5–5　　2003 年我国城乡年龄别慢性病患病率（‰）[②]

年龄	城乡	城市	农村
0—4 岁	6.3	5.3	6.5

[①] 姜向群、万红霞：《老年人口的医疗需求和医疗保险制度改革》，《中国人口科学》2004 年增刊。

[②] 栾艳：《城镇老年人医疗保障需求与制度设计研究》，硕士学位论文，第二军医大学，2008 年。

（续表）

年龄	城乡	城市	农村
5—14 岁	9.6	8.7	9.7
15—24 岁	18.0	14.5	18.9
25—34 岁	58.3	48.9	61.6
35—44 岁	117.1	118.6	116.5
45—54 岁	219.5	261.7	203.1
55—64 岁	362.1	497.1	302.6
65 岁及以上	538.8	777.1	391.7

数据来源：第三次卫生服务总调查报告

根据 2008 年国家卫生服务总调查的结果显示，我国 60 岁以上的老年人口的两综患病率是 43.2%，城市是 53.4%，农村是 34.8%，慢性病的患病率为 43.8%，城市是 53.2%，农村是 38.9%。老年人主要的慢性病的患病率依次是高血压、脑血管病、糖尿病、慢性阻塞性肺部疾患、类风湿性关节炎和缺血性的心脏病。

无论城市还是农村，慢性病患病率随年龄的上升而增高，0—4 岁组城乡慢性病患病率比较接近；5 岁以上 45 岁以下农村慢性病患病率高于城市；45 岁及以上人口城市地区慢性病患病率迅速上升，城市地区居民慢性病患病率高于农村，而且年龄组越高城市与农村慢性病患病率的差距越大（见表 5-6）。

表 5-6　　　　2008 年调查地区年龄别慢性病患病率（%）

年龄组	城乡合计	城市合计	农村合计	大城市	中城市	小城市	一类农村	二类农村	三类农村	四类农村
0—4 岁	0.6	0.8	0.6	0.5	0.4	1.3	0.3	0.7	0.7	0.7
5—14 岁	0.9	0.7	0.9	0.8	0.8	0.6	0.9	0.8	1.1	0.8
15—24 岁	2.0	1.5	2.2	1.9	0.9	1.5	1.8	2.1	2.3	2.4
25—34 岁	5.1	3.6	5.8	3.3	2.5	4.8	5.6	5.2	6.0	6.5
35—44 岁	12.2	10.5	12.7	11.4	8.8	11.1	11.9	11.7	13.9	13.8
45—54 岁	26.0	27.3	25.4	28.3	26.4	26.7	26.4	23.4	26.9	24.1
55—64 岁	42.0	52.2	38.0	58.3	49.1	47.7	43.8	33.7	38.9	33.5
65 岁及以上	64.5	85.2	52.4	97.6	81.3	65.9	63.3	48.6	50.8	38.7

数据来源：第四次卫生服务总调查报告

2008 年城市地区，老年人社会医疗保险参保率为 86.3%，比

2003 年提高了 20 个百分点；其中 64.9% 的老年人参加了城镇职工医疗保险，比 2003 年增加 21.1 个百分点，7.6% 的城市老年人参加了刚实施不久的城镇居民医疗保险；调查时还有 13.7% 的老年人未参加任何社会医疗保险。在农村地区，89.1% 的老年人口参加了新型农村合作医疗，6.1% 的农村老年人没有参加任何社会医疗保险。当中包括相当数量的流动老年人口（见表 5 - 7）。

表 5 - 7   调查老年人口社会医疗保险参加率（%）

医保类型	城乡合计		城市合计		农村合计	
	2008 年	2003 年	2008 年	2003 年	2008 年	2003 年
城镇职工医保	24.3	17.6	64.9	43.8	2.9	2.4
公费医疗	2.8	3.4	6.5	7.8	0.8	0.8
城镇居民医保	3.1	0.0	7.6	0.0	0.7	0.0
农村合作医疗	60.5	7.7	6.4	3.8	89.1	10.0
其他社会医疗保险	0.5	3.8	0.9	9.7	0.3	0.4
没参加	8.7	66.6	13.7	33.6	6.1	85.8

*2003 年为开展新型农村合作医疗工作，合作医疗覆盖率为老合作医疗。

数据来源：第四次卫生服务总调查报告

2008 年统计的一组数据能够显示我国老年人口慢性病患病率及其变化。老年人的慢性病患病率为 43.8%，其中城市和农村分别为 53.2% 和 38.9%，城市老年人慢性病患病率比农村高出 14.3 个百分点。在城市地区，从大城市到小城市，老年人慢性病患病率逐渐下降；在农村地区，东部农村老年人慢性病患病率 41.0%，为最高，比中部和西部高 3 个百分点。与 2003 年调查相比，无论城市还是农村，老年人的慢性病患病率均有所增加。城市和农村地区，老年人慢性病患病率分别比 2003 年增加了 4.0 和 7.1 个百分点（见表 5 - 8）。

表 5 - 8   老年人口慢性病患病率（%）

调查时间	城乡合计	城市合计	农村合计	大城市	中城市	小城市	东部农村	中部农村	西部农村
2008 年	43.8	53.2	38.9	57.8	52.4	46.2	41.0	37.6	37.9
2003 年	38.2	49.2	31.8	54.5	46.2	42.9	33.0	31.4	30.8

数据来源：第四次卫生服务总调查报告

目前，为了保障老年人口的健康，现已有部分省市开通了"慢性病医保卡"，这样的政策和措施应该扩大到流动老年人群。将他们纳入到社会医疗保障体系中，并加大大病补偿力度，使占少数的需要依靠子女救治的患有严重疾病的流动老年人得到相应的医疗保障，也是能够缓解他们及其子女家庭经济困境的有效方法。

二　对不同类型流动人口医疗保障需求的思考

本书针对流动人口的分类，研究分析了不同类型流动人口的医疗保障需求差异，通过理论研究和实际情况的调查分析引发了几点对解决这些差异和问题的思考。

（一）加大政府投入，升级统筹层次是首要条件

解决不同类型流动人口的医疗保障问题的关键是资金，加大政府投入是实现全民医保的前提条件。当前农民工的筹资能力依然有限，要加大大病保障的力度，缓解农民工大病医治的经济压力，惠及流动农民工，逐步形成全国范围内统筹的医疗保障系统，才能排除因为流动而造成的困难。同时，加强医疗保障信息化办公的能力是满足全民医疗保障需求的重要保证，更是解决流动人口异地就医难、报销难等一系列问题的决定性因素。医疗保障的信息化办公可以将每一个公民、流动人员的健康情况、就医历史、医保资助报销情况建档保存，并且"如影随形"，将医保关系的转移、医疗费用的报销等简化，也为全国统一的医疗保障提供了可能。作为较成熟经济市场体的发达国家，个人医疗保障信息化网络建设完善，成为医疗保障体系发展成熟的标志和基础。在德国，医疗数据和医疗行为能够通过网络信息平台实现互通，个人医疗保险资料库的建立有力地保障了国民的权益，推动了医疗保险系统信息化建设。目前，在我国流动就业群体逐渐增多，流动人员工作岗位变换日益频繁的情况下，劳动者医疗保险关系的变动转续和管理的工作量越来越大，为此，要加快建立高效统一的医疗保险关系数据库。首先要统筹医疗保障系统中的各个部门，建立

个人医疗保险的资料库，其次要实现医疗保险关系数据库在省内各市联网，逐步实现在全国范围内的联网与数据共享，使流动人员医疗保险能够实现跨地区转移接续。

政府投入不仅应该体现在对流动人口医疗保障资金的筹集和管理方面，还应该体现在对卫生医疗机构的投入上。作为流动人口最主要的就医渠道，对医疗卫生机构加强合理的、可持续的投入，加强政府职能，严格规范管理医疗行业的行为，能够更好地完善基础医疗保障机构的职能，为流动人口提供更好的医疗保障。

（1）以可持续性政府投入为主的合理筹资机制和筹资制度，建立公立性医疗卫生机构。由于医疗卫生行业属于公益性行业，所以其只能是以一种公益性经营或微利的模式经营，不能给服务对象造成不合理的经济负担，更不允许它无限制的向服务对象利用医疗服务索取利润。因此，国家对公益性行业进行的成本补偿性投入是十分必要的。目前国家主要是通过对工作人员的人头经费补充来实现医疗卫生机构的补助，而医疗卫生机构的规模扩张只有很少的一部分补助，例如房屋建设、大型设备购置等固定资产配备，其余很大部分要靠医疗机构自筹。由于自筹的资金需要收回成本，资金压力会转嫁到患者身上，从而加重患者的经济负担。这就需要通过区域卫生规划控制医疗卫生机构的盲目扩张同时要建立以政府的可持续投入为主的合理筹资机制和筹资制度。明确医疗卫生机构的筹资来源，通过立法确定适当合理的筹资比例，减轻患者就医负担，不将医疗卫生行业的建设与发展压力转嫁给患者。

（2）加强政府及行业监管，努力提高卫生服务质量和改善服务行为。由于医疗卫生服务行业专业性强、技术复杂，属于由供方主导的市场而存在特殊性，服务的提供方处于明显的权威地位，对于被服务者来说处于一个信息高度不对称而且稍显被动的角色。目前，医疗服务市场开展竞争可以在一定程度上优化医疗机构资源，但医疗行业不同于一般商品的生产竞争，而是具有特殊性和难度，需求者也就是就医者能够选择的服务机构不多，因此，从政府、行业管理者和医疗机构方面都很难在现有的管理技术条件下对市场进行充分的配置，医疗服务行业也很难通过正当的市场竞争而达到低价格、高质量的医疗服务。所以对于医疗服务行业需要加大政府与行业的监管力度，尤其是在国家财政主要拨款扶持的社会公益性行业医疗卫生服务行业。

在医患关系中，存在政府与行业管理方，充当两者的协调者和缓冲者，首先要加强医疗服务监管能力的建设。针对行业内存在的市场普遍性失灵问题，政府与行业部门应秉承中立公正的态度，制定相应的管理制度、法律法规和政策，同时把行业监管纳入政府与卫生行政部门的日常工作当中，加强督查力度，曝光、纠正行业内发现的不规范行为，探索研究医疗行业中存在不规范行为的深层次原因。通过政策法规的制定和实施，尽量从根源上解决不规范的医疗行为。其次应研究探讨有效的医疗卫生服务行为及质量的监管内容和方式。除了使用传统的检查、督导、评估、举报等手段进行监督管理，在监管过程中还可以充分利用目前卫生与医院信息互联互通的网络系统，通过高科技手段准确快速发现不规范的医疗行为，让收费过高等问题无所遁形，让群众利用越来越普及的互联网，充分发挥其积极性，通过网络举报不合理的医疗行为。总之，政府与行业的监管、规范和管理医疗卫生机构的服务行为，促进医疗卫生行业的健康发展，目的是要保证流动人口能够得到规范、有质量保证的卫生服务。[1]

（二）建立全国性基金会，实现流动性农民工医疗保障是关键环节

城市化程度较高和季节性流动的农民工的医疗保障需求都能在现有的医保制度得以一定的满足，唯有长期处于流动状态中的这些农民工的医疗保障需求（一种可以流动的，同时能够着重保大病的医疗保障制度）难以找到现成的制度加以满足。笔者思考，可建立一种过渡性的互助医疗保险制度，采用多层次基金的方式。（1）建立全国性的基金会，专项管理农民工医疗保障问题。首先应由政府方面在

---

① 《2008 中国卫生服务调查研究》第四次家庭健康询问调查分析报告，卫生部统计信息中心编。

医疗服务领域加大资金投入，从政策上切实落实基本医疗保障与社会医疗救助工作。基本医疗保险制度是人民生活的基本保障，也成为流动人口医疗保障体系的重要组成部分，这一制度满足了大部分农民工的医疗需求。由于外资企业、私营企业、乡镇企业等非公有制企业职工相对年轻，所以在具体措施制定实施方面，应当逐步将这些职工纳入医保范围，能够很大程度的扩大统筹基金、缩小基金缺口。在资金筹集方面，应当通过多渠道筹集资金，除了通过国有资产变现，逐步偿还养老金的隐形负债外，还应开征新的税种，如发行社保债券或福利彩票。[①] 由于农民工群体的特殊性和对医疗保障的较大需求，社会统筹基金方面应该成立农民工专项医疗基金作为医疗保障体系的补充。通过民间慈善组织、社会公益团体等来提供基础医疗保障之外的服务。政府可以积极引导高收入人群、商业保险企业等补充性医疗保障方式有序地、平稳地进入医疗保险市场。以此增加投资渠道，减轻政府社会负担，同时能在某种程度上刺激社会医疗保险的发展。在农村，新型合作医疗模式、新型合作医疗试点已初见成效，但还存在报销费用过低的问题。[②] 这就需要由政府加大出资力度，筹集社会资金和农民工资金，使农民工与农民在缴纳同样多的保费的前提下，能够享有基本平等的医疗保险待遇。对于基金会要加强监管，设置独立的监管部门，出台相关法律法规，严格约束基金的使用，严肃查处虚报冒领、挤占挪用等违法违规行为；（2）这种待遇的实现参照城镇职工医疗保险的"医保卡"方式，但医保费用的发放应采取"小额勤补"的方式，就是要每月发放一次，每次发放的额度要比城镇职工医保少，毕竟农民工交费标准远远低于城镇职工，这样一来也可以缓解农民工频繁流动给各地基金会造成的筹资压力；（3）农民工可根据自身特殊医疗需求参与基本保障之外的更高层次的社会医疗保险，

---

① 朱庆芳：《从指标体系看老龄人口的贫困化》，《中国党政干部论坛》2005 年第 8 期。

② 仇雨临：《从指标体系看老龄人口的贫困化》，《中国党政干部论坛》2005 年第 8 期；《中国医疗保障体系的现状与完善》，《社会保障制度》2005 年第 2 期。

缴纳更多一些经费，获得更高层次的保障待遇，或是政府根据农民工对社会的贡献大小，设置不同层次的待遇标准，对大病给予更大额度的保障；（4）这张医保卡在较大区域甚至全国范围内是通用的，流动中的农民工"一人一户"，"户随人动"；（5）这一制度是过渡性的，一旦农民工稳定下来（可以签订劳动合同或购房为参照）就需要退出这一医保制度，可将账户过渡到其城镇职工医保或城镇居民医保。

（三）实现流动幼儿免疫、流动老人医疗全覆盖有效补充

解决流动中幼儿免疫的问题主要是针对幼儿免疫的户籍所在地限制，可以采取发放计划免疫票（卡）的形式，在婴儿出生时发放，只要持票（卡）在任何地区一定级别的医院或者妇幼保健站（院）都可以注射和服用免疫针药。拓宽基本医疗社会保险的覆盖面，进一步完善社会保障制度，将流动老人儿童纳入城镇医保范围，减轻家庭经济负担。逐步把老年人全部纳入医疗保障制度覆盖范围，在完善城镇职工基本医疗保险制度、城镇居民基本医疗保险制度和新型农村合作医疗制度的同时，充分考虑流动老年人特殊的医疗需求，在政策措施上有所倾斜，保障老年人的基本医疗服务。民政部门对符合条件的困难流动老年人，纳入城乡医疗救助范围。满足多样化医疗卫生需求。逐步为老年人建立健康档案。同时，应对老年人的慢性病进行防控，有效防止慢性病的发生。在不断加强流动老年人医疗卫生保障的同时，积极开展老年健康教育，开展长寿科学研究，普及健康知识，大力开展全民健身活动，提高流动老年人的体质。

（四）建立健全医疗保障体系，多种保障制度形式并存相互补充

自 2007 年，城镇居民基本医疗保险试点展开，把学生、儿童、老人等城镇非从业人员纳入保障范围，2009 年城镇居民医保制度在全国全面推开。人力资源和社会保障部、卫生部、财政部 2009 年 12 月 31 日颁布《流动就业人员基本医疗保障关系转移接续暂行办法》，

这也是目前我国对流动人口医疗保障的暂行办法。自 2010 年 7 月 1 日起，城镇职工基本医疗保险、城镇居民基本医疗保险和新型农村合作医疗参保（合）人员流动就业时，将能够连续参保，基本医疗保障关系可以顺畅接续。

具有中国特色的"三纵三横"医疗保障体系框架经过多年的改革和探索已经基本形成。所谓"三纵"，分别为城镇职工基本医疗保险、城镇居民基本医疗保险和新型农村合作医疗，覆盖对象分别为城镇就业人员、城镇未就业居民和农村居民，这个群体属于基本医疗保障体系的主体部分。而"三横"包括主体层、保底层和补充层。城镇职工基本医疗保险、城镇居民基本医疗保险和新型农村合作医疗 3 项基本医疗保险制度构成了主体层；困难群众参保和个人负担通过城乡医疗救助和社会慈善捐助等制度对其给予帮助，构成保底层；对于群众更高的、多样化的医疗需求，可以通过补充性医疗保险和商业健康保险来满足。

随着新农合覆盖面不断扩大，农村留守居民受益匮浅，而流动人口却面临着异地使用和报销的多重限制，不仅打击了流动人口参与医保的积极性，而且会影响其卫生服务利用的行为，不利于流动人口的健康促进。近些年新农合的异地使用已经开始起步，但还需要进一步引起重视，整合各部门的力量促进医保的异地使用。在一定时期，一定历史阶段，医疗保险是适应时代要求的，而当社会进步与经济发展进入另一个更高层次时，原有的、传统的医疗保险便已不再符合社会经济发展要求了，表现出其自身的滞后性，这种滞后性可能成为社会经济发展的阻力。所以，医疗保险制度改革说到底就是研究和解决医疗保险体系、规模、结构、实现形式如何与现代社会相适应的问题。我国经过 30 多年的改革，已进入社会主义市场经济时期，医疗保险制度改革必须依据社会主义基本的政治、经济制度，民族习俗和文化传统的特定要求，根据市场经济一般规律，正确处理社会主义市场经济条件下，医疗保险特殊与一般的关系，既体现社会主义的本质要求，又符合市场经济运行方式，对传统医疗保险制度进行改革。

在我国综合实力不断增强的今天，建立统一的城乡社会保障制度是统筹城乡发展的基础和客观要求，统筹城乡协调发展是社会发展中面对的重要问题。建立城乡统一的社会保障制度首先应当从政策上建立长远的发展规划，并在此基础上结合地区实际情况，逐步推进落实。可以因地制宜制定一些试行政策，例如将城镇居民医疗保险与大病统筹的新型农村合作医疗统一标准合并实施，再逐步过渡实现各类医疗保险统一，在政策试行过程中探索和不断改进。同时，要以法律法规规范实现社会医疗保障管理，确保通过税收筹集社会医疗保障资金的科学性和可持续性，从而保证医疗保障制度的可持续发展。加快建立城乡统一的医疗保障制度，解决不同医疗保障制度的衔接问题，逐步缩小不同医疗保障制度之间的差距。目前，城镇职工医疗保险、城镇居民医疗保险、公费医疗、新型农村合作医疗等是我国广泛实行的社会医疗保险，但从宏观上看，社会各阶层的需求与现有的社会医疗保障制度完善程度之间还存在较大差距，管理资源产生极大浪费的同时，制度的设计也没有完全摆脱城乡二元化的色彩。充分遵循以人为本的理念，大力推进城乡统筹发展，需要建立城乡居民统一标准的社会医疗保险制度，这符合了科学发展观的要求，也可以充分调动社会各阶层的创新、创业、创造热情，维护群体合法权益，使其病有所医，对促进发展、构建和谐社会具有重要的现实意义。[①]

（五）提高流动人口医疗保障体系覆盖率

部分人口参加社会医疗保险的情况通过《2008年中国卫生服务调查研究》反映出来。87.1%被调查地区的居民参加了不同形式的社会医疗保险，71.9%的城市地区居民参加了社会医疗保险，其中参加了城镇职工基本医疗保险的被调查者占44.2%，有12.5%的被调查者参加了城镇居民医疗保险，有3.0%的被调查者享有公费医疗。农村居民社会医疗保险覆盖率达到92.5%，其中，参加了新型农村合作医疗的被调查者达到89.7%，2.9%参加了其他类型的社会医疗

---

① 卫生部统计信息中心编：《2008中国卫生服务调查研究》第四次家庭健康询问调查分析报告。

保险（见表5-9）。

表5-9 调查人口参加社会医疗保险构成（%）

医保类型	城乡合计		城市合计		农村合计	
	2008 年	2003 年	2008 年	2003 年	2008 年	2003 年
城镇职工医保	12.7	8.9	44.2	30.4	1.5	1.5
公费医疗	1.0	1.2	3.0	4.0	0.3	0.2
城镇居民医保	3.8	—	12.5	—	0.7	—
新型农村合作医疗	68.7	—	9.5	—	89.7	—
合作医疗	—	8.8	—	6.6	—	9.5
其他社会医保	1.0	3.3	2.8	8.6	0.4	1.4
无社会医保	12.9	77.9	28.1	50.4	7.5	87.3

这些数据也能够从一定程度上反映流动人口医疗保险覆盖的情况，由此可见，流动人口参保意识不强，这主要是因为流动人口对医疗保险政策不了解或者是无力负担医疗保险的缴纳。这一方面需要医务工作者加大对医疗保险政策宣传力度，使流动人口增强风险意识、自我保健意识和互助共济意识，更多的了解医疗保险制度的目的、意义、原则、实施办法，不断形成参保方和保险提供方的良性互动。另一方面，对于难以负担医疗保险缴纳的流动人口，应当增加政府及相关机构的投入，对流动人口能够享受的多种形式医疗保险进行扶持。就业地城镇职工基本医疗保险适用于在城镇单位就业并有稳定劳动关系的流动人口，流入地地区的城镇居民基本医疗保险或新型农村合作医疗应适用于长期在城市或农村工作生活并取得流入地地区居住证的流动人口，对于无固定职业、无稳定收入的流动人员或季节性出来务工的流动人口应该参加流动人口原户籍所在地的新型农村合作医疗。

目前流动人口医疗保险的最主要形式是流动人口户籍所在地的新型农村合作医疗，这种医疗保险形式在就医、报销方面仍然存在问题，医务工作者需要针对其积极探索方便流动人口就医、审核报销的模式，为流动人口提供零距离、一站式的新农合服务，从根本上提高基本医疗保障制度的吸引力，吸收更多流动人口参保，解决流动人口的基本医疗需求。只有从根本上实现制度层面上的城乡居民全覆盖，将城乡之间大量的流动人口纳入医保体系，尤其是将在城镇企业中就业的农民工和从事个体经营的流动人口纳入城镇医疗保险体系，才能真正地实现医疗保险的全面覆盖。这一工作的开展需要相关部门实行有效的监督管理，人力资源和社会保障部门等多部门联动，对企业是否按照相关规定为流动人口办理医疗保险进行监督，对企业雇员的医疗保险参保状况定期检查，对没有为流动人口缴纳医疗保险的企业给予处罚，从基础单位入手保障流动人口利益。为了使针对流动人口的医保制度能够从基层实现全面覆盖，不能忽视社区流动人口服务站和社会保障服务站的重要作用，要以社区为单位，建立一站式服务窗口，实行一站式联合办公，负责流动人口登记，基本医疗保险的服务工作，全面落实属地管理措施。按照低费率覆盖可转移的原则，研究探索适合流动人口特点的医疗保险的操作程序和办法，特别要解决农民工医疗保险关系异地接转、中断就业及返回城镇重新就业的医疗关系接续问题，认真解决农民工城镇医保与农村合作医疗的衔接转移问题。[1]

据《2008 年中国卫生服务调查研究》中反映，城市地区城镇职工医疗保险覆盖人群的住院率为 9.2%，公费医疗人群为 14.0%，城镇居民医疗保险人群为 4.9%，无社会医疗保险人群的住院率最低为 4.0%。农村地区合作医疗覆盖人口住院率为 6.9%，高于无医保人群的 4.8%。无论城乡，公费医疗人群的住院率均很高，但调查中公费医疗人群数量较少，结果仅供参考（见表 5-10）。

表 5-10　　2008 年调查地区不同医疗保险人群住院率（%）

医保类型	城乡合计	城市合计	农村合计	大城市	中城市	小城市	一类农村	二类农村	三类农村	四类农村
城镇职工医疗保险	9.2	9.2	8.8	9.8	8.6	8.7	8.8	7.0	10.5	5.7
公费医疗	13.9	14.0	13.5	13.2	19.4	9.5	—	—	—	—

---

[1] 董静爽：《国外流动人口医疗保障制度建设及其对我国的启示》，《理论导刊》2012 年第 12 期。

（续表）

医保类型	城乡合计	城市合计	农村合计	大城市	中城市	小城市	一类农村	二类农村	三类农村	四类农村
城镇居民医疗保险	5.1	4.9	6.3	4.9	4.7	5.1	—	—	—	—
新型农村合作医疗	6.9	7.8	6.9	—	—	7.6	5.9	7.1	7.3	7.0
其他社会医疗保险	5.1	4.4	7.1	3.7	3.6	6.9	6.3	5.7	12.0	—
无社会医疗保险	4.3	4.0	4.8	3.4	3.8	4.4	4.3	4.3	5.3	5.4

＊公费医疗和城镇居民医疗保险在各类农村地区例数较少不予计算，新农合在大中城市也不予计算。

　　流动人口的医疗保险全面覆盖还应当体现在医疗机构的设置上。基础医疗机构的设立能够为广大流动人口的就医提供更便利的条件和更良好的服务。《2008年中国卫生服务调查研究》中对住户离最近医疗机构的距离情况进行了调查。调查结果显示与最近医疗点的距离在1公里以内的家庭占65.6%（城市83.5%，农村58.0%）；距离最近医疗点的距离在5公里以上的家庭4.5%（城市0.5%，农村6.3%）。与最近医疗点之间的距离在1公里以内的西部农村家庭比例为50.2%，低于东部地区的63.2%和中部地区的63.1%；与最近医疗点的距离在5公里以上的西部农村家庭比例为11%，远远高于东、中部地区的2.7%和3.7%。此项研究还调查了住户到达最近医疗机构所需要时间。在10分钟以内可以到达最近医疗点的家庭占69.9%（城市80.2%，农村65.6%）。数据表明，边远农村等经济不发达的地区到达最近医疗点所需要的时间更长以及相对较差的可及性。从到达最近的医疗点的时间上看，西部农村地区55.5%的家庭在10分钟以内，低于东部地区的77.1%和中部地区的66.8%；有10.6%的家庭需要30分钟以上才能够到达最近医疗点，远高于东、中部农村地区的1%和4.3%（见表5-11）。

表 5 - 11 　　　　　　2008 年调查住户距最近医疗单位距离

（公里）和时间（分钟）

距离和时间	城乡合计	城市合计	农村合计	大城市	中城市	小城市	一类农村	二类农村	三类农村	四类农村
距离										
不足1公里	65.6	83.5	58.0	87.5	87.2	75.3	58.8	64.9	58.8	37.4
1公里—	15.5	10.0	17.9	7.4	8.0	14.8	19.8	18.8	16.9	14.6
2公里—	8.4	4.3	10.1	3.5	3.2	6.2	12.6	8.6	10.0	9.5
3公里—	3.9	1.3	5.0	1.0	0.8	2.2	4.7	3.2	5.2	9.7
4公里—	2.0	0.5	2.6	0.3	0.5	0.7	1.8	1.3	3.3	5.8
5公里及以上	4.5	0.5	6.3	0.3	0.3	0.8	2.3	3.2	5.9	22.9
时间										
10分钟以内	69.9	80.2	65.6	84.5	80.7	74.4	73.3	71.0	64.0	40.9
11—20分	19.0	16.9	19.8	12.7	17.7	21.4	19.3	19.1	20.0	22.2
21—30分	6.9	2.3	8.8	2.6	1.6	2.6	5.6	6.7	9.6	18.4
30分钟以上	4.2	0.7	5.7	0.3	0.1	1.6	1.8	3.1	6.4	18.5

　　通过以上数据，我们可以发现，医疗机构的设置、与人口居住地距离远近、医疗点的覆盖状况，这些因素对于人口尤其是流动人口的重要性，扩展医疗机构的覆盖率，能够更好地解决流动人口对医疗保障的需求问题。由于部分流动人口群体患有重大疾病的可能性较高，他们未被基本医疗保障制度覆盖，因而无力承担医疗费用，无法就医住院得到治疗，另外有部分需要借助医疗保障解决困难的人群，虽然享受了基本医疗保险，但是仍然不能充分满足其基本的医疗保障需求，为了能够提供必要、充足的医疗救助，可以通过医务工作者将其纳入城乡居民医疗救助范围之内。为了切实解决贫困外来务工人员获得医疗救助、补助资金，就要重点解决对弱势群体的医疗帮扶力度问题，要从民政、卫生、财政等部门之间的协调配合入手，针对贫困流动人口，通过研究制定医疗救助政策，逐步扩大医疗保障覆盖面，设立流动人口医疗救助专项基金，探索建立流动人口医疗救助的互助服

务平台，降低救助门槛，适度提高救助标准，才能实现流动人口的基本医疗保障安全网的全面覆盖。

（六）建立健全医疗保障制度及法律法规

纵观世界各国的医疗卫生保障制度发展状况，各个国家根据国情不同，具有各自鲜明的特点，但其共同点是都需要健全、完善的制度和法律法规来规范和实施。通过建立完善的医保制度，国家能够对流动人口的医疗保障行为进行规范，切实使流动人口得到良好的医疗保障，促进医保制度健康发展，维护社会和谐稳定发展。但目前我国的医疗保险相关规定规范的层次不高，缺乏权威性、普遍性，大多规范以行政建议或条例规定的形式出现，使流动人口得不到全面、完善、具体的法律保护。

流动人口的医保关系衔接问题，一直由于跨城乡、跨区域、跨制度等种种限制，以及流动人口的流动性大、不确定性强，成为流动人口医疗保障的重点难点。由人社部、卫生部、财政部联合出台的《流动就业人员基本医疗保障关系转移接续暂行办法》为这一问题找到了新的突破口，为了制定出台具体的实施规则和操作方法，需要通过将《办法》与当地实际情况的结合，使流动人员在流动就业时一旦参加城镇职工基本医疗保险、城镇居民基本医疗保险或新型农村合作医疗保险，就能够实现连续参保，使基本医疗保障关系能够顺畅接续，同时也能尽量避免重复参保和重复享受医保待遇等问题的发生。

由于我国当下二元的社会结构尚未完全消除，所以在流动人口的医疗保障领域进行统一的立法还存在一定困难。另外，医疗卫生行业中还存在着诱导需求、过度服务、大处方、不必要的检查等一些不规范的行为和问题。这大多因为政府给予医疗卫生机构是以市场筹资补偿为主、政府补偿不足、医院内部与创收挂钩以及医疗卫生服务市场的供需双方信息不对称造成的。医疗卫生服务机构的不合理创收等问题是由我国普遍实行的按服务项目付费的制度导致的。这些问题的出现和持续急需相关法律法规的规范和约束。

鉴于以上原因，我国应全面借鉴英国、德国等国家在医疗保障方面完善的立法经验，尽快制定符合我国国情，利于流动人口医疗保障体系完善的相关法律法规，确定医疗保险的统筹层次及转续办法，将一些管理条例、地方法规上升到国家法律高度，提高医疗保障法律法规的权威性和广泛性，从立法的角度切实保护流动人口的权益，满足流动人口的就医需求，解决流动人口的医疗保障问题。

综上所述，当今流动人口已经经历了二次分层，发生了历史性的转变，具有不同的特点；这些不同特点的流动人口人群具有不同的医疗保障需求，加强各类公共卫生机构与医疗机构力量的整合，改变组织模式，建立层次清晰、安全高效、成本合理的一体化防治结合的医疗卫生服务体系。紧紧抓住这些差异才能真正实现高效的保障、全民的保障。

第 六 章

不同经济发展模式对流动人口
医疗保障的影响评估

新中国成立后40余年，无论是在计划经济体制中，还是在商品市场经济体制中，流动人口为什么要移动？这常常是一个复杂得多因素综合作用的结果。这里仅从宏观角度作些探讨。制约人口移动的因素很多，但最重要的因素是经济因素。人口模式变化受制于经济模式的变换。经济发展不平衡，势必导致人口迁移和流动，并制约着人口迁移模式的变化。而人口迁移模式的变化很大程度上影响了其相应医疗保障制度的设计与实施效果，因此，从经济发展水平及模式这一角度分析医疗保障这一制度，极具社会学意味。

一　经济模式变动决定人口移动模式

首先，从地域角度来看，中国东西部经济发展的差距比较大。东部地区自然条件优越，经济发展水平高，但人多压力大，而西部地区经济发展水平低，自然条件差，地广人稀，开发程度低。计划经济体制下，在政府鼓励和组织下，早期人口流向是从东向西，从内地流向边疆。为开发建设边疆，外迁到东北地区有数万人，为开发建设边疆发挥巨大作用，也缓解迁出省人口压力，使人口分布趋于合理化。改革开放后，东西部经济发展不平衡，东部发展比较快，特别是第三产业和乡镇企业发展迅速，经济效益显著，人民生活水平提高很快。而西部发展相对慢些。经济发展这一快一慢，反映到人口移动问题上，一个突出特点便是出现了逆迁移，即原来的迁入省变成了迁出省，原来的迁出省变成了迁入省。从这一点可以看到，人口迁移同区域经济发展，生活水平提高程度密切相关。

其次，从时序角度来看。在中国，80年代前与80年代后相比较，人口移动出现了新模式，有了许多新特点。特别是流动人口突出。而这正是计划经济体制向市场经济体制转变的反映。计划经济对人口迁移的流量流向有很大的制约作用。计划经济体制要求对于社会的人、财、物进行有计划（包括间接计划）的安排和调配。国家每年招工、军队应征招兵员以及士兵复员、大专院校录取新生、毕业生分配等，数额必须根据经济和社会发展的需要，物质保证的可能制定的。至于由私人原因发生的民间人口迁移（如投靠配偶、父母、儿女等），也必须考虑到其城镇人口发展的控制规模、适龄劳动人口就业机会、粮食、副食供应、住房和交通、子女入学、医疗保健等等，必须有可靠保证，才能分期分批统筹解决。人口移动受到经济体制的制约。而市场经济，促进和推动劳动力的流动。劳动力流动受市场价值的制约。经济的杠杆制约人口的移动。城市农贸市场和农村集市贸易的大发展，开放了商品的长短贩运，准许个体经营手工业、饮食业、商业和农副产品加工等经济活动，大大推动了农业人口的流动。市场活动是由人和物交织而成的，既汇集着四面八方的物资，也云集着东南西北各路人群。商品交换离不开人口流动，人口流动推动了商品流通和市场经济。计划经济和市场经济，是两个不同类型的经济模式，与之相应的人口移动模式也就不同。一定的经济模式必然要求有其一套相应的人口移动模式。不同经济模式是同与之相适应的人口移动模式配套的。

最后，从经济发展与人口移动关系角度看。经济发展的程度与人口移动数量具有明显相关关系。从第四次人口普查数据来看，1982—1990年间人户不一致的人口，在广东增长6.6倍，大大超过其他任何省区。增幅大于2倍的省有广西、海南和江苏、北京，而小于1倍的则有新疆、黑龙江、贵州和天津。这表明经济大发展，移入人口则多；经济发展缓慢，移入人口少；经济发展停滞，人口便出现外移。从这里可以看到，人口迁移模式变动，最终起作用的是经济因素。是经济模式变动决定人口移动模式。

二　经济利益的差异导致人口移动

由于我国经济发展存在不平衡，北方与南方经济发展不一致，东部和西部经济发展水平差距很大，即在地区之间，城乡之间，工业与农业之间存在明显的经济利益差异。最突出的是城乡长期存在着"剪刀差"。从城乡收入的平均数来看，城市职工收入是农村劳动力纯收入的近两倍。特别是农村蓄存着上亿的剩余劳动力，作为一种巨大的推力，驱动着农村剩余劳动力向城镇进军。可以说正是城乡利益的鲜明差异，驱动和刺激着农村人口向城镇的移动。

获取经济效益是人口移动的内在动力。为挣更多的钱，或改善自己的生活待遇和条件，可以说是人口移动的基本内驱力。很多人之所以背井离乡，到遥远的边疆或内地去寻求新的谋生之道。其基本动力是为获得更多的经济效益。①

三　老工业基地与发达省份的现行医保模式对比

正是基于以上经济因素的影响，使得当前我国不同经济发展水平地区的医保状况也存在很大的差异。总体来看，发达省份（本书指北京、上海、成都、深圳）比老工业基地城市（本书指辽宁、吉林、黑龙江）改革开放起步早，经济实力强，况且自20世纪80年代我国兴起"民工潮"后，发达省份又是农民工的主要流入地。时至今日，当全国各地纷纷推出流动人口医疗保险制度时，我们将这两类城市的流动人口医保模式做一些比较研究，对于深化我国医保制度改革，探索并完善适于流动人口的新型医保模式具有重要意义。

（一）两类城市流动人口对医疗服务利用状况对比

2011年，课题组对老工业基地城市和发达省份流动人口医疗和

① 李德斌、石方、高凌：《近代中国移民史要》，哈尔滨出版社1994年版。

参保状况做了大量调查。调查结果显示，经济落后地区，如老工业基地流动人口的医疗服务需求更为迫切，对医疗服务有普遍的经常性需求，但是他们对医疗服务的利用或者说能够享受的医疗状况却差强人意。

从流动人口参加各种医疗保险的情况看，东北三省参保率为43.7%，发达地区为48.5%。两类城市流动人口未参加医保的人数均在半数以上，可见流动人口的医保覆盖面有很大的空白，无论是老工业基地城市还是发达省份都任重道远。

从流动人口未参加医保的原因来看，东北三省因交不起保险费未参加医保的占24.5%，发达地区为3%。东三省因工作经常流动无法参保的占25.6%，发达地区为24%。东三省因无法实现异地医保关系接续而未参保的占9.4%，发达地区为12.9%。以上情况表明，个人缴费过多和不能异地转移接续是制约流动人口参保的主要原因。

从流动人口患病和医疗情况来看，东北三省一年看病1—12次的占46%，其中看过门诊的占43.1%，住院的占12.6%；发达地区一年看病1—12次的占62.3%，其中看过门诊的占54.8%，住院的占25.1%。可见发达地区流动人口就医率高于东三省，而东三省流动人口患病未就诊率高出发达地区一倍多。

从流动人口医疗费用来源看，东北三省自费的占84.5%，医疗保险报销的16.9%，用工单位资助的5.2%；发达地区自费的82.8%，医疗保险报销的13.7%，用工单位资助的7.5%；虽然两类城市流动人口医疗费用三项主要来源均有差异，但二者的共同点是绝大多数流动人口医疗费用靠自费。究其原因：一是流动人口半数以上未参加医保，二是流动人口（以农民工为主）参加医保待遇多是"保大病、保当期"没有门诊待遇或门诊报销比例太低。

从流动人口就诊去向看，东北三省去私人诊所就医的12.8%，发达地区30.8%；东北三省去社区卫生服务站就医的21.4%，发达地区16.4%；东北三省去区级医院就医的17.4%，发达地区16.4%；东北三省去市级医院就医的35.9%，发达地区16.6%。以上数据说明：一是流动人口患一般病愿意去私人诊所就医，就医简便省钱。二是发达地区去私人诊所就医的比东三省高一倍多，去区级、市级医院就医的反倒低于东北三省，这说明发达地区医疗费用更高，流动人口不堪重负。三是发达地区经济实力虽然远高于东北三省，但是在医疗服务和医保待遇上并没有给流动人口更多福祉。

（二）两类城市流动人口医保政策对比

随着民工潮的持续发展和以人为本的科学发展观的不断贯彻落实，以农民工为主的流动人口医疗保障问题引起各级政府的重视，自2002年开始，各地相继出台了农民工或流动人口医保政策，但因均系地方自定，且统筹层次低（以市、县为单位统筹），所以内容不一，差异很大，各自独立，互不续接，呈碎片化状态。本书把老工业基地的东北三省与发达省份北京、上海、成都、深圳做一比较。

1. 政策出台时间。深圳作为我国第一个把农民工纳入医疗保险体系的城市，1996年5月政府颁布了《深圳市基本医疗保险暂行规定》，农民工可以参加住院医疗保险。2003年5月，又规定农民工经单位申请亦可参加综合医疗保险，而且从7月开始，对包括农民工在内的所有职工增加地方补充医疗保险。[①] 2008年3月实施的《深圳市社会医疗保险办法》，规定和本市企业建立劳动关系的农民工可参加混合医疗保险。[②]

北京市于2004年9月开始实施《北京市外地农民工参加基本医疗保险暂行办法》。

上海市于2002年9月颁布了《上海市外来从业人员综合保险暂

---

① 肖遥、潘华峰、冯毅翀：《基于深圳市外来农民工医疗保险模式的研究》，《中国卫生事业管理》2010年第5期；石宏伟、王小姣、于红：《农民工医疗保险模式的比较分析及政策完善》，《青海社会科学》2010年第2期；张丽、姚俊：《农民工医疗保险制度政策适应性——基于需求和制度运行环境的视角》，《卫生经济研究》2010年第11期；黑龙江省劳动和社会保障厅：《关于农民工参加医疗保险的补充意见》。

② 石宏伟、王小姣、于红：《农民工医疗保险模式的比较分析及政策完善》，《青海社会科学》2010年第2期。

行办法》。

成都市 2003 年出台了农民工医疗保险政策。

辽宁、吉林、黑龙江三省则在 2006 年 5 月劳动和社会保障厅发布《关于开展农民工参加医疗保险专项扩面行动的通知》后，出台了农民工医保政策。[①]

可见，发达省份比老工业基地城市对流动人口医疗保障问题认识的早，行动也快。

2. 政策层次。上海、成都、深圳均是以政府令发布的流动人口或农民工医保政策，属于行政规章，进入了法律轨道。而北京市和黑龙江、吉林、辽宁则是由社保部门文件的形式出台相关政策，总的看发达地区比老工业基地城市注重流动人口立法。

3. 覆盖人群。北京市和深圳市只适用于和用人单位建立了劳动关系的农民工；上海和成都则稍宽一些，适用于有工作单位和无用工单位的外来从业人员（不限于农民工）；黑龙江、吉林、辽宁只适用于从业的农民工。两类地区均没有把外来人口随迁的非劳动力人员纳入当地医保范围。

4. 医保制度类型。发达省份均出台了单独使用流动人口或农民工的医保制度，老工业基地的黑龙江、吉林、辽宁三省则只是把已有的城镇职工医保、城镇居民医保、新农合医疗的参保对象放宽，允许农民工根据自身从业条件从中自愿选择其一。由于没有专门使用流动人口或农民工的医保制度，且不能转移接续，所以这种泛泛的制度安排好看不中用。

5. 缴费比较。北京由用人单位缴纳；上海有用工单位的由用工单位缴纳，无用工单位的个人缴纳；深圳、成都由用人单位和个人共同缴纳；辽宁由用人单位缴纳；吉林市由个人缴纳，黑龙江是由用人单位和个人共同缴纳。[②]

---

① 张丽、姚俊：《农民工医疗保险制度政策适应性——基于需求和制度运行环境的视角》，《卫生经济研究》2010 年第 11 期。

② 黑龙江省劳动和社会保障厅：《关于农民工参加医疗保险的补充意见》。

四　不同经济条件下流动人口医保模式比较的思考与建议

通过以上的比较研究，我们可以明确以下一些问题：第一，流动人口医保问题已经引起各地各级政府的重视，并相继出台了流动人口医保政策，进入实施阶段，但这只是一个开端，效果有待考察，两类地区均有半数的流动人口尚未参加任何医保，真正解决流动人口医保问题，现有制度大有完善之处。第二，解决流动人口医保问题的决定因素是决策者的思想观念，只有真正树立以人为本的观念，才能真正解决问题。第三，各地出台的流动人口政策突出了"两个重点"，以农民工为重点，以从业的农民工为重点，忽视了"两个面"，非农民工流动从业人员，与农民工随迁的非劳动力人员。第四，人口流动，特别是劳动力的流动，是市场经济发展和城市化进程的必然结果。这种流动是长期持久的，而且没有区域限制，哪里需要哪里去，哪里钱多哪里去，整个大中国任凭闯荡。这就呼唤有一个在全国适用的流动人口医保制度尽快出台。目前这种各地为政的流动人口医保制度，只是打破了流动人口异地无医保的坚冰，还没有从根本上解决进门难、待遇低、不能转移接续和全覆盖的问题。甚至可以说现在这种以县、市为统筹单位的医保制度，出台越多各地掣肘越多，转移接续越难。第五，流动人口医保制度设计时，没有充分考虑到它的适用性。如个人缴费过高、报销起付点过高、投保不计年限、只保大病住院不保门诊（农民工如无大病住院则所缴医保费全白搭）、不能转移接续等，导致农民工不愿参保。事实上，目前这两类地区出台的各种流动人口或农民工医保制度，只适用于约占农民工总数15%的在异地定居有固定职业的农民工，而对大多数候鸟式的农民工则不适用。

现在，构建全国统一的流动人口医保制度的条件日臻成熟。农民工跨省医疗异地报销的网络平台试点已经开始；流动人口需要一种涵盖该人群的独特的医保制度，这种制度由中央政府有关部门直接掌控的技术条件、管理实力已经具备。

　　全国统一的流动人口医保制度，应该充分考虑以下几个问题：一是全覆盖。即把农民工和其他非农民工流动人员及其随迁人员纳入医保范围。二是阶梯式缴纳保险费。最低标准按新农合标准，最高标准为全国城镇职工医保个人缴费平均标准，中间设若干个逐步升级的标准。缴费标准不同，政府补贴、医保待遇不同。这样，既兼顾到农民工个人经济条件，又有利于与城镇职工医保制度衔接。三是设投保年限。达到一定年限后，到退休年龄后，可终身享受医保，当前制度忽视了流动人口的长远利益，产生后顾之忧影响参保积极性。四是设个人账户，有门诊待遇。农民工小伤小病常见，大病大伤少见。没有个人账户和门诊待遇，忽视了流动人口的眼前利益，既不利于农民工享受医疗公共服务均等化待遇，又影响农民工参加医保的积极性。五是加强立法。就流动人口医保问题由国务院制定条例由国务院主管部门制定行政规章，各地遵照执行。流入各地政府应合理分摊对流动人口医保的经费补贴，流动人口流入何地，当地政府就应承担保费补贴的责任。

第 三 篇

制度评估篇

第 七 章

中国医疗保障体系发展历程

经过多年的改革与探索，我国已经建立起较为完整的医疗保障体系，目前我国基本医疗保障体系由城镇职工基本医疗保险，城镇居民基本医疗保险、新型农村合作医疗和城乡医疗救助制度共同构成，前三项医疗保险制度构成了我国城乡三大主体基本医疗保险制度，分别覆盖城镇就业人员、城镇未就业居民和农村居民；此外，通过补充商业医疗保险来满足居民更高层次的医疗需求。由此，我国几乎所有城乡居民都被纳入到医保范畴内，在制度层面上实现了全民医保。

我国新中国成立后不久便在城镇和农村相继建立起了医疗保障体系——城镇的公费医疗制度、劳保医疗制度和农村的传统合作医疗制度，从计划经济时期到市场经济时期，我国医疗保障体系经历了一系列的改革发展历程。

一　中国医疗保障体系的发展历程

（一）我国城镇基本医疗保险制度的变迁过程

1. 计划经济时期

我国新中国成立后至 1978 年改革开放之前，实行高度集中的计划经济体制，这个时期的城镇基本医疗保险制度正是为了适应计划经济体制而逐渐建立和发展起来的，将免费医疗作为一种职工福利或国家福利提供给特定的社会群体。城镇基本医疗保险制度主要由两大部分构成：公费医疗制度和劳保医疗制度。

（1）劳保医疗制度。1951 年 2 月政务院发布《中华人民共和国劳动保险条例》，规定了企业职工本人及其家属生老病死伤残等多方面的待遇。劳保医疗制度的保障对象主要是国有和集体所有制企业内的职工及其家属，医疗经费按照企业职工工资总额的一定比例提取，在企业生产成本项目中列支，其中，在职职工从职工福利费中开支，离退休人员从劳动保险费中开支。企业根据国家规定自行制定具体的劳保医疗政策并组织实施。享受劳保医疗的职工在本企业自办的医疗机构或指定的社会医疗机构就医，可享受近乎免费的医疗待遇，其供养的直系亲属可享受半费医疗待遇。

免费医疗缺乏费用约束机制致使药品浪费严重。1966 年劳动部和全国总工会对劳动保险制度进行了调整，挂号费、出诊费、营养滋补药品等的费用由职工个人负担，职工直系亲属就医时，挂号费、检查费、化验费等均由个人负担。"文化大革命"期间财政军管会发布《关于国营企业财务工作中几项制度的改革意见》，要求国营企业全部停止提取工会经费和劳动保险基金，企业劳保医疗从此沦为企业自保，为日后企业财务困难及企业间劳保待遇不均埋下隐患。

（2）公费医疗制度。1952 年 6 月政务院发布《关于全国各级人民政府、党派、团体及所属事业单位的国家工作人员实行公费医疗预防的指示》，决定自 1952 年 7 月对国家机关工作人员和革命残废军人实行公费医疗保障制度，保障对象主要是国家机关和事业单位的工作人员、革命残废军人、高校学生。此后，国家卫生部、财政部又先后颁布了《关于改进公费医疗管理问题的通知》等一系列行政法规，扩大了公费医疗制度覆盖的范围。国家机关及全额预算管理单位的医药费由各级财政支付，差额预算管理及自收自付预算管理的事业单位从其提取的医疗基金中开列。各级政府都设立了公费医疗管理委员会，统筹管理公费医疗经费。享受公费医疗人员在指定医疗机构就诊、住院，符合规定的医疗费用，从公费医疗经费中报销。

至 20 世纪 70 年代末，公费、医保医疗覆盖了全国 75% 以上的城镇职工及离退休人员，享受公费医疗的人群达到 2300 万，享受劳保医疗的人群 1.14 亿人，至 1978 年，全国用于公费、劳保医疗开支的专项经费达到 28.3 亿元，占当时职工工资总额的 6.04%（蔡仁华，1996）。

在计划经济时期劳保医疗和公费医疗在保障城镇职工身体健康，恢复和促进国家建设方面发挥了重要作用。我国的人均期望寿命从1949 年的 34 岁提高到 1996 年的 70.8 岁，人口死亡率从 1949 年的20‰下降到 1995 年的 6.57‰。但是，随着改革开放和市场经济体制的建立，劳保医疗和公费医疗制度出现了很多弊端：首先，政府和企业承担了过多的职工医疗费用，负担过重；其次，公费医疗使得职工缺乏费用意识，加上医疗机构的市场化改革促使医疗服务提供方过度供给，导致医疗资源浪费现象严重；第三，市场经济体制出现了多种所有制经济形式并存，原有医保体制覆盖面狭小的问题凸显，亟须改革。

2. 经济转型时期

改革开放以后，城市传统医疗保障体系的弊端日渐显露，国家开始不断探索与新的经济体制相匹配的医疗体制。

从改革开放到 1992 年，改革的主要方向是在原有制度框架中引入了对供需双方的医疗费用的制约机制。公费医疗制度改革的主要内容是探索更优化的公费医疗经营管理体制；劳保医疗体制改革的重点则是探索职工大病医疗统筹和离退休人员医疗费社会统筹的有效形式和方法。改革探索分两个阶段。

第一阶段，1985 年以前，主要是针对需方，实行费用分担措施。20 世纪 70 年代末到 80 年代中期，公费医疗和劳保医疗的享受人数逐年增多，由于对享受公费医疗和劳保医疗的职工所提供的医疗服务几乎全部免费，导致医疗服务机构和患者缺乏费用意识，再加上政府对医疗机构的经费投入不足，从而刺激了过度医疗消费，职工医疗费用上涨较快。这一阶段的改革主要是控制需方的医疗费用。针对传统体制中国家和社会大包大揽问题，开始将医疗定额的一部分预付给个人，门诊或住院时个人自付一定比例的医药费，即所谓的"挂钩"，各地分担的比例不同，一般为 10%—20%，同时还规定了自付限额。通过此种改革，职工个人的费用意识有所增强，在一定程度上抑制了对医疗服务的过度需求。

第二阶段，1985—1992年，将费用控制的重点由需方转向供方，加强对医疗服务机构的约束。这一时期，随着公办医疗机构的不断扩张，财政对医疗机构的经费投入日益不足，医疗机构开始通过扩大收费服务项目进行创收。这刺激了医疗机构提供过度甚至不必要的服务，"看病贵"逐渐成为一个比较突出的问题。这一阶段，除继续强化对需方费用的控制外，费用控制的重点转移到医疗服务的供方。采取的主要措施：一是改革支付方式，针对按服务项目付费的传统结算方式，开始试行医疗单位包干管理公费医疗经费。一般按人员定额将经费的全部或部分包给定点医疗的医院管理。经费超支，由医疗单位、享受单位、财政部门三者合理负担；经费节约，由医疗单位用于改善定点医院的医疗条件，发展卫生事业；二是制定公费医疗用药报销目录，以控制药品费用的过多支出；三是加强公费医疗和劳保医疗的管理，即提供经费的政府、享受者所在单位和提供医疗服务的医疗机构，都要承担部分经济责任。

这一时期还实施了两项重要的社会统筹试点改革措施。

第一，针对传统的筹资模式，部分地区试行离退休人员医疗费用社会统筹。参保企业缴纳的保险费由社会统筹机构统一管理，主要用于离退休人员的门诊、住院、去外地就诊的路费和统一组织的体检费。如果医疗费超过一定标准，个人要负担一部分费用。

第二，针对单位统筹和单位包揽体制的弊端，部分地区试行职工（含离退休人员）大病医疗费用的社会统筹和小病费用的个人账户包干。一般做法是，参保企业按工资总额的11%提取在职职工大病医疗费用统筹基金，其中5个百分点左右存入职工个人医疗账户，3个百分点左右作为企业调剂金，3个百分点左右用于大病统筹。其中，个人账户基金和企业调剂基金主要由企业自行管理，大病统筹基金由社会统筹机构统一管理。

转型时期计划经济体制逐步的削弱，从根本上瓦解了传统城镇医疗保险模式赖以存在的经济基础，医疗保险的制度变迁具有必然性。但改革开放初期的制度创新受多种因素的影响，并未走上正确的轨道。从结果来看，经济转型期医疗体制的改革效果并不明显，据统计，全国职工医疗费用从 1977 年到 1997 年的 20 年间增长了 28 倍，从 27 亿元增长到 774 亿元，年递增约 19%，而同期财政收入只增长了 6.6 倍，年递增约 11%。职工医疗费用的增长速度远超过同期财政的增长速度，而享受公费、劳保医疗的人数也只达到 1 个亿。国家没有能力支撑这种全包下来的医疗保障制度，所以必须要进行改革。

3. 市场经济时期

1992 年党的十四大明确提出建立社会主义市场经济体制的改革目标，1993 年中共十四届三中全会通过了《中共中央关于建立社会主义市场经济体制若干问题的决定》，提出要在我国建立社会统筹和个人账户相结合的社会医疗保险制度。市场经济时期城市的医疗改革大体可分为三个阶段：第一阶段（1994—1998 年），社会统筹和个人账户相结合的社会医疗保险制度改革的试点阶段；第二阶段（1998—2003 年），市场经济体制下新型医疗保障制度的建立与调整阶段；第三阶段（2003 年至今），新医改即全民医保拉开序幕。

（1）社会统筹和个人账户相结合的社会医疗保险制度改革的试点阶段。1994 年，国家体改委、财政部、劳动部、卫生部共同制定了《关于职工医疗制度改革的试点意见》，经国务院批准，在江苏省镇江市、江西省九江市进行了"统账结合"试点工作。1996 年，国务院办公厅转发了国家体改委等 4 部委《关于职工医疗保障制度改革扩大试点的意见》，又选择了 58 个城市扩大医疗保障制度改革试点，从而使改革试点遍及全国的 29 个省、自治区、直辖市。与此同时，海南、深圳、青岛等地按照"统账结合"的原则，对支付机制进行了一些改革探索。"统账结合"模式对账户实行三段通道式管理，即个人账户段——自费段——社会统筹段结合在一起管理，可以覆盖不同所有制的行业和企业职工。各地的改革试点取得了初步成效：一是通过建立用人单位、职工个人共同缴费的机制和社会化管理的医疗保险基金，实现了稳定的资金来源。二是形成了不同单位、不同年龄人群、健康人群与患者之间分摊医疗费用的保险机制，保障了职工的医疗需求。三是建立了医疗费用的双方分担机制和合理结算医疗服务费用的控制机制，抑制了医疗费用的过快增长。但是这种模式下也存在弊端，筹资工作难度大，个别效益不好的企业无力缴费；记入个人账户的费用较小，会使某些人加快自负段，跑步进入统筹，挤占统筹；大量繁杂的门诊费用与开药费审批报销进行统管，工作量大，不便于患者就医。

（2）市场经济体制下新型医疗保障制度的建立与调整阶段。此阶段主要是建立了城乡三大主体基本医疗保险制度之一的城镇职工基本医疗保险制度。1998年12月，国务院颁布了《国务院关于建立城镇职工基本医疗保险制度的决定》，明确了医疗保险制度改革的目标任务、基本原则和政策框架，要求在全国范围内建立覆盖全体城镇职工的基本医疗保险制度。

具体内容包括：第一，明确了强制性参保人员范围和缴费机制。城镇所有的用人单位及其职工和退休人员都必须参加。建立医疗保险费由用人单位和个人共同缴纳的机制。用人单位缴费率一般为职工工资收入的6%左右，个人缴费率一般为本人工资收入的2%。各统筹地区根据自身的经济发展水平和医疗消费水平来确定缴费率。第二，分别建立社会统筹医疗基金和个人医疗账户。职工个人缴纳的基本医疗保险费，全部计入个人账户；用人单位缴纳的基本医疗费分为两部分，一部分用于建立统筹基金，另一部分划入个人账户，划入个人账户的比例一般为用人单位缴费的30%左右。个人账户主要支付门诊医疗费用、定点零售药店购药费用及职工住院和门诊特定项目费用中个人负担的部分，个人账户不足时，由个人支付。统筹基金主要符合基本医疗保险的住院及门诊特定项目费用，由社会医疗经办机构统筹调剂使用，按医疗费的一定比例支付。第三，实现医药管理体制的配套改革。设立定点医院和定点药店，严格控制卫生服务和药品提供者的准入资格。明确基本医疗保险给予支付的药品、诊疗项目，住院标准等医疗服务范围；控制参保人员药品支出占总医疗支出的比重；限定各定点医疗机构的预付总额，在总额控制下，针对门诊、住院及特殊病种确定不同的结算方式，如按服务付费，按人次定额付费等；通过舆论和社会监督，对违规的医疗机构进行问责和查处，通过定点医疗机构的竞争机制来促进医疗服务质量的改善。第四，明确建立多层次医疗保障体系的方向。国家强制实施的城镇职工基本医疗保险为第一层次，单位提供的雇员福利和个人商业医疗保险分别是提供补充性保障的第二和第三层次。政府雇员的医疗福利表现为国家公务员医疗补助；企业雇员医疗福利则表现为单位提供的团体补充医疗保险，企业可以在职工工资总额4%之内建立企业补充医疗保险，享受税收优惠。据统计，至2002年底，43.3%的城市已经建立公务员医疗补助，开展企业补充医疗保险的城市有12个，实际建立企业补充医疗保险的有6242家，涉及职工71.10万人。个人商业医疗保险受到个人和家庭经济能力的限制，同时也受到商业保险公司风险选择的制约。

表7-1　2004—2012年全国城镇职工基本医疗保险参保情况（年、亿人）

年份	2004	2005	2006	2007	2008	2009	2010	2011	2012
参保人数	1.24	1.37	1.53	1.80	1.99	2.19	2.37	2.52	2.65

资料来源：《中国卫生统计年鉴》

　　到2002年底，一个适应社会主义市场经济体制的城镇职工基本医疗保险制度已经初步建立。2002年全国城镇职工基本医疗保险参保人数达到9400多万人，全国基本医疗保险基金收入607.8亿元，支出409.4亿元，历年累计结余450.7亿元。城镇职工基本医疗保险制度建立十年之后的2012年底，全国参保人数达到2.65亿人，相比十年前参保人数上升了2.8倍；保险基金收入为6061.9亿元，基金支出为4868.5亿元，累计结余为6884.2亿元，分别比十年前增加了近10倍、11.9倍、15.3倍。但是，这一时期围绕医疗卫生体制改革的理念和思路是进行市场化，更准确地说是政府责任弱化，只承担有限责任。而公立医疗机构、医生和医疗服务全面走向市场，导致医疗卫生的社会公益性严重缺失。

　　（3）新医改即全民医保拉开序幕。2003年"非典"危机爆发，市场化医疗卫生改革的弊端完全暴露出来，公共卫生服务问题进入政府的议事日程。公共卫生羸弱引发的公共危机和"看病难看病贵"成为全社会关注的热点问题，国民的健康权益难以保证。在此背景下，政府开展了一系列的医疗卫生制度安排的实践。主要的制度安排有：2003 年启动的城乡医疗救助制度和 2007 年开展的城镇居民医疗保险制度，以及围绕"看病难看病贵"开展的公立医院收支两条线改革、平价医院、药品市场流通体制改革等等。

表 7 - 2　　　　　　　　　　2005—2012 年医疗救助情况

年份	城市医疗救助人数（万人）	农村医疗救助人数（万人）	城市医疗救助支出（万元）	农村医疗救助支出（万元）
2005		199.6	32000.0	57000.0
2006		201.3	81240.9	114198.1
2007		377.1	144379.2	280508.0
2008	443.6	759.5	297000.0	383000.0
2009	410.4	730.0	412043.1	646245.8
2010	460.1	1019.2	495203.0	834810.0
2011	672.2	1471.8	676408.4	1199610.4
2012	689.9	1483.8	708801.6	1329104.8

资料来源：《中国统计年鉴》

本部分主要介绍作为城乡三大主体基本医疗保险制度之二的城镇居民医疗保险制度。

为解决城镇非从业居民的医疗保障问题，实现基本建立覆盖城乡全体居民的医疗保障体系的目标，2007 年 7 月，国务院印发《关于开展城镇居民基本医疗保险试点的指导意见》，在全国抽取包头、吉林、成都、常德、绍兴、乌鲁木齐、西宁、厦门与淄博九个城市作为首批试点城市，并计划用 3 年时间逐步在全国城镇全面推开。

第一，覆盖范围。

城镇居民基本医疗保险的参保范围是不属于城镇职工基本医疗保险制度覆盖范围的学生（包括职业高中、中专、技校学生）、少年儿童和其他非从业城镇居民，参保人员自愿参加城镇居民医疗保险。在各地具体实施时，覆盖范围呈现出以下特点：一是老年人及重症残疾人为城镇居民医保首要覆盖人群；二是少年儿童是城镇居民医保的重要覆盖群体。个别城市有独立的未成年人医疗保险制度，在城镇居民医保和未成年人医疗保险制度共存的情况下，试点地区的未成年人采取自愿选择参保；三是在校大学生逐步成为城镇居民医保的覆盖对象，2008 年底，国务院下发《国务院办公厅关于将大学生纳入城镇居民基本医疗保险试点范围的指导意见》，大学生正式被纳入城镇居民医保试点范围；四是劳动年龄段不属于城镇职工基本医疗保险制度覆盖的非从业城镇居民通常为城镇居民医保基本覆盖人群；五是城镇居民医保覆盖范围多限于当地城镇户籍。

第二，筹资标准。

由各地按照低水平起步的原则，根据本地经济发展水平、居民家庭和财政负担的能力合理确定。国家对个人缴费和单位补助资金制定税收鼓励政策。对试点城市的参保居民，政府每年按不低于人均 40 元给予补助，其中，中央财政从 2007 年通过专项转移支付，对中西部地区按人均 20 元给予补助，2008 年按不低于人均 40 元给予补助。在此基础上对属于低保对象的或重度残疾的学生和儿童参保所需的家庭缴费部分，政府原则上每年再按不低于 10 元给予补助，其中，中央财政对中西部地区按人均 5 元给予缴费补助；对其他低保对象、丧失工作能力的重度残疾人、低收入家庭 60 周岁以上的老年人等困难居民参保所需家庭缴费部分，政府每年再按不低于人均 60 元给予补助，其中，中央财政对中西部地区按人均 30 元给予补助。自 2007 年开始试点至今，不同地区的筹资标准都有不同程度的提高。

第三，保障水平。

除小部分试点地区设立个人账户外，多数地区的城镇居民基本医疗保险不建立个人账户，基金主要用于支付住院医疗费用和部分门诊大病费用。总体来看，保障水平与筹资水平密切相关，对于经济实力雄厚，筹资水平高的地区，保障水平较高，一般都补偿门诊医疗费用。此外，根据国务院城镇居民医疗保险试点评估专家组 2009 年报告显示，城镇居民中成年人住院医疗费用的起付标准要稍高于学生儿童医疗费用的起付标准，医保对未成人的补偿标准较成年人更加有利。此外，在个别试点城市为了完善补偿机制，提高保障水平，还要求城镇居民医保参保者应同时参加大病医疗保险。

2007 年当年，全国城镇居民基本医疗保险参保人数达到 4068 万人，2008 年底迅速扩大到 1.18 亿人，2012 年底，参保人数达到 2.72 亿人，城镇居民基本医疗保险实施五年来参保人数增加了 6.6 倍；2012 年基金收入为 876.8 亿元，基金支出为 675.1 亿元，2012 年累计结余为 760.3 亿元。

表 7 - 3   2007—2012 年全国城镇居民基本医疗保险参保情况（亿人）

年份	2007 年	2008 年	2009 年	2010 年	2011 年	2012 年
参保人数	0.41	1.18	1.82	1.95	2.20	2.72

资料来源：《中国卫生统计年鉴》

（二）我国农村基本医疗保险制度的变迁过程

1. 计划经济时期

从 1949 年新中国成立之后到改革开放之前，我国农村主要实行的是农村合作医疗制度，相比于 2003 年建立的新型农村合作医疗制度，这一时期的合作医疗又被称为传统农村合作医疗制度。采用"合作制"的办法解决医疗保障问题最早可追溯到抗日战争时期，当时延安各种形式的合作社（包括生产合作、消费、运输合作、信用合作等）应运而生，医药合作社（卫生合作社）也正是在这种背景下诞生的。

20 世纪 50 年代初期面对新中国成立前农村医疗卫生落后的局面，我国开始在农村培训基层医疗卫生人员，设立基层医疗卫生机构，并建立了"五保户"制度。1955 年农业合作化高潮时期，山西省高平县米山联合保健站最先实行了"医社结合"，采取由社员群众出保健费和生产合作社公益金补助相结合的办法建立起集体医疗保健制度。传统农村合作医疗经费来自农民缴纳的保健费和农业社提取的公益金，通常情况下，每个农民每年缴纳几角钱的保健费就可以免费享受预防保健服务；农业社提取的公益金一般为 15%—20%。

1959 年全国农村工作会议肯定并提倡在全国范围内建立集体合作医疗制度。制度的筹资机制是：公社补助与社员个人缴费相结合，基金统一调剂使用。1965 年，卫生部提出《关于把卫生工作重点放到农村的报告》，合作医疗制度很快在全国得到迅速发展和普及。20世纪 60 年代中期开始培养半农半医的初级农村卫生人员，即"赤脚医生"，赤脚医生分片负责所属村民的卫生预防和医疗工作。到 70年代初，初步建立起基本覆盖整个农村地区的县、乡、村三级医疗预防保健网。到 1975 年底，全国有赤脚医生 150 万人，生产队卫生员、接生员 390 多万；全国有公社（乡镇）卫生院 54026 个，床位 62.03万张，卫生技术人员 74.99 万人，分别比 1965 年增长 46%、368% 和251%。1978 年合作医疗被列入了五届人大通过的《中华人民共和国宪法》，1979 年，卫生部、农业部、财政部等部委下发了《农村合作医疗章程〈试行草案〉》，对合作医疗制度进行了规范；1980 年全国农村约 90% 的行政村实行了合作医疗制度，医疗保障覆盖 85% 的农村人口。

表 7 - 4　1958—1976 年全国农村推行合作医疗的生产大队比重（%）

年份	全国农村推行合作医疗的生产大队比重
1958	10
1960	32
1962	46
1968	26
1976	90

资料来源：转引自周寿祺《中国农村健康保障制度的研究进展》，《中国农村卫生事业管理》1994 年第 9 期。

合作医疗制度对开展农村爱国卫生运动、计划生育、儿童免疫、控制传染病和地方病等公共卫生计划发挥了积极作用。从 20 世纪 50年代到 80 年代，农村儿童的死亡率大幅下降，城乡人口死亡率的差距逐渐缩小，城乡居民的平均寿命迅速提高。

2. 经济转型时期

改革开放以后，随着家庭联产承包责任制的实施，以农村集体经济为依托的合作医疗制度开始解体，传统农村合作医疗覆盖面急剧下降。1986 年中国仍保持合作医疗制度的行政村的比例仅为 4.8%，整个 20 世纪 80 年代农村合作医疗覆盖面不断萎缩。与此同时，农民对医疗服务的需求不断增加，农村缺医少药的问题越来越突出，从 20 世纪 90 年代开始，中国开始了农村合作医疗的恢复和重建，这个时期被称为"二次合作医疗时期"。

1991 年 1 月国务院出台《关于改革和加强农村医疗卫生工作的请示》的通知，提出为实现人人享有卫生保健目标需要稳步推行合作医疗保健制度，并进行了一系列的制度安排，但最后并未能成功。1994 年在全国 7 个省 14 个县（市）开展"中国农村合作医疗制度改革"试点及其跟踪研究工作。1997 年 1 月，中共中央、国务院在关于卫生改革与发展的决定中，提出要"积极稳妥地发展和完善合作医疗制度"，全国合作医疗的覆盖率有所上升，1997 年达到 17%。

3. 市场经济时期

由于二次合作医疗改革进展非常缓慢，在此背景下，2002 年 10 月，国务院下发了《关于进一步加强农村卫生工作的决定》，明确提出要求建立以大病统筹为主的新型农村合作医疗制度，我国的农村合作医疗制度发展进入一个新阶段。

2003 年 1 月，国务院办公厅转发了卫生部、财政部和农业部所发的《关于建立新型农村合作医疗的制度的意见》，新型农村合作医疗在全国迅速铺展开来。新型合作医疗制度是由政府组织、引导、支持，农民自愿参加，个人、集体和政府多方筹资，以大病统筹为主的农民医疗互助共济制度。从 2003 年起，中央财政每年通过专项转移支付对中西部地区除市区以外参加新型农村合作医疗的农民按人均 10 元安排补助资金。地方财政每年对参加新型农村合作医疗的农民资助不低于人均 10 元，具体补助标准和分级负担比例由省级人民政府确定。截至 2003 年 9 月，西部 12 个省（自治区、直辖市）和中部 9 个省的试点县（市）参加新型合作医疗的农民为 4351 万人，占其农村人口的 74%。

2006 年 1 月，卫生部等七部委联合下发了《关于加快推进新型农村合作医疗试点工作的通知》。从 2006 年起，中央财政对中西部地区除市区以外的参加新型农村合作医疗的农民由每人每年补助

10 元提高到 20 元，地方财政也要相应的增加 10 元。2007 年底，全国 2451 个县（市、区）开展了新型农村合作医疗工作，7.3 亿农民参加了新型农村合作医疗，参合率达到 86.2%。截至 2012 年底，新型农村合作医疗已经覆盖农村居民 8.05 亿人，参合率达到 98.3%，补偿受益人次为 17.45 亿人次。从 2008 年开始，各级财政对参合农民的补助标准提高到每人每年 80 元，其中中央财政对中西部地区参合农民按人均 40 元给予补助。农村因病致贫、因病返贫的状况大大缓解。

表 7 – 5　2004—2012 年全国新型农村合作医疗参保情况（年、亿人）

年份	2004	2005	2006	2007	2008	2009	2010	2011	2012
参保人数	0.80	1.79	4.10	7.26	8.15	8.33	8.36	8.32	8.05

资料来源：《中国统计年鉴》

表 7 – 6　　2006—2012 年新型农村合作医疗情况

	2006	2007	2008	2009	2010	2011	2012
开展新农合县（区、市）数（个）	1451	2451	2729	2716	2678	2637	2566
参加新农合人数（亿人）	4.10	7.26	8.15	8.33	8.36	8.32	8.05
参合率（%）	80.7	86.2	91.5	94.2	96.0	97.5	98.3
人均筹资（元）	52.1	58.9	96.3	113.4	156.6	246.2	308.5
当年基金支出（亿元）	155.8	346.6	662.3	922.9	1187.8	1710.2	2408.0
补偿受益人次（亿人次）	2.72	4.53	5.85	7.59	10.87	13.15	17.45

资料来源：《中国统计年鉴》

（三）迈向全民医保——建立覆盖城乡居民的多层次医疗保障体系

2009 年 4 月，《中共中央国务院关于深化医药卫生体制改革的意见》（简称"新医改"）发布。新医改提出的近期目标是在 2011 年实现"基本医疗保障制度全面覆盖城乡居民，基本药物制度初步建立，城乡基层医疗卫生服务体系进一步健全，基本公共卫生服务得到普及，公立医院改革试点取得突破，明显提高基本医疗卫生服务可及性，有效减轻居民就医费用负担"。远期目标是到 2020 年，建立覆盖城乡居民的基本医疗卫生制度。具体到医疗保险方面，新医改明确提出"建立覆盖城乡居民的基本医疗保障体系。城镇职工基本医疗保险、新型农村合作医疗和城乡医疗救助共同组成基本医疗保障体系，分别覆盖城镇就业人口、城镇非就医人口、农村人口和城乡困难人群。坚持广覆盖、保基本、可持续的原则，从重点保障大病起步，逐步向门诊小病延伸，不断提高保障水平"。

到 2011 年，随着城镇职工基本医疗保险（1998 年）、新型农村合作医疗（2003 年）、城镇居民基本医疗保险制度（2007 年）的相继实施，理论上每一个居民都能从属性上找到与之相符合的医疗保险种类，这标志着我国在制度层面上实现了全民医保全覆盖。2012 年底，全国有 12.9 亿人纳入到基本医疗保障体系，其中城镇职工医保 2.52 亿人，城镇居民医保 2.21 亿人，新农合 8.32 亿人，此外全年有 8887 万人享受了医疗救助，总参保人数基本上做到了应保尽保。近几年来，国家不断加大对医疗卫生工作的投入，各级财政对城镇居民医保和新农合的补助标准连年增加，从 2009 年的每人每年 80 元，提高到 2011 年的 200 元，2012 年继续上升为 240 元，预计到 2015 年可达到人均 360 元以上。在三项基本医疗保障制度的政策范围内，住院费用报销比例也逐步提高。城镇居民医保、新农合政策范围内住院费用报销比例分别从 2008 年的 50% 和 50%，提高到 2011 年的 75% 和 70%，90% 以上的统筹地区最高支付限额已达到当地职工年平均工资、当地居民年可支配收入和全国农民人均纯收入的 6 倍以上且均不低于 5 万元，仅新型农村合作医疗全年参合农民共报销医疗费 1710.2 亿元，受益 13.15 亿人次。截至 2011 年 9 月底，超过 90% 的新型农村合作医疗和城镇居民医保统筹地区开展了门诊统筹。保障项目也从住院费用报销逐步扩大到门诊大病保障，再延伸到门诊普通疾病的保障，受益人群范围不断增加。

表 7 -7　　　　　　　2006—2012 年我国卫生总费用状况

年份	卫生总费用（亿元）	卫生总费用占GDP 比重（%）	政府卫生支出占卫生总费用比重（%）	社会卫生支出占卫生总费用比重（%）	个人现金卫生支出占卫生总费用比重（%）
2006	9843. 34	4. 55	18. 07	32. 62	49. 31
2007	11573. 97	4. 35	22. 31	33. 64	44. 05
2008	14535. 40	4. 63	24. 73	34. 85	40. 42
2009	17541. 92	5. 15	27. 46	35. 08	37. 46
2010	19980. 39	4. 98	28. 69	36. 02	35. 29
2011	24345. 91	5. 15	30. 66	34. 57	34. 77
2012	27846. 84	5. 36	30. 04	35. 61	34. 35

资料来源:《中国统计年鉴》

　　我国医疗保障体系不断完善，医疗保障水平不断提升，2012 年我国卫生总费用为 27846. 84 亿元，比 2006 年增加了 2.8 倍；卫生总费用占 GDP 的比重为 5.36%，比 2006 年上升了 0.81 个百分点。中国政府不断加大对卫生费用的投入，2012 年政府卫生支出占卫生总费用的比重为 30.04%，比 2006 年上升了近 12 个百分点。个人卫生费用支付比重虽然有很大程度的下降，但从总体上来看，超过三分之一的医疗费用需要个人自付，仍会给很大一部分患者尤其是大病重病患者带来沉重的经济压力。

二　医疗保障的制度性难题

　　经过多年不断的探索和发展，中国建立了比较健全的医疗保障体系，国民的医疗保障状况和健康水平不断提升，但是现行的医疗保障制度仍然存在很多不足之处，主要有以下几个方面。

　　1. 医保覆盖面仍存在很大的盲区

　　城乡三大主体医疗保障制度相继实施后，我国向全民医保迈进了一大步，全国绝大部分人口都被纳入到医保体系中来。截至 2012 年，我国参保人数 13.42 亿人，覆盖率达到 95% 以上，但还是有一部分人没有纳入到医保范围内。

在农村，新型农村合作医疗的覆盖面较为全面，很多农村地区实现了全覆盖。新农合继续保持高覆盖率的难点集中于部分困难群体和农村流动人口。农村困难群体参加新农合的门槛费需要依托农村医疗救助制度，很多地区通过直接垫付门槛费的办法来帮助这一群体加入新农合。农村流动人口给新农合的广覆盖也带来了很多困难，在实际工作中，很多农村基层政府是按照农村常住人口核算新农合应保人数，并按照常住人口规模申请财政补贴，在这种情况下，从城市返回农村的部分农民工群体既参加不了新农合，在原有单位的医疗保险又难以在不同地区间进行衔接和转移，所以这一部分农民工就会成为现行医保制度中覆盖的盲点。

在城市，相关数据显示，很多地区城市基本医疗保险覆盖面尚不到 80%，在城镇没参保的人员中，有部分关闭破产的国有企业退休人员，有因为各种原因中断医疗保险关系的人员，还有部分困难企业职工因为有资金和制度性障碍，无法持续参保，也有一些企业没有参加基本医疗保险或者瞒报实际工人规模。城市中的部分流动人员也游离在医疗保险之外。2009 年，参加职工基本医疗保险的农民工为4335 万，仅占外出务工农民工的 31%。

2. 保障水平不足

目前医疗保险的筹资和保障水平总体不高，城乡三大主体医疗保障制度都设置了很多享受医保的障碍，如住院医疗费的起付线、封顶线和个人付费比例。同时，一部分药品和医疗不属于医保范围的，也需要自费。部分重病患者参保后个人负担仍然较重，医疗保障范围以住院为主，常见病、多发病的门诊医疗费用统筹还有待进一步推进。在门诊费用中，慢性病患者的负担很重，虽然设定了慢性病大病门诊统筹，但是界定享受门诊大病统筹的标准很高，一般慢性病患者没有资格申请，这些患者每天服药，经济压力很大。

我国基本医疗保险制度遵循的原则是"广覆盖、保基本"，即对大病"保而不包"。据有关数据统计，列入商业保险重大疾病范围的疾病，平均医疗费用是 16.6 万元，除去基本医疗保险报销比例大概为 60%—75%，患者自付的费用将远超出城镇居民年人均可支配收入及农村居民年人均纯收入。这些大病的治疗费用还会伴随医疗费用的上涨而不断攀升。因此，现有医疗体系保基本的原则仍会使很多大病家庭"因病致贫返贫"。

3. 城乡之间的医疗保障不均衡

城乡之间的医疗保障水平差距明显。据相关资料表明，在制度上实现全民覆盖的格局下，城乡之间的医疗保障水平仍有较大的差异。三大医疗保障制度的支付比例、封顶线和保障水平差异较大。平均支付比例最高的城镇职工基本医疗保险为 74.8%，城镇居民基本医疗保险的报销水平约为住院费用的 62.4%，低于城镇职工医保报销水平约 12.4%，高于新农合报销水平约 15%，城镇职工医保、城镇居民医保、新农合最高支付限额之比约为 3∶2∶1。可见，城镇职工医疗保险制度在各方面有绝对的优势，属于高水平的医疗保障制度，而城镇居民基本医疗保险的保障水平又要高于新型农村合作医疗制度。

城乡之间医疗服务差距大。首先是城乡医疗条件不均衡。这主要从医疗机构数量、病床的数量及卫生技术人员分布三个指标来衡量。据统计，我国乡镇卫生院的数量不断减少，从 1996 年的 51277 个减少到 2012 年的 37097 个，从历年数据可明显地看出，乡镇卫生院的数量一直呈现递减趋势，而医院的数量却出现递增的状态，城乡医疗机构资源配置明显呈现不均衡发展趋势。2012 年，农村每千人口医疗卫生机构床位数为 3.11 张，城市为 6.88 张，城市是农村的 2.2 倍，农村每千人口卫生技术人员为 3.41 人，城市为 8.55 人，城市是农村的 2.5 倍；其次是城乡医疗服务费用供需不均等。就医疗卫生服务费用的供给水平来说，城市人均的卫生费用 1996 年为 467.4 元，至 2012 年增至 2969.01 元，同年农村人均卫生费用为 1055.89 元，城市的人均卫生费用是农村的 2.8 倍。

4. 医保的筹资及付费方式有待完善

城镇职工医疗保障制度引入了带有积累性质的个人账户，这违背了医疗保障制度设计的社会共济的基本原则。在我国，个人账户被用来支付平时的门诊费用，这实际上是要求患者个人自己花钱来解决基本医疗服务问题，只有当患者得大病时，社会统筹资金才可以被拿出来使用，这种"小病自费，大病统筹"的制度设计，违背了以预防为主的医学规律。此外，患者的医疗卫生服务需求是随机性的，很难做到先积累后消费，积累性的制度设计并不符合医疗服务的需求规律。

我国新型农村合作医疗的医疗费用支付方式大部分采用间接支付方式，也就是就医时先自付全部医药费然后再报销，据统计，采取先自付后报销的行政村占全部行政村的70%左右。这说明大部分农民住院看病时，要有足够的钱先支付医药费，否则就无法住院看病，这对于生活困难的农民来说，有病也治不起。再者，农村合作医疗报销手续烦琐，有些地方不是随时都可以报销，而是定时报销，这些都对农民就医形成种种障碍。

新农合医疗费的报销比例设定也不合理。新农合设立的原则是广覆盖、保基本，主要是以保大病重病为主，可报销的药品和服务项目都是针对一般疾病，对大病和重病有效的一些药品和检查不能报销，这致使新农合的报销比例比较低。据调查，农村大病患者平均医疗花费为34389元，获得报销的只有9824元，仅占医疗费用的29.1%。新农合的报销是随着医院规模和级别的加大，报销比例不断下降，农民如果选择较高级别的医院治疗，医疗费报销的比例就低，这无疑降低了对大病重病的保障程度，也有悖于医疗保障设立的初衷。

5. 医保关系转移接续困难

2009年12月人社部印发了《流动就业人员基本医疗保障关系转移接续暂行办法》，但是这一措施并没有带来民众盼望的医保"一卡通"，医保关系转移接续仍有很多障碍。我国的医疗保障制度是各个地区在长期实践中根据本地情况发展起来的，每个地区医疗保险制度体系所包括的内容、具体的参保条件等方面很不一致。如各地对外来务工人员参加本地基本医疗保险的条件要求有很大的差异：有些地方对本市区城乡户籍参保人员参加本地城镇职工医保放开，对外来人员则要求为城镇户籍才可以参保。国家下发条例要求各地将稳定就业的农民纳入基本医疗保险范畴，然而各地对"稳定就业"的理解却不一致。这些情况都导致了医保账户的建立和转移接续困难。

对医保转移接续需求最多的群体应该是农民工群体,因为农民工经常要在农村与城市、城市与城市之间进行流动,医保无法随着农民工的流动而转移,使农民工患病之后,不能得到及时有效的治疗。当前由于医疗保险转移接续制度缺少等原因,大部分农民工依然处于"无保"状态,参保农民工跨制度、跨地区转移时,"断保"现象严重。与农民工流动性强的特点相适应的医保制度并未建立起来,存在许多亟待解决的问题。首先,农民工参加医保后,在转移接续时,转出地只转农民工医保的个人缴费部分,而统筹部分不允许转出;其次,医疗保险政策在全国尚未统一,各地在起付线、补偿率、封顶线,乃至医保项目的设置等诸多方面都呈现出各自的特点,但在涉及本地区利益方面,几乎都规定,农民工等劳动力跨区域流动时,只转移医疗保险关系和个人账户余额,统筹基金部分不能随同转移;第三,农民工医保关系转移接续中存在区域利益分割。虽然各区域农民工医保政策规定不同,但都明确规定了农民工可以参加职工医保或者农民工医保,而不能参加居民医保或当地的新农合,这主要是因为后两种医保有财政补贴,而城镇职工医保则是企业支付,或是企业和职工共同支付,财政并不进行补贴。区域利益分割影响了全国农民工医保政策的有效统一。

6. 医疗服务供给缺少公益性

医疗服务是一种典型的公共产品,它的使用应带有很强的公益性。可是我国的医改却将医院推向完全市场化、商业化,"以药养医"现象十分突出,由此导致百姓"看病难、看病贵"。由于政府对定点医院的用药范围、诊疗项目、医疗服务设施范围、医疗保险费用结算办法等方面都做出了明文规定,使医院的服务必须按照上述的文件执行。现行管理体制下的公立定点医院,既要承担基本医疗保险、社会福利和公共卫生安全等社会职责,又因政府补偿政策的不到位,必须通过市场补偿方式来维持生存。目前政府投入很少,每年的拨款仅占医院总收入的7%—8%,其余90%以上都是靠医院自己组织医疗服务获得。而国际社会一般认为,卫生支出至少占政府总支出的

15%，才能建立一个行之有效的卫生体系。2010 年，医疗卫生支出占国家财政支出的比重仅为 5.3%，同年公立医院的药品收入占医院整体收入的 41.8%。除了由于政府财政对医疗服务投入严重不足导致各公立医院提高药价外，造成百姓"看病难、看病贵"的另一方面原因是对医院的监管不力，医德医风每况愈下。在放开搞活、鼓励创收政策引导下，医疗机构逐利行为不断增强，花样不断翻新，医疗费用成倍增长。医疗道德风险严重，行政管理部门疏于对医疗机构的监管，更加剧了医疗机构和医生不规范行为的发展。

7. 管理体系不规范

新医改方案提出要有效整合基本医疗保险经办资源，逐步实现城乡基本医疗保险行政管理的统一，但目前我国城乡居民医疗保障管理机构却分散在多个部门。虽然各地医保的经办部门不是完全一致，但通常来说，城镇职工基本医疗保险、灵活就业人员基本医疗保险及农民工大病医疗保险由劳动与社会保障局医疗保险管理中心经办；新型农村合作医疗的经办部门是卫生局新农合管理中心；城镇居民基本医疗保险的经办部门是城镇居民基本医疗保险管理中心；城乡医疗救助由民政局管理经办。可以看出，目前我国城乡居民医疗保障管理体制相当分散化，这不利于未来统筹城乡医疗保障体系的整合。虽然暂时维持这种局面有一定现实合理性，但从长远看，这种分散管理模式弊端很大，首先，"多头管理"增加了人员、编制等成本，增加了制度运行成本，将本应由一个部门经办的事分散到多个部门，降低了经办效率；其次，不同医保机制因牵涉不同部门利益，致使整合医保机制进展缓慢；再次，制约了信息共享，而机构整合则可以整合资源、增进效率，比如城乡居民大病救助事实上就可以纳入医保部门一并经办。

8. 商业保险市场不够成熟

我国社会医疗保险更多地承担社会管理责任，最大程度地追求社会公平性和共济性，社会医疗保险覆盖不到或覆盖水平不够的地方，商业医疗保险可以起到拾遗补阙的作用。目前，社会医疗保险仍然无法覆盖的失能保险、长期护理保险和限额以外的重特大疾病保险，以及一些高付费医疗项目和新的医疗技术的使用，都为商业医疗保险提供了施展的空间。当前的商业医疗保险发展规模偏小，市场严重稀薄，产品供给效率较低，不能充分满足多元化的就医需求。2011年，我国健康保险的总保费收入为691.7亿元，虽然同比增长20.6%，但也仅占人身险保费收入的7.12%。在欧美等国家，健康险保费收入占总保费收入的比例达20%左右。2010年中国医疗保险总额达1.82万亿元，其中个人支出占比41%，但商业健康险支出占比仅为3%左右。据保监会统计，有近百家保险公司经营健康险业务，提供的健康保险产品多达2000多种，但形成规模的效益性产品并不多。各家公司推出的产品品种较单一，同质化严重，缺少市场细分。因为基本医疗保险已偿付了基本部分，保险公司更热衷于经营津贴型或定额给付类的险种，所以仅有医疗费用报销型、重大疾病、附加住院补贴型等少数几个产品较为畅销。随着中国日趋严重的人口老龄化，老年人的护理费将占据家庭开支中相当的比例，商业护理保险有很强的潜在需求。可市场上的护理保险不仅价高品种少，且保险责任期限设置不合理。此外，大多数健康险都是附加险，必须在购买了价格不便宜的主险后，方可投保，投保者选择余地小。健康保障虽然有广泛的市场需求，但由于有效供给不足，难以满足居民的多层次就医需求。

三　中国医疗保障体系未来发展战略

1. 扩大医保覆盖面，尽快实现全民医保

虽然我国绝大多数居民被纳入了医保的范畴，但仍有部分人群因种种原因没有加入，要实现全民医保，就是要解决这部分人的问题。首先是解决历史遗留问题，将关闭破产国有企业退休人员全部纳入城镇职工医保。其次是推进灵活就业人员、农民工的参保力度，落实选择参保政策，提高参保率。有调查表明，当前的扩面工作难点在于城镇。城镇居民基本医疗保险制度由于建立的时间较短，制度设立之初的覆盖率提升速度很快，后期的扩大覆盖面工作有很大的不确定性。城镇职工基本医疗保险制度由于非国有企业的雇主逃避参保义务，地

方政府往往采取不作为的妥协立场，严重阻碍了扩面工作。可行的方案应当是适时地将强制参保提上议事日程，加大政府财政支持力度的同时提高违约成本。

2. 提高医疗保险统筹层次

统筹层次低是我国农民工医保关系转移接续的主要障碍。我国目前医疗保险基金的统筹层次还普遍停留在县一级，过低的统筹层次给我国医疗保险制度的统筹发展带来了巨大的困难：小单元的统筹方式带来了大量的异地就医需求；不同统筹地医疗保险政策差异大，异地保险困难；转移接续困难。要解决这些困难，提高医疗保险基金的统筹层次是一条必经之路。我国可以采取信息化的科学管理模式，逐渐提高医保基金统筹的层次，应尽快实现地级市统筹，再逐渐过渡到省级统筹，并在此基础上，做好以下工作：第一，建立电子信息库，加快农民工医疗保险的信息化建设。第二，合理确定费率、统筹层级和管理权限。第三，根据我国地区梯度化、板块化特征，首先在经济发达并且发展水平相似的地域，实现在医疗保险制度上打破地方行政区划界限，提高社会化管理水平，实行区域性的统筹。第四，在区域利益分割问题没有解决时，可以鼓励农民工在户籍所在地与工作地同时参保。在补偿时，采取"重复补偿，总额不超"的原则分摊赔付。

3. 加强基本医疗保险服务管理水平

首先要建立完善统一的管理体系，即管理机构一体化。有学者认为，未来城乡医疗保障一体化的前期应首先进行管理机构的一体化，省级到乡级政府都要设立医疗保障管理机构，垂直领导。可以将各个医保经办机构的资源和职能整合，重新组建由政府直接管理的城乡医疗保险经办机构——城乡医疗保险管理局，并统一设站，所需经费由财政足额纳入预算。经办机构既不属人保部门管，也不属卫生部门管，避免了人保部门不懂业务管，卫生部门懂业务而干预业务的管理体系。城乡医疗保险管理局内设相应职能的机构负责医疗保险政策研究、制度的制定与执行、基金的筹集与管理、参保和费用补偿信息的管理、定点医疗机构的监管等工作。其次是改进支付方式。目前我国大多数地区使用的是按服务项目付费的后付制支付模式，在这种方式下，医保部门缺少对医疗服务需求方和供给方的成本制约手段，致使医疗费用上涨过快。因此有些地区开始进行支付方式的改革，像上海市进行的总额预付制改革。按人头付费、按病种付费及总额预付制等医保支付方式将会被越来越广泛地使用。第三是做好基本医疗保障关系转移接续工作，使转移接续工作能够手续简便、流程规范、数据共享，方便参保人员接续基本医疗保险关系和享受待遇。

4. 革除"以药养医"体制

基本医保制度建立后，看病难、看病贵的现象仍然存在。看病难难在优质医疗资源的稀缺，看病贵的根源在于"以药养医"机制。破除以药养医机制，最关键的是对公立医院的补偿机制能否完善。医改是一个系统工程，涉及政府、患者、医疗机构、医务人员、医药生产企业和流通企业等等多元利益的调整，需要卫生、财政、人保、物价、药监、人事、发改委等部门协调发力。为妥善处理好各方面的利益，首要的是在增加医疗卫生投入的同时，改革现行医疗费用支付方式，积极推进医保付费方式改革，探索适应不同层次医疗机构、不同类型服务的支付方式。既形成有效的控费机制，以更好地控制费用，又能规范诊疗行为，提高医疗服务的效率，提高有限资源的利用效率。对于医院的补偿机制，按照国务院颁发的 62 号文件精神，我国已明确了两个补偿渠道：增加政府财政补助；适当调整技术服务价格，包括增设药事服务费。这两个补偿渠道能够调整扭曲的医疗服务收费价格体系，将公立医院的收入来源由药品收入转变为医疗服务收费，实现"以医养医"，在解决医院生存发展问题的同时，也使医生的服务价值得到应有的体现，从而提高医务人员的工作积极性。但在现实中"以医养医"对公立医院来说颇有些难度，如果降低检查费和药费，靠医生的诊疗费来维持医院的运行，那么诊疗费的提高又会增加患者的负担，患者的负担实质上并未减轻。因此文件中的两个补偿渠道在实践中的可操作性有待商榷。

5. 加强农村医疗卫生体系建设

首先要加大对农村医疗卫生体系建设的资金投入力度。一是在投入上要突出重点，资金投入应以卫生监督、疾病防控、妇幼保健、医疗救治以及卫生院基本建设为主，满足广大农民群众的询医、求医需求；二是创新投入方式，建立既投入又考核、能激励做好农村卫生工作的制度措施；三是完善医疗卫生服务的基础设施建设，在进一步巩固以县医院为龙头的基础上，完善乡镇卫生院和村卫生室的三级卫生服务网络，尽早进行危旧病房的改造及医疗仪器设备的更新。

其次要加强卫生人才的引进，构建人才队伍长效机制。一是严格人才选拔机制和用人机制，杜绝"走后门"、"关系户"现象，通过竞争机制选拔优秀医疗卫生人才。二是实行严格的职业资格制度，要求各层次医药人员均须通过相应的职业测试，杜绝无证上岗。三是完善人才培养机制，建立专业技术人员轮岗培训机制，例如政府可以从卫生事业经费中列出一块培训经费，用于支持农村卫生技术人员的培训补助。四是完善农村基层卫生机构绩效考核机制，把农村卫生人才队伍建设作为地方政府工作的重要考核内容。

再次要完善对口帮扶、双向互动、定期进修制度。农村基层医院要与大中医院建立起较为牢固的协作关系，通过多种形式，不断提高医务人员的医疗技术水平。农村医疗机构可以通过委托管理、团队引进、人才柔性流动等方式加强与医学高校科研院的对接，整合资源、取长补短。

6. 构建城乡衔接的医疗保障制度，促进城乡一体化发展

国务院发布的新医改方案提出，到 2020 年我国要建立覆盖城乡居民的基本医疗保障体系和多层次医疗保障体系，并加以有机衔接。目前各地纷纷进行城乡一体化基本医疗保险制度建设，其核心就是要打破参保人员的身份和职业设定，各群体不再因为身份和职业的不同而享受不同的医疗保险待遇，通过构建一视同仁的城乡居民医疗保险制度，改变城乡居民间在就医治病方面的不平等地位。

对于如何构建城乡衔接的医疗保险体系，较为一致的观点是：（1）将新型农村合作医疗与城镇居民基本医疗保险进行衔接与整合。在实际工作中，城镇居民医疗保险制度与新型农村合作医疗制度之间存在很多共同之处，如报销手段、定点医疗机构的管理以及药品目录等方面，因此完全有可能将两个制度合二为一。（2）将农民工大病

医疗保险与城镇职工基本医疗保险进行衔接与整合。农民工群体与城镇职工一样同属于被雇用群体，其筹资模式都是"企业＋个人"模式，两者可以融合。鉴于目前农民工的流动性与户籍制度的壁垒，可以将农民工医疗保险分类解决：签订劳动合同并与企业建立稳定劳动关系的农民工，可以将其纳入城镇职工基本医疗保险制度；其他农民工根据实际情况，参加户籍所在地新型农村合作医疗或务工所在地城镇居民基本医疗保险。随着未来户籍壁垒的逐步消除、城镇化的进一步深化、医保关系全国转接的实现，将农民工医疗保险纳入城镇职工基本医疗保险就可以基本实现。

第八章

流动人口医疗保障的制度模式

我国流动人口主要显现出由农村流向城市，由经济欠发达地区流向经济发达地区，由中西部地区流向东部沿海地区的特征，并由此形成了输入地和输出地相对集中的特点，这对流动人口医疗保险产生了重要的影响。

一 流动人口医疗保障的现行模式

自 1998 年起我国开始建立城镇职工基本医疗保险制度，2003 年又启动了新型农村合作医疗制度试点，至 2007 年城镇居民基本医疗保险试点建立后，我国实现了医疗保险制度上的全覆盖。三大基本医疗保障制度以地区为基础，以地市或县为单位统筹。这对流动人口医疗保险制度的建立造成了很大的挑战。北京、上海、深圳等作为全国流动人口相对集中地，其在流动人口参加医疗保险上先于其他省市作出了重要的探索，并形成典型的几种流动人口医保模式。

1. 以北京市为代表的大病统筹医疗保险模式。为妥善解决外地农民工在本市务工期间的医疗保障问题，北京 2004 年 7 月颁布了《北京市外地农民工参加基本医疗保险暂行办法》。该《办法》将具有外省市农业户口，有劳动能力并与本市城镇用人单位形成劳动关系的人员纳入城镇职工社会保障体系，享受基本医疗保险统筹基金和大额医疗互助资金支付范围的医疗保障。同时《办法》规定，外地农民工个人不缴费，不建个人账户，不计缴费年限，缴费当期享受相关待遇。

2. 以上海为代表的综合保险模式。2002 年 9 月，上海市出台了

《上海市外来就业人员综合社会保险暂行办法》，建立起了对外来务工人员综合社会保障制度。2011 年 7 月 1 日又出台了外来从业人员新政。其中《上海市人民政府关于外来从业人员参加本市城镇职工基本医疗保险若干问题的通知》对与上海市用人单位建立劳动关系的外来从业人员，设定三年半的过渡期，逐步增加缴费基数和缴费比例，至 2015 年 1 月 1 日起全部按"城镇职工基本医疗保险"缴费。参保的外来就业人员除暂不享受门诊大病和家庭病床医疗待遇，基本享受到了与当地人同等的医保政策。

3. 以深圳为代表的混合医保模式。深圳作为流动人口数最多的市，外来从业人员医疗保险制度经历了 2005 年 3 月的《外业务工人员合作医疗制度》，2006 年 6 月的《深圳市劳务工医疗保险暂行办法》，直到 2008 年 3 月 1 日《深圳市社会医疗保险办法》的实施，才正式将外来农业户籍从业人员医疗保险纳入基本医疗保险体系。其中，《深圳市社会医疗保险办法》2013 年 8 月 15 日经修订后重新发布。该《办法》对基本医疗保险制度划分三个档次，三个档次的医疗保险制度在缴费基数、缴费比例、享受待遇方面存在一定差异。《办法》要求对本市户籍职工用人单位应当为其参加基本医疗保险一档，为其非本市户籍职工在基本医疗保险一档、二档、三档中选择一种形式参加。

除了以上三种典型医保模式以外，个别劳务输出地和输入地之间、统筹区域之间也形成"点对点异地结算"医保模式，如广州—成都异地结算模式、长三角和信阳模式等。但无论哪种模式都存在一定缺陷，不能完全保证流动人口个人医保利益上不受损害。导致这种情况的原因除了地区利益、部门利益以外，还有制度设计上的缺陷和操作规程上的不足。

二　城市流动人口医保模式的保障现实

为全面了解国内典型城市流动人口参加医疗保险的状况及存在的问题，流动人口医疗保障问题研究课题组于 2010 年 10 月开始，历时近两个月对北京、上海、四川、深圳、哈尔滨、长春、沈阳七省市的流动人口参保状况进行了问卷调查，被访流动人员涉及农民、工人、个体工商户、农民工和无业半失业阶层。发放问卷 1534 份，回收问卷 1534 份，有效问卷 1534 份。从调查对象显示出的社会人口学特征来看（见表 8 - 1），我国流动人口多为农村户籍且以青壮年为主，他们的学历普遍偏低，多从事建筑、加工制造、采掘等高危行业，却又拿着不高的收入。根据第六次全国人口普查数据，1980 年后出生的新生代流动人口已经超过流动人口的半数，占全部流动人口的53.64%，比 2005 年的对应比例增加 13 个百分点。据此估计，新生代流动人口的规模已达 1.18 亿。新生代流动人口已成为我国流动人口的主体。①

表 8 - 1　　　　　　　　调查对象的社会人口学特征（%）

社会人口学特征	人数	百分比
年龄（岁）		
18—29	795	52.3
30—40	452	29.5
41—50	184	12.0
51—60	60	3.9
60 以上	29	1.9
合计	1520	100.0
性别		
男	795	51.8
女	739	48.2
合计	1534	100.0
文化程度		
小学及以上	123	8.3
初中	522	35.2
高中或中专	431	29.1
大专	225	15.2
本科	151	10.2

---

① 段成荣、吕利丹、邹湘江：《当前我国流动人口面临的主要问题和对策——基于2010 年第六次全国人口普查数据的分析》，《人口研究》2013 年第 2 期。

（续表）

社会人口学特征	人数	百分比
研究生及以上	30	2.0
合　计	1482	100.0
婚姻状况		
未婚	659	45.2
已婚有配偶	704	48.3
离异未再婚	64	4.4
丧偶	25	1.7
其他	7	0.5
合　计	1459	100.0
户口类型		
城镇户口	513	34.8
农村户口	960	65.2
合　计	1473	100.0
出入水平（元）		
500元以下	53	3.5
500—1000	2.5	13.7
1000—2000	741	49.5
2000—3000	254	17.0
3000—5000	136	9.1
5000—10000	65	4.3
10000—20000	24	1.6
20000元以上	19	1.3
合　计	1497	100.0
所在行业		
建筑业	142	9.5
加工制造业	441	29.4
采掘业	42	2.8
住宿餐饮业	215	14.3
家政保姆	59	3.9
美容美发	87	5.8
批发零售业	138	9.2
商贸服务和娱乐业	186	12.4
其他行业	192	12.8
合　计	1502	100.0

资料来源：根据调查问卷所得

（一）流动人口参保状况

表 8 - 2　　　　　　　　流动人口参保状况（人，%）

类型 地区	参加城镇 医疗保险		参加农村 医疗保险		商业保险		都没参加		合计	
	人数	百分比	人数	百分比	人数	百分比	人数	百分比	人数	百分比
七省市	258	17	417	27.5	88	5.8	755	49.7	1518	100

资料来源：根据调查问卷所得

此次调查，涉及的医疗保障包括新农村合作医疗、城镇职工/居民医疗及商业医疗保险。从表 8 - 2 中可以看出，在现行流动人口医保政策下，被调查流动人口中参加农村医疗保险的为 417 人，占被调查者人数的 27.5%，是参保率最高的一个医保险种。这主要是因为我国流动人口中拥有农村户籍的占多数，且农村医疗保险的缴费较低。但值得注意的是，他们虽然参加了医疗保险，但从流动人口的基本情况看（见表 8 -3），他们在流入地滞留一年以上的占到 75.3%，3 年以上的占到 46.8%，他们中的大部分人实际上主要的生活与工作地点都是在城市，即使参加了农村合作医疗，能够及时享受农村医疗保险待遇的也很少。另外，参加城镇医疗保险的为 258 人，参加各类商业保险的为 88 人，分别占被调查者人数的 17% 和 5.8%。此外，仍有 755 人，即一半左右的流动人口未参加任何形式的医疗保险。说明我国流动人口中多数人仍游离在社会保障的政策之外，没有享受到政府公共卫生服务的福利。

表 8 - 3　　　　　　　　流动人口滞留时间（人，%）

滞留时间	人数	百分比
3 个月以下	68	4.8
半年左右	279	19.8
1—3 年	402	28.5
3 年以上	660	46.8
合计	1409	100.0

资料来源：根据调查问卷所得

（二）流动人口未参保原因

表 8 - 4　　　　　　　　　流动人口未参保原因（人，%）

原因	人数	未参加原因比重
年轻，不会生病	148	19.3
不知道医疗保险有什么用	86	11.3
交不起保险费	191	25
交了不划算	58	7.6
不信任医疗保险机构	33	4.3
工作经常流动，无法参加	192	25.1
想参加政策不允许	46	6.0
雇主不愿意交保险费	92	12.1
不知道如何办理医疗保险	86	11.3
报销范围限制太窄（定点医院、药品、诊疗项目等）	83	10.9
报销手续繁杂	44	5.8
报销比例太低，作用不大	87	11.4
无法实现异地医保关系的转移	77	10.1
其他	14	1.8

资料来源：根据调查问卷所得（多选题）

表 8 - 4 反映北京、上海、四川、深圳、哈尔滨、长春、沈阳七省市的流动人口未参保原因，其中相对集中的是"工作经常流动，无法参加"、"交不起保险费"、"年轻，不会生病"三个选项。这说明，一方面流动人口中的大部分年轻人对医疗保险不重视，觉得自己年轻，不容易生病，即使生病了扛一扛也能好，根本不用就医；另一方面流动人口因工作变动频繁、工资水平较低而不愿参加医疗保险，这反映了我国几类医保地区间转移接续难的现实问题。同时雇主不愿意交保险费、不知道如何办理医疗保险、医疗保险报销限制多、报销比例低等原因也占一定比例。

（三）流动人口医疗方式的选择及治疗费用报销

从调查情况看，我国流动人口医疗保险使用率低。在被问及如果生病，如何处理医疗费用来源时，28.3%的被调查者选择回户籍所在地治疗，以方便报销，减少经济支出；14.3%的被调查者选择在当地治疗，再回户籍所在地报销；30.1%的被调查者选择在医疗条件技术好的地方治疗，不论能否报销费用；27.3%的被访者选择省钱的地方治疗。另外，有80%以上的被调查者是自费治疗，仅有不到20%的被调查者能够部分报销医疗费用。从以上数据反映的情况来看，流动人口在当地享受医疗保险待遇的比例相当低，因治疗费用及费用报销等原因，流动人口生病往往享受不到及时或高质量的治疗。

三　当前城市流动人口医保模式的现实困境

从我国流动人口医疗保险现状情况来看，流动人口参加医疗保险的动机受多方面条件限制。

（一）宣传与服务

1. 流动性强，无法有效宣传成为流动人口医保推广难题。纯流动人口包括打散工的无固定职业者、无职业者、职业转换频繁无固定住址单位、有暂时职业且暂时住地者等。这些纯流动人口分散各地，有关部门没有其档案材料，也没有其联系方式。他们大多收入不高，却又从事危险性高、劳动密集性强的行业，居住环境虽在逐渐改善，但仍难以与城市人口相比。此种情况下，流动人口无心也无力再去关心其他方面的信息。从调查数据来看，仅有少半数的流动人口能达到对基本医疗保险了解的程度，且多是通过身边办理过医疗保险的人处了解到的（见表8-5）。

表8-5　　　　对医疗保障了解程度（人,%）

基本医疗保险了解程度	人数	百分比
很了解，包括覆盖对象、办理流程、缴费额、医保待遇等	131	8.6
比较了解，看见身边有人办理过职工或居民医疗保险	365	23.9

（续表）

基本医疗保险了解程度	人数	百分比
听说过一点	716	46.8
完全不了解	318	20.8
合计	1530	100.0

2. 流动人口使用医疗保险时遇到的困难较多。这里所指报销过程中遇到的困难，既有工作人员懈怠的原因，也有报销程序复杂的因素。其中，在使用过医保的被调查者中，有50.9%的被调查者认为在医疗报销过程中报销程序复杂；有17.2%的被调查者认为在医疗报销过程中存在办事拖拉行为，11.9%的被调查者认为跨地区转移医保关系存在困难；5%的被调查者认为服务机构没有执行一次性告知制度，即没有一次性将所有的报销环节、程序及所需证件告知报销人。另有895人没有填此问卷项目，也即58.3%的被调查者没有医保或有医保而没有使用过医保（见表8-6）。

表8-6　　　　　　使用医疗保险所遇困难（人,%）

困难事项	人数	百分比 （调查总人）	百分比 （使用医保人数）
办事拖拉	110	7.2	17.2
报销程序复杂	325	21.2	50.9
一件事多家管，责任不明	45	2.9	7.0
工作人员不负责	23	1.5	3.6
不执行一次性告知制度	32	2.1	5.0
跨地区转移医保关系存在困难	76	5.0	11.9
其他	28	1.8	4.4
合计	639	41.7	100.0
未填此项	895	58.3	
合计	1534	100.0	

3. 根据规定，新农村医疗保险由卫生部门管理，城镇职工基本医疗保险和城镇居民基本医疗保险由人力资源和社会保障部门管理，

两个部门在医疗保险的管理上职能相似，却分别管理着城乡医保，这不仅浪费了管理资源，而且易造成居民重复参保、财政重复补贴的不良后果。对于在外打工的流动人口来讲，既不想终止原住地的医疗保险，在面临医保关系难以接续转移的情况下，只能在当地重新参加医疗保险。据 2012 年审计署发布的《新农合医疗和城镇居民医疗保险基金审计情况》，截至 2011 年底，547.64 万人在三项居民医保间重复参保，财政多补贴了 9.23 亿元。[①]

（二）基本医保关系难以转移接续

1. 各地工资水平不同，缴费基数标准不一。全国医保制度采用社会统筹与个人账户相结合的“统账结合”办法管理，基本医疗保险基金由统筹基金和个人账户构成。职工个人缴纳的基本医疗保险费，全部计入个人账户。用人单位缴纳的基本医疗保险费分为两部分，约 30% 划入个人账户，其余部分用于建立统筹基金。[②] 职工个人费基数及标准各地均有不同。例如，广州市的缴费基数，是以个人上年度申报个人所得税的工资的月平均数为缴费基数进行缴费，每个人都不同，但平均水平为广州市上年度在岗职工平均工资。而各个城市的在岗职工平均工资不同，各个城市的缴费基数就有差异。各个城市缴纳的比例也不同，标准不一。

2. 各统筹地区缴费最低年限不同，转移接续核算年限办法不一。目前全国各地的医保统筹都是封闭式属地化管理，缴费最低年限不同。能否达到累计年限，将关系到个人能否享受退休医保的问题。全国五大中心城市（北京、上海、天津、广州、重庆）及三大输出省份（河南、江西、四川）的最低累缴年限最多相差达 20 年。且不同地区对流动人口缴费最低年限的计算方法不同，如深圳只计算连续缴费年限，而四川却有连续缴费和累计缴费年限两个标准。两地标准不

① 马瑞霞、曹克奇：《国外医疗保险一体化立法对我国的启示》，《中共山西省委党校学报》2013 年第 2 期。

② 《国务院关于建立城镇职工基本医疗保险制度的决定》（国发［1998］44 号）。

同，又没有统一核算办法，难以实现医保关系转移。

3. 统筹基金难以转移，转入地医保基金风险加大。《暂行办法》只是规定个人账户原则上随其医疗保险关系转移划转，但对统筹基金安排未作说明，而这正是医保关系转入地接收难点所在。一方面，参保者个人医疗费用通常随年龄而递增，而其在退休以后将不再缴纳医保基金，因此医保关系接收地希望得到转入人员以前的统筹基金，以便用于支付其日益增长的医疗费用。另一方面，医疗保险互助共济作用有赖于"大数法则"，转出地必然想留下原参保人员的统筹账户资金。① 在统筹基金不跟随转移的情况下，必然加大转入地医保基金风险。

（三）可持续性保障不足

1. 统筹层次不高。目前仍然以县级统筹为主。较低的统筹层次难以监管，互助性弱，基金抗风险能力不强，同时也造成了大量异地就医困难，不利于建立全国统一的劳动力市场。

2. 医药费用成本控制机制未完全建立。还存在医院监管难，核实查处难等管理问题。由于参保地医保服务机构与就医人员、医院之间缺乏统一的协调监管和制约机制，难以制约医疗机构不合理的医疗行为，使得就医人员的合法权益极易受到损害；少数参保人员也有可能出现骗保、诈保行为。按照医改要求，医疗保障对医疗服务的监督和制约作用需要进一步发挥。

3. 服务机构能力不适应社会快速发展。各地医疗保险服务机构普遍存在人员编制、经费不足的问题。还有不少地区管理手段落后，信息化水平低，无法把新的政策法规向流动人口做有效宣传。流动人口无法认清医疗保险的重大作用。

---

① 21 世纪网——《21 世纪经济报道》2010 年 1 月 21 日。

第 九 章

流动人口医疗保障的政府责任

流动人口作为庞大的社会群体，他们的生存和发展现状关系到整个社会的稳定和发展，对于流动人口的医保问题，只有呼唤政府权力，才能得到有效保障。

我国流动人员医疗保障离不开政府的强力推动，医疗保障的实施效果与政府责任息息相关。政府作为特殊的组织，最重要的特征在于它是唯一合法的暴力垄断组织，可以合法地强迫社会成员接受一定的权利义务规范和特定行为的奖惩规则。应当看到，政府在诞生之初是以统治工具的面目出现的，但是同样不容否认的是，为了自身统治地位的延续，政府不得不承担起推动社会生产发展和公共服务相关职责。"责任"的概念一般来讲在三层意义上使用。含义比较丰富。一是"担当"，指某种类型的主体对某种职务和职责有所担当；二是"分内之事"，指应该做好分内应做之事，不能含混；三是"承担过失"，指某种类型的主体如做不好分内之事，应承担起某种过失。古代汉语中通常使用第一层含义。后两层含义通常在现代汉语中使用。我们经常使用"责任"的概念一般是指"分内之事"和"承担过失"。简单地讲，责任就是指二者的统一。"分内之事"是"承担过失"的基础。如果没有"分内之事"，则没有"承担过失"的理由。现代社会中更多地体现为权利（或权力）和义务的统一。由此可见，责任是社会主体所负担的与自己的社会角色相适应的行为后果的义务。责任可以划分公民责任和政府责任两种。作为公民责任，主要是指自然人与法人权利和义务的统一，而政府责任，则是体现为权力与责任的统一。政府责任是政府公共属性的本质性规定。其实，政府责任既是行政权力运行过程的有效规范和制约，也是对公民权利正常行使的有效保障。如果政府失责，寻到就会受到问责和追究。现在学术界使用的政府责任通常有广义和狭义之分。广义的政府责任是指政府积极回应公民诉求，并以积极的态度公正、有效地实现公众的需求和利益。狭义的政府责任是指政府机关及其工作人员不当履行职责，违反法律规定的义务，所应当承担的政治责任、法律责任和行政责任。

政府行使的权力不是与生俱来的，理论渊源上有君权神授论、社会契约论、人民主权论各个流派。虽然这些理论各自的解释视角有所差异，但他们都有一个共同之处：权力的授予必然伴随着责任的约束。现代民主政治的核心之一是责任原则。在现代政治中，政府责任通常是指政府对选举其产生的公民所承担的责任，是政府组织及其成员在社会中所履行的由法律和社会所要求的职能和义务。[①] 从分类的情况讲，政府责任一般包括政治责任、行政责任、法律责任、道德责任和生态责任五个方面内容。从这个意义上讲，我们评价政府责任是否到位的标准，是看政府是否负责地行使公共权力，积极回应政府并公正、有效率地满足和实现公民的各种需求和利益的过程。

一　流动人口医疗保障中政府责任的基础

2009 年颁行的《中共中央国务院关于深化医药卫生体制改革的意见》，在事实上已将流动人口医疗保障问题列为公共产品向全民提供。该文件指出，着力解决群众反映强烈的突出问题，努力实现全体人民病有所医。建设覆盖城乡居民的公共卫生服务体系、医疗服务体系、医疗保障体系、药品供应保障体系，形成四位一体的基本医疗卫生制度。[②] 类似提法同样出现在 2010 年《社会保险法》之中。例如，《社会保险法》第一章总则部分第二条："国家建立基本养老保险、基本医疗保险、工伤保险、失业保险、生育保险等社会保险制度，保

---

① 施车庆：《移民权益保障与政府责任》，吉林人民出版社 2009 年版，第 108 页。

② 赵大海：《我国城市农民工医疗保险发展方向与路径选择》，《学术交流》2010 年第 2 期。

障公民在年老、疾病、工伤、失业、生育等情况下依法从国家和社会
获得物质帮助的权利。"第三章基本医疗保险第三十二条之规定：
"个人跨统筹地区就业的，其基本医疗保险关系随本人转移，缴费年
限累计计算。"可见，能否为流动人口提供医疗保障、提供出什么水
平医疗保障及如何提供，已成为政府一项重要职责。党的十六届三中
全会明确指出，政府职能主要体现在经济调节、市场监管、社会管理
和公共服务四个方面。医疗保障制度是社会保障体系的重要组成部
分，也是政府履行四大职能的必然要求。

　　基本医疗"是指医疗保险制度中对劳动者或社会成员最基本的
福利性照顾。基本医疗服务的目标是保障劳动者或社会成员基本的生
命健康权利，使劳动者或社会成员在防病治病过程中按照防治要求得
到基本的治疗。在我国，基本医疗保险是解决劳动者或社会成员基本
医疗服务的主要形式。基本医疗服务的内容主要包括各种疾病治疗措
施、疗养休养措施、诊疗检查费用以及相应的药品消耗等。其与非基
本医疗服务相对照，非基本医疗服务是指由单位、企业或个人对非正
常原因造成的疾病和伤害而提供的医疗服务。或者该疾病由于可以用
于医疗服务的资源是有限的，因此，一些高费用疾病或医疗服务项
目，一些成本效果差的医疗服务项目将被划归非基本医疗。例如：器
官移植等"。①虽然基本医疗保障是有一定范围的，作用是有限的，
但是，社会保障制度是现代社会的"安全网"，是事关社会稳定、社
会协调健康发展的"稳压器"。医疗保险作为社会保障制度的一部
分，在促进我国经济发展、保障人民健康以及维护社会安定、团结方
面发挥着重要的作用。为公民提供安全、有效、方便、价廉的医疗卫
生服务，建立覆盖城乡居民的基本医疗卫生制度是我国深化医药卫生
体制改革的总体目标。

　　除了国家高层的制度规定外，一项公共产品或公共服务的提供及
实现程度如何，更要取决于其背后蕴涵的责任基础问题。通常来讲，
政府责任及其制度的改进，将有助于减少公共权力的寻租和偏私倾

---

① 基本医疗服务是什么意思？http://www.zgylbx.com/vqkwwpmznew21865_1/.

向，增进权力的公益性和公共性。在流动人口医疗保障领域，政府责任观强调政府在医疗保障中享有的权利与责任、义务的匹配性。因为政府责任并非天然地包含在政府行为之中，它与政府权力的合法性来源、公信力、公平正义价值取向及人权保障相一致，并以之为存在的基础性因素。流动人口医疗保障中的政府责任来源于以下四个基础。

1. 政府保持公信力的基本要求

实现流动人口医疗保障权益，是提升政府公信力的基本要求。公信力是政府的影响力与号召力，它是政府行政能力的客观结果，体现了政府工作的权威性和公民对政府的评价，反映着人民群众对政府的满意度和信任度。政府的公信力不仅可以为公共权力提供连续的合法性基础，而且可以在增强政府自身合法性的同时，减少政府的治理成本，从而能够节约社会资源。它是政府管理效度和信度的前提。[①] 政府的公信力还是社会成员对政府的普遍认可和依赖，是社会成员对政府的信任程度，也是社会成员对政府工作的评价。分割式的"碎片化"状态是我国现有医疗保障体系的真实写照。在我国，社会医疗保险因公民的居住地及职业不同被分为了三种基本的制度。面向有单位的、有劳动能力的公民的城镇职工基本医疗保险制度；面向生活在城镇且没有劳动能力的（包括未成年人和学生）的城镇居民医疗保险制度；以及面向农村公民（包括未成年人）的新型农村合作（简称"新农合"）医疗制度。但现实中，这三种制度是各自独立运行的，运行规则并不相同，社保基金及信息不能共享，处于各自为战的分割式运行状态。这样一来，三种医疗保险制度无法实现相互衔接，直接导致变更保险险种时容易形成待遇落差，引发群体性不满。不同类型的参保主体在参保上没有选择的余地，也容易引发社会抱怨，这与国家在社会保障领域实现城乡统筹协调发展的目标相背离，也不利于促进和谐社会建设，整个社会保障体系面临着公平与效率尽失的困境。在我国各个阶层中，在医疗保障领域对1000多万的公务员群体

---

① 潘洪阳：《转型期中国弱势群体保护中的政府责任研究》，吉林大学博士学位论文。

过度照顾，而对 2 亿多的流动人口，尤其对农民工群体的保障处于制度虚置和保护不力状态。

在社会风险日益凸显的宏观背景下，认识维持流动人口医疗保障中的责任的内涵、价值，强化政府责任意识，完善政府责任制度，将有助于政府获取和保持公信力，是积累政治合法性资源的重要举措。

2. 政府获得合法性的重要基础

合法性是一种弥足珍贵的政治资源，其巩固和扩大则是需要一定的基础与源泉。在政治体系中，源自公民的认可和支持是政府行使公共权力合法性的主要来源，政府的合法性的实质，就是要在公民与政府之间建立某种可以沟通的桥梁，形成一定时间内持续的信任关系。这种信任关系既是政府权力运行的前提，更是公民与政府之间的合作关系能够持续下去的重要基础。美国著名学者哈耶克曾经指出："撇开所有技术细节不说，法治的意思是指政府在一切行政活动中都受到事前规定并宣布的规则的约束——这种规则使得一个人可能十分肯定地预见到当局在某一情况中会怎样行使它的强制力，和根据对此的了解计划他自己的个人事物。"在这个意义上讲，政府合法性就是政府按照法定程序认真地履行权力并承担责任的能力。一个政府在行政权力运行过程中只有充分地履行了增加公民福祉的职责，才能获得公民的认同和支持。政府只有承担相应的政治、行政、法律和道德责任，才能具有较高的合法性，进而实现社会的有效治理。"扶助社会弱势群体是政府的一项重要任务，同时也是不可推卸的责任，因为政府的存在目的就是为了增进人们的福祉"。①合法性的基础是同意，正如《独立宣言》所说的"对统治的同意"。缺乏同意，政府就只能依靠高压手段。对于一个国家和政府而言，保持获得和保持合法化的方法主要有两点，首先是一个政府能从良好的政绩中获得合法性。保证经济增长和充分就业，提供安全保障以抵御外敌入侵和内部骚乱，公平对待所有的人，保证公平正义，这些都有助于政府提高它的合法性。基本医疗保障制度应该以公平优先，保障每一个参保人享受基本医疗

---

① 钱大军：《法学意义上的弱势群体概念》，《当代法学》2004 年第 3 期。

保险的权利。其次是政治体制和政府的组成结构对合法性也有影响。一个政府要使人们感到政府是公平地代表他们的，这种公平不应该受到公民身份、地域、经济水平的影响，而又该是惠及所有人的。这个完整健全健康运行的基本医疗保险制度，都能够使政府获得更多的"同意"，巩固政府的合法性。在政府实现基本公共服务均等化和共享改革发展成果的语境下，我国流动人口的医保权益无法在现有社会保障制度构架内完全实现，是政府责任失位的重要表征。保障流动人口的医保权益，已经成为衡量政府权力合法性程度的一个重要标准。它呼唤着政府责任的现实回归。我国是社会主义民主国家，主权在民。如何解决好流动人口的医疗保障问题，是政府社会保障政策的重要责任。

　　3. 保障公民健康权的现实需要

　　从 17 世纪发展而来的人权理论认为，健康权是人权的重要组成部分，是某一共同体中受到保障和认可的公民应当拥有并实际享有的权利形式之一，属于普世性权利，其权利的享有不应受身份、民族、文化程度、财产等因素的束缚。世界卫生组织《组织法》确定享受最高而能获致之健康标准为人人基本权利之一，健康权包括获取及时、可接受、负担得起和质量适当的卫生保健。健康权指国家必须创造条件使人人能够尽可能健康，这些条件包括确保获得卫生服务，健康和安全的工作条件，充足的住房和有营养的食物。世界卫生组织总干事陈冯富珍博士说道："世界需要一个全球卫生卫士，需要我们捍卫价值观，保护和维护健康，包括健康权。"人权之中的健康权是人类全面发展的基本保障，它与每个公民密切相关，是实实在在的人权。所有签署加入联合国《经济社会文化权利公约》的国家和地区都承诺："承认人人有权享受社会保障，包括社会保险；创造保证人人在患病时能得到医疗照顾（医疗服务和医疗护理）的条件。"我国于 1997 年加入该公约并在 2001 年由全国人大常委会批准生效。我国建立实施医疗保障制度，就是要通过各种社会参与方式达到降低或消除公民由于疾病所导致的风险。但是由于保险制度设计的缺失和人口流动的动因，我国规模巨大的流动人口群体无法获得正常制度构架内的健康保障。尊重、保护和促进这个群体健康权的实现，这已成为政府保障人权领域的积极职责，更是国际社会的共识。

4. 维护社会公平正义的价值诉求

公平正义是人们不懈追求的价值目标，已成为现代社会得以延续的理论支撑。西方政府正义理论的代表学者罗尔斯指出："所有的社会价值——自由与机会、收入与财富、自尊的基础都要平等的分配，除非对其中一种价值或所有价值的不平等分配合乎每一个人的利益。"① 世界银行在 1997 年的世界发展报告也指出，"每一个政府的核心使命"包括了五项最基本的责任：（1）确定法律基础；（2）保持一个未被破坏的政策环境，包括保持宏观经济的稳定；（3）投资于基本的社会服务和社会基础设施；（4）保护弱势群体；（5）保护环境。② 无可否认，在医疗保障方面，流动人口处于弱势群体的行列。他们由于自身的身份和工作的流动性，经常处于三种基本医疗保障制度之间，流动人口无法享受到国家医疗保障制度全覆盖所带来的制度红利。现代民主政府的一个重要功能是为公民提供优质高效的公共产品和公共服务，在公平正义理念支配下，实现医疗保障领域的公共服务均等化，成为政府的重要责任。2008 年 2 月，胡锦涛同志在政治局第四次集体学习时的讲话中提到，基本公共服务均等化，是公共服务体系建设的长远目标，也是服务型政府建设的重要价值追求。要围绕逐步实现基本公共服务均等化的目标，协调处理好公共服务的覆盖面、保障和供给水平、政府财政能力三者之间的关系。基本公共服务均等化，特别是基本医疗保障的区域、城乡和群体间的均等化，是维护和实现社会公平正义，符合最广大人民的根本利益的，是我国社会主义制度的本质要求。现代管理学认为，政府作为管理社会公共事务、协调社会公共利益的代表，要在促进社会发展的同时，把维护

---

① ［美］约翰·罗尔斯：《正义论》，何怀宏译，中国社会科学出版社 1988 年版，第 58 页。

② 叶俊荣：《环境行政的正当法律程序》，国立台湾大学法学图书编辑委员会，2001 年。

社会公平放到更突出的位置。① 这种责任本身是一种彰显公平正义的伦理道德责任，是对政府过程和行为能力的道德评判。在流动人口医疗保障中，政府责任主要表现为积极推行以公平正义为主要目标的社会保障制度建设。要求政府将自己定位于服务者的角色并积极履行，促进社会公平。

二　流动人口医疗保障中的政府责任的反思

目前，我国社会保障体系已初步形成了以社会保险、社会救助、社会福利为基础，以基本养老、基本医疗、最低生活保障制度为重点，以慈善事业、商业保险为补充的社会保障体系框架。截至 2011 年底，城镇职工基本医疗保险、城镇居民基本医疗保险和新型农村合作医疗保险参保人数已超过 12.8 亿，基本实现了"全民医保"。② 我国是个名副其实的"全民医保"国家。但问题恰恰在于，我国每年有超过 2 亿的人口在频繁流动，医疗保险制度的软肋显现出来。流动人口在医疗保障上游离于由三项基本医疗保险制度组成的"全民医保"之中。由于流动人口在基本医疗保险制度的归属上存在问题，各地对于流动人口参加城镇职工基本医疗保险还是新农合项目各有各的规定，使得一部分流动人口没有参加任何基本医疗保险。这一部分流动人口大多从事流动性强，危险性高，但收入相对较低的工作，本来应该作为生命基本保障的基本医疗保险对于这部分人群来说变得可有可无。而对于另一部分流动人口来说，却因为同时具有农村户口和在城市学习生活工作这样的身份，而同时占有两个甚至是三个基本医疗保险资源，出现了重复参保的现象。对于这部分人来说，重复参保非法的占有了宝贵的国家资源，是对他人合法权益的侵犯。因此，规范和保障流动人员的基本医疗保险项目，对于这个庞大的人群以及国家来说，都有着巨大的作用。对于目前出现的流动人口医疗保障问

———————————

① 唐海龙：《促进高等教育公平的政府责任与对策研究》，吉林大学博士学位论文。

② 胡晓义：《完善社保体系提升幸福指数》，《人民日报》2012 年 5 月 7 日第 4 版。

题，主要原因在于以下几点。

　　1. 地方政府制度执行动力不足

　　作为公民享有的最基本权利之一，医疗保障与公民的生命健康息息相关，并且由国家以法律形式加以规定并保证实施。对于流动人口应该加入新农合体系还是城镇基本医疗保险体系，不同的学者给出了不同的答案。但在实际操作中，无论是参加哪个体系，都存在着一些问题。流动人口主要构成还是农民工，从户籍身份上来说，应该参加新农合项目。这些农民工往返于农村和城镇之间，流动带有一定的周期性，相对于城镇职工医疗保险高昂的保费，新农合一年几十年的缴费更具有吸引力。但是，不得不看到的是，这些流动人员在城镇工作期间的医疗费用是难以得到及时报销和补偿的，他们又不愿意长途往返于家乡和工作地之间，而失去在城镇拥有的工作。而如果他们真的回到农村接收治疗，又很可能得不到在城镇能够得到的医疗水平的治疗。流动人口参加城镇基本医疗保险最大的问题就是保费过高。城镇居民生活稳定，收入高，而这些却是流动人口特别是农民工群体所不具备的。对此，中央和地方都出台了一系列的政策意图将农民工纳入到城镇的医保体系中。劳动和社会保障部于 2004 年出台的《关于推进混合所有制企业和非公有制经济组织从业人员参加医疗保险的意见》，明确要求把与用人单位形成劳动关系的农村进城务工人员纳入到医疗保险范围。这之后，2006 年 3 月，国务院又发布了《关于解决农民工问题的若干意见》，要求对农民工大病统筹问题进行解决，要求各地建立医疗统筹基金。但也要看到，这些政策最终惠及的只是那些有正规劳动合同的流动人员，对于非正规从业者以及流动人口中的非劳动力人口，比如未成年儿童以及老人，城镇职工医疗保险仍然难以覆盖他们的需求。但即使是那些可以参加城镇职工医疗保险项目的流动人口，在实际办理医保关系转移手续方面依然是处处碰壁。2010 年 1 月，我国人社部、卫生部、财政部联合出台了《流动就业人员基本医疗保障关系转移接续办法》，明确要求各地尽快制定相应管理办法，不得以户籍为由拒绝流动就业人员基本医疗保障关系的转移接续。2011 年 7 月 1 日起施行的《社会保险法》第三十二条规定：

个人跨统筹地区就业的，其基本医疗保险关系随本人转移，缴费年限累计计算。但是，在政治实践逻辑上，制度规定是一回事，执不执行和怎样执行则是另一回事。在流动人口医保问题上，由于利益驱动和政绩工程观念使然，一些地方政府缺乏制度执行的动力。突出表现为一些经济发达地区不愿意实现流动人口医保关系转移接续。经济发展水平较高的地方，其地方政府为流动人口缴纳的统筹基金也相对较高。倘若真正实现全国一体化的医保关系无缝转移，这些地方政府势必会承担较高的经济风险或者遭受较大利益损失，因此，经济发展水平较高的地区是不愿意实现流动人口医保关系转移接续的。这与我国目前医保以地方政府为主体的制度相关。在国家没有对流动人口医保的问题形成统一标准时，地方政府制定的标准，往往会向本地利益倾斜，这是造成目前社会对医保政策诸多不满的根源所在。

2. 流动人口医保制度缺乏有效衔接

我国的基本医保是由新型农村合作医疗和城镇居民基本医疗保险、城镇职工基本医疗保险制度三个部分构成，是典型的城乡双轨制。在流动就业人口中，主要构成群体是农民工。他们的户籍所在地是农村，可以选择在自己家乡参加新型农村合作医疗。但是，农民工的经常居住地是城镇，而事实上往往享受不到城镇居民、职工的各种医疗保障待遇。《流动就业人员医保转接接续暂行办法》出台了明确规定：进城打工的农民工，可在就业地参加当地的职工基本医疗保险，回农村后可带回，转为新型农村合作医疗保险，而且不会中断。问题在于一些地方政府和用工单位出于经济利益的考虑，大多不愿为已经实现稳定就业的农民工办理城镇职工基本医疗保险；也有些农民工认为自己流动性较大，如果办理城镇职工基本医疗保险的话，自己也要交纳不少的费用，担心自己在城市不一定能参保达到退休年限，自身也不愿参保。《深圳市社会医疗保险办法（修订稿）》中，就有"累计缴费年限满25年"、"医保缴费中断超过3个月，连续缴费清零"等新规定。《社会保险法》对于医疗保险的缴费标准、缴费年限、报销额度等核心内容都没有明确规定。国家层面在医疗保险立法上的缺位，是造成目前各地流动人口医保纠纷的根本原因，而现在实行的医保异地转移的政策，也是对现行医保政策管理上的一种挑战。据卫生部的统计公报显示，2011 年新农合的参合人数已达 8.32 亿人，参合率 97.5%，有 4600 万农民工在城镇参加职工医疗保险。非常巧合的是，另据国家统计局公布的数据显示，2011 年末，我国总人口为 134735 万人，城镇人口数量首次超过农村。城镇人口为 69079 万人，乡村人口为 65656 万人，这很显然，出现了流动人口（主要指农民工）"被重复参保"的现象。重复参保是指参保人在同一地区不同单位或者不同地区有两份或者两份以上的基本医疗保险和个人账户。① 重复参保现象自从三大基本医疗保障体系建立之初就已经出现。根据人力资源与社会保障部 2010 年的数据表明，全国范围内约有一亿城乡居民重复参保。主要是新农合与另外两个体系的重复参保现象。流动人口中的农民工在参加了新农合的同时又参加了工作地的城镇职工基本医疗保险以及农村在校大学生重复参加新农合和城镇居民基本医疗保险。重复参保破坏了基本医疗保障体系本应体现的正义性。一方面，截至 2010 年，全国仍然有 7100 万城乡居民未能获得任何基本医疗保障，医药费用全部自理，而另一方面，全国又有近一亿人重复参保，不当的从基本医疗体系中获利，这是对社会正义的巨大讽刺。同时，重复参保也使国家财政负担加重。无论是新农合还是城镇职工、居民医疗保险，政府在筹资环节承担着重要责任。重复参保就意味着财政的重复投入，使本来就有限的财政资源得不到最合理的分配。

3. 政府财政协调职能缺位和财政投入政策的失误

纯公共品的提供者是政府。"私有化实际上是一个错误的出发点。具体的各项事务可以承包或转移给私营部门，但是治理则不能这样做。我们可以把个别的掌舵性职能加以私有化，但是我们不能把治理的全过程都私有化。如果这样做，我们就会失去作出集体共同决定

---

① 王虎峰：《中国社会医疗保险统筹层级提升的模式选择》，《经济社会体制比较（双月刊）》2009 年第 6 期；［美］戴维·奥斯本等：《改革政府——企业精神如何改革着公营部门》，上海译文出版社 1996 年版，第 23 页。

的机制，就没有为市场制定规章条文的途径，就会失去强制执行行为规范的手段。我们就会丧失社会公平感和利他主义精神，不管是为无家可归者提供住房还是为穷人提供健康医疗，任何不能赚钱盈利的社会服务都将不复存在"。① 基本医疗保障制度作为国家基本的公共产品，其投入也大部分由政府组织进行。但是目前，我国虽然基本实现了"全民医疗"的覆盖，但是其覆盖水平低，保障水平低，看病难、看病贵的情况还是存在。从财政投入角度来看，这主要是因为以下两个方面。首先，直接的财政投入总量不足并且结构不合理。据国家卫生部卫生统计信息资料，2011 年，全国卫生总费用达 24269 亿元，卫生总费用占 GDP 比重预计达 5.1%。2002 年以来，人均卫生总费用每年平均增长 10.8%（按可比价格计算，下同）。2002 年，我国卫生总费用中个人卫生支出比重高达 57.7%，政府预算卫生支出和社会卫生支出分别仅占 15.7% 和 26.6%。2011 年个人卫生支出的比重下降到 34.9%，政府预算和社会卫生支出的比重分别提高到 30.4% 和 34.7%。"世界卫生组织在卫生筹资策略分析中认为，如果个人卫生支出占卫生总费用的比重超过 50%，大部分穷人面对高昂的医疗费用，将导致高度贫困。政府卫生财政投入结构明显不合理表现在，政府投入的医疗费用过分集中于特殊群体，80% 医疗费用是为 850 万以党政干部为主的群体服务的"。② 与此同时，极为有限的医疗费用却支撑着庞大的公立医疗机构体系。

其次，政府投入的效率相对低下。财政投入的增长速度远不及医药费的上涨速度。2003—2005 年，政府财政投入幅度增加较快，但医疗价格的涨势也是水涨船高。门诊和住院价格的涨幅（8.6%、9.1%、7.5% 和 8.7%、9.6%、8.8%）与城镇居民可支配收入增长（9%、7.7%、9.6%）基本持平，与农村居民人均纯收入增长幅度

① ［美］戴维·奥斯本等：《改革政府——企业精神如何改革着公营部门》，上海译文出版社 1996 年版，第 23 页。

② 邓大松、胡宏伟：《我国医疗保障制度现存问题与改革思路——医疗保障制度改革的一个建议方案》，《西北大学学报》2008 年第 4 期，第 5—14 页。

（4.3%、6.8%、6.2%）相比，则高出很大一截。城乡居民医疗费用负担相对增加很多。

除了财政投入资金不足以及财政投入结构不合理等问题，政府财政协调职能的缺位也困扰着流动人口的基本医疗保险问题。政府财政政策本应承载着调动政策主体积极性和协调不同区域主体之间利益冲突的双重职能。特别是在全国医保统筹还未实现之际，协调和平衡各区域之间的利益冲突的功能最为突出。我国属于典型的"分灶吃饭"的财政体制，一般来讲，比较偏重调动地方政府发展区域经济的积极性，而不同区域之间利益冲突的协调化解并未同时得到兼顾。这种财政政策的导向，使得地方政府在流动人口的医保关系转移接续的问题上，走上地方保护主义的自利泥潭。[1]《流动就业人员医保转接接续暂行办法》规定：流动人员跨省就业时可以转移自己的医保关系，个人账户也可以跟随转移划转。身份证号码是参保人员的唯一识别码，参保人转移医保关系时，只需要向社保机构出示，参保信息即可得到及时更新。[2] 这是目前政府责任及制度改革的良好趋势，对流动人口来讲，这不失为解决问题的良方。但由于我国各地经济发展水平及医保水平不一致，随之而来的地方政府财政保障问题也相当突出。为方便理解，我们以经济发达和不发达地区作为区分，如果按照医保缴费年限的规定，流动人口基本医疗保障关系可以实现异地转移接续，那么会使流动人口以前在不发达地区的缴费年限在发达地区也得到认可，达到一定的缴费年限后，会享受到发达地区退休人员的基本医疗保险待遇。经济发达地区医保基金可能会出现较大负担。在现在医保基金来源没有改变的情况下，各地方政府出台的实施细则差异性较大，给医保关系的转出与转入的政策冲突留足空间。这实质是政府财政协调职能缺位的表现。意味着我国流动人口医保关系转移接续缺

---

① 熊吉峰：《农民工医保转移接续中的区域利益分割与化解对策———以东莞仙桃籍农民工为例》，《开发研究》2011年第4期，第94页。

② 赵鹏：《流动就业人员基本医疗保障关系转移续暂行办法解读》，http：//blog.sina.com.cn/s/blog_ 4d5c19c80100hgba.html.

乏有效的财政保障制度支持。

4. 政府的监管责任不到位

在保障流动人口基本医疗保险有所保障的过程中，政府部门应承担其主要的监督职责。政府在这其中肩负的监督责任主要分为对用人单位的监督、对医保基金运行和使用的监督。

为流动就业人口办理医疗保险，是用人单位的法定义务。我国《劳动法》和国务院《社会保险费征缴暂行条例》都明确规定，城镇各种类型的企业，无论是国有企业、城镇集体企业，还是外资企业、合资企业、城镇私营企业，都应为实现稳定就业的流动人口办理医疗保险，没有例外。但事实上许多劳动力吸纳较多的企业并没有做到。据有关调查显示，我国国有和集体单位参加医疗保险的农民工比例达78.3%，而形成鲜明对比是，私营和个体企业等单位的农民工参保率仅为8.5%，这些单位不愿为流动人口办理医疗保险。① 另一项数据显示，2011年我国城镇职工基本医疗保险参保人数为1.78亿人，其中有4600万农民工参保，近五分之四农民工没有参保。这除了农民工自身法律意识差，不清楚医保权益外，主要是政府部门对用人单位的用人制度、员工基本福利方面的监督不到位。管理部门不能及时掌握劳动者的合法权益是否收到保障的情况。

医疗保险属于医药卫生事业的一个重要组成部分，医保基金在我国的三种基本医疗保险中主要有国家财政拨款、企事业单位缴纳和参保人自付三个部分组成。由于基本医疗保险对整个社会和国家发展、民生事业起到重要作用，对于医保基金的监管就成为了政府财政监管的重要职责之一。目前我国的医保基金主要存在挪用、侵占和套取等问题。医保基金专款专用，有些医保基金管理者却违背这一原则，将其挪用。表面上，医保基金作为一笔庞大的资金静止的存在着，但实际上，正是因为有一定数量的医保基金静止的存在着，才有利于整个医保体系的安全稳定。2006年11月，国家审计署公布查处违规社保

① 常传领：《浙江省农民工医疗保障的现状调查与制度设计》，《法治研究》2010年第10期。

资金 71 亿元，挪用医保基金会使医保基金不能及时有效的合理利用，影响了社会公平和正义。另一些执行医保救治的医疗机构侵占医保基金，为了本单位的利益，制作假病历、假结算单，非法侵占医保基金。还有一些不法分子与一些医院药店勾结，套取个人医保卡账户资金。① 对于医疗保险基金管理方面出现的这些问题，政府相关部门应该及时建立起完善的监督机制，合理地制定严密的制度，防止医保基金受到非法侵占。

三　流动人口医疗保障中的政府责任重构

流动人口成分比较复杂，有寻觅事业发展机会的北漂，也有知识青年蜗居者蚁族，但其最主要构成群体是农民工。他们是处于农村合作医疗与城镇职工基本医疗保险保障范围之间的特殊群体。现在我国医疗保障系统是整体静态平衡，已实现应保尽保的面上覆盖目标，但由于制度的不完善却处于动态失衡的困局之中：农村新型合作医疗与城镇职工基本医疗保险、城镇居民基本医疗之间的隔离，既有保障水平的差异，更有保障制度的有效衔接问题。使很多流动人口被实际排除在社会医疗保险制度范围外。流动人口的医保管理、服务、运行监督的职责边界定位不清晰，缺乏有效的监管措施。谁在监管中负有主要责任以及如何在政策执行中保障流动就业人口的权利等并未厘清。解决问题的关键是建立健全全国统一的医疗保障制度体系，这是个长远的发展目标。就现有情况来讲，关于流动人口医保体系的政策、办法各地难以统一协调，处于制度断裂状态。

1. 政府应加快实现基本医疗保险城乡统筹

伴随着我国社会保障制度的推进，现在实现基本医疗保险城乡统筹已具备了良好基础。基本医疗保险城乡统筹是我国基本医疗保险制度改进的重要路径。新型农村合作医疗保险已被纳入到《社会保险法》的基本医疗保险范畴之中。在《社会保险法》中，"新农合"在

---

① 张宇红：《医保基金管理方式探讨》，《现代企业文化》2010 年第 5 期。

我国社会保障位次上获得了提升，并不是原来的农民合作医疗制度，它现在是与城镇居民基本医疗保险制度并列的社会保险制度之一。在制度框架、筹资方式、保障水平、运行机制、管理服务等方面都与城镇居民基本医疗保险制度具有高度的契合性。

在 2013 年上半年十二届全国人大一次会议审议通过的《国务院机构改革和职能转变方案》中提到，"减少部门职责交叉和分散……城镇职工基本医疗保险、城镇居民基本医疗保险、新型农村合作医疗的职责等，分别整合由一个部门承担"。而在随后发布的机构改革和职能转变方案任务分工中明确指出，城镇职工基本医疗保险、城镇居民基本医疗保险、新型农村合作医疗的职责整合工作，由中央机构编制委员会办公室在 2013 年 9 月底前负责完成。根据国务院的部署由国家卫生和计划生育委员会主管的新型农村医疗保险将正式划归到人力资源与社会保障部。在划归管理职权的同时，从中央到地方，原来承担新农合管理与经办工作的机构人员、财产等，也将逐步移交至人社部门，长期以来累积的大规模医保基金也将全部归口人社部。

目前，一些省份（如天津、重庆、宁夏、青海）和基层已开始基本医疗保险城乡统筹试点工作。例如，山东淄博颁布了《淄博市城镇居民基本医疗保险和新型农村合作医疗整合工作实施方案》，这项方案在淄博地方得到了充分的贯彻。又如福建省三明市对福建省推进的医保"三保合一"工作进行了试点，整合三明市本级和 12 个县（市、区）分别由人社、卫生等部门管理的"三保"经办机构，新组建三明市医疗保障基金管理中心，为三明市政府直属事业单位，在各县（市）设立分支机构，机构名称统一规范为"三明市医疗保障基金管理中心××管理部"。江苏镇江根据 2010 年人社部、卫生部和财政部联合颁发的《流动就业人员医保转移接续暂行办法》的精神，采取了自己的方法，不以人群的身份来区分险种，个人只要补缴（两种医保制度）个人账户差额，及统筹账户差额的 4%，就可以跨制度参保，之前的缴费年限是可以继续的。"三保合一"不仅降低了管理成本，而且有效克服了流动人口在城乡重复参保的问题，提高了流动人口的医疗保障水平，政策效果显著，增强了制度的公平性，深受各个层面群众欢迎。各级政府应在各试点地区成功经验的基础上，尽快出台全国统一的基本医疗保险城乡统筹政策法规。①

2. 设立流动人口医保统筹基金调剂机构

目前全国医保制度采用"统账结合"管理办法，基本医疗保险基金由统筹基金和个人账户构成。职工个人缴纳的基本医疗保险费，全部计入个人账户。用人单位缴纳的基本医疗保险费分为两部分，约30%划入个人账户，其余部分用于建立统筹基金。有人认为，流动人口就业时不需要带走统筹基金，只需要对个人账户进行交接就可以，但在实际操作层面却完全不能运作。首先，参保人的医疗费用随年龄增长，这就造成了医保关系接收方往往比转出方承担的负担要大的局面。这样，接收方和转出方就都对统筹基金有需求。面对这样的问题，设立流动人口医保统筹基金调剂机构就显得尤为重要了。一直以来，因为参保者的统筹账户无法随着流动人员工作地的移动而转移，医保接收地采取的对策就是不承认之前缴纳费用的年限。也就是说，这些流动人口在转出地所缴纳的医保在接收地和转出地都失去了意义。那么，当这些参保人在接受地达到退休年龄时，很可能因为无法满足医保最低缴费年限规定而无法获得退休后的医疗待遇。

虽然有些学者提出建议，可以对不同年龄段的医疗费用支出情况进行精算，再由此确定参保人员统筹账户基金的地区分配比例，即转出地和接收地按比例占有参保人的统筹基金，但笔者认为，在实际操作层面，由于转出地和接收地的医疗条件不同，以及按年龄计算时个体差异所导致的无法得出一个比较合理的比例值等问题，这种按比例分配统筹基金的方法操作难度很大。因此，建立一个流动人口医保统筹基金调剂机构尤为重要。

流动人口医保领域面临的最大的现实约束就是统筹层次问题。可以说，统筹层次越高，流动就业人口医保转移接续问题所面临的阻力就越小，协调与配合的目标越容易实现。在没有实现全国统筹时，虽

---

① 王东进：《加快基本医保城乡统筹的步伐》，新民网，http：//news. xinmin. cn/domestic/gnkb/2012/05/15/14756222. html.

然现阶段一些经济发展水平相近统筹区域之间已经实行了区域协调与合作，但经济发展水平差异较大的地区仍处于利益分割状态。这样，流动人口医保关系转移接续致使不同统筹区域的地方政府利益受到影响，地方政府于是缺乏配合流动人口医保关系跨统筹区域接续的长期动力。近期解决的办法是应考虑在国务院建立流动人口医保统筹基金调剂机构。这个机构可以作为一个常设机构，主要进行不同区域之间有关医保资金的结算与划转，同时负责协调各统筹区域之间利益分割与冲突，以实现区域之间利益的有机平衡与协调。①

3. 政府应完善各统筹区域之间合作的医保制度框架

在我国还没有完全实现全国范围内医保统筹的时期，为促进流动就业人口医保权益的实现，设计出一套兼顾各地方政府利益、促进各统筹区域之间合作的医保制度框架，尤为重要。一方面，在各个统筹区域的缴费年限还没有得到完全互认的情况下，可以根据流动就业人口在当地所做的贡献程度，采用换算的方法，可以先认定一部分年限，渐进式发展，逐步实现缴费年限的全部认定。在统筹账户方面，也可以采取先转移部分基金的方式，设计初步转移计划，渐进式地实现统筹基金全部转移。另一方面，从我国各地区经济发展的不平衡情况出发，应考虑跳出现有的地方行政区划界限，将那些经济水平接近且经济合作关系紧密的区域率先实行区域性统筹。并逐步完善各统筹区域之间合作的医保制度框架，为实现医保全国统筹摸索经验和奠定基础。②

4. 提高流动人口医疗保障的统筹层级

统筹层级是指统筹的层级和覆盖人群的规模，一般以各国的相对应的行政管理层级为参照。社会医疗保险统筹层级这个概念也可以理解为在多大程度和范围对参保人分散风险、基金共济以及提供相关服务。有外国学者对统筹层级大小和基金风险之间的关系做了研究。研究发现，低等级的统筹层级由于其碎片化的特点不利于卫生系统

---

① 唐海龙：《促进高等教育公平的政府责任与对策研究》，吉林大学博士学位论文。
② 同上。

发展。

我国的三种医疗保险项目统筹层次多在县一级，少数在地市一级，个别大城市实行全市统筹。例如，城镇职工基本医疗保险除了北京、上海、天津三个直辖市在全市范围内进行统筹外，我国的普遍做法是以市（地）为基本统筹单位。医保统筹层次过低带来了一系列问题。首先，低层次的医保统筹层级奖励了大数法则的统筹效应。大数法则是概率论的主要法则之一，其意义在于，在随机险象的大量重复出现中，往往呈现几乎必然的规律，这类规律就是大数法则。它是近代保险业赖以建立的数理基础。根据大数法则的定律，承保的危险单位越多，损失概率的偏差就越小。简单地说就是承保越多，抗风险能力就越高。统筹层次越高越有利于分散风险，基金抵御风险的能力也就越强。某些县只有几万职工和居民参保，这样的小范围统筹严重削弱了基金的抗风险能力。其次，低统筹水平还有失公平。地区之间的差别明显，严重影响了参保人的参保积极性。第三，从基金的使用层面来讲，小而分散的基金不利于经营，有些地方结余充分，有些地方基金运行处在风险当中。第四，阻碍了劳动力的流动。更值得关注的是，新型农村合作医疗基金统筹层次是以县（区）级为基本统筹单位的，在统筹层次上是最低的，大概有超过3000多个新农合基金。在这种层级分割的状态下，工作生活的高流动性致使流动人口根本无法在某个统筹基金辖区内获得适用的医疗保障。他们有可能还没来得及享受医保待遇，就到了另一个统筹区域内工作。如果想享受医疗保障，除了频繁地退保并参加新的医疗保障外，并无他法。这样，参加最初的工作地区的医疗保障就变得毫无意义。流动人口参加医保的逻辑悖论由此形成。这样，在制度安排和主观意愿上，都会使流动人口参加医保的可能性大大降低。因此，提高流动人口医保的统筹层级，是解决问题的最佳路径。第五，每个医保系统都需要完整的信息管理系统、人事系统和办事机构，这就加大了整个统筹基金的运行成本，使得基金的管理费用偏高。除了上面的一些问题，低层级的统筹水平还影响着财政收入分配职能发挥，让地方政府过多的承担了收入再分配的职责，不利于大范围的财政规划。这直接导致城镇居民基本医疗保险和城镇职工基本医疗保险基金的数量达到几千个。

提高统筹层级，不能单纯指向提高层级，而要结合风险管理进行统筹收支。在原本实行行业和确行统筹的国家或者地区，建立一个中央层面的医疗保险基金筹资再分配机构，在风险管理和评估的基础上，对部分或者全部保费收入实行再分配，达到合并全国或者大地区的统筹，同时有效控制溢出风险的目的。目前以德国、法国、瑞士、奥地利为代表的一些发达国家都采用的是这种提高统筹层次的方法。该机构可以与上文所说的流动人口医疗保险统筹基金调剂机构叠加。一方面的职能是对已经统筹的地区实行统筹基金再分配。另一方面是对还没有实行合并的地区之间的统筹基金进行调节。结合我国的实际国情，可以考虑实行区域性的统筹，打破地方行政区的界限，发挥经济区域的优势，满足这部分地区大量流动人口的医保需求。只有流动人口医保的统筹层级得到提高，流动人口的医疗保障覆盖范围才会大幅度相应提升，全国各地的医疗保险信息才会统一，流动人口"人人享有医疗保障"的目标才会有望实现。①

5. 进一步建立完整的公民身份平台，发放医疗保健卡

医保统筹层次的提高以及基本医保的城乡、地区乃至全国的统筹都需要对参保人员参保情况建立一个完整的网络信息平台，同时向参保人发放医疗保健卡。目前我国三种基本医疗保障系统中出现的重复参保现象就是因为各保障系统的信息没有互通有无，新农合的地方经办机构无法了解到外出务工人员是否在工作地已经参与了城镇职工基本医疗保险项目，而城镇工作单位也无法获取务工人员的新农合参保情况。建立联网的全面的公民基本医疗保障信息系统，在现在区域统筹还无法实现的情况之下，也可以储存参保人的参保信息，避免重复参保。同时，建立这样一个完整的信息平台，节省了区域之间的管理

---

① 张国英、吴少龙：《流动人口医疗保障参保条件研究——广州市的案例分析》，《华南师范大学学报（社会科学版）》2011年第3期。

成本，使区域之间的基本医疗保险统筹在技术层面的实现变为了可能，有利于解决医保关系转移接续难题。人力资源和社会保障部于2011年8月开始部署有关全国社保卡统一工作，计划居民身份证号作为社保号，终身不变。2013年2月，国务院批转了发展改革委、财政部、人力资源社会保障部制定的《关于深化收入分配制度改革的若干意见》。《意见》指出"实行全国统一的社会保障卡制度"、"全国统一的纳税人识别号制度"、"全民医保体系"、"农业转移人口市民化机制"、"全国统一的居住证制度"，努力实现城镇基本公共服务常住人口全覆盖。此卡全国通行，且集多种社会保险资料于一身，预计到2015年，全国统一的社保卡发放量可覆盖全部人口的60%。目前，只有养老保险实现了基本资料的全国信息化统一管理，而医保信息的全国联网通用无法实现的原因还是在于统筹地区差异无法实现。这就造成一种悖论。医保信息全国联网的目的就是为了实现区域乃至全国的统筹，可区域之间的差异却阻碍着医保信息联网的推进。医保涉及城乡统筹、区域统筹和信息化建设等多个方面，医保的缴费额度、支付方式和比例，以及医保目录都存在地区差异。这就需要将全国几千家经办机构与数万家医疗机构实现联网，进行信息的标准化统一。所以医保卡全国通用是一个庞大的系统工程，需要较长的时间。

在医保卡尚不能全国通用的情况下，我国各地也探索了异地就医费用结算的问题。目前我国绝大部分省市已经实现地级统筹，少数地方实现了省级统筹，实现了跨区县、跨省市医保结算。比如，重庆市已经实现全市统筹联网，参保人员持卡在全市范围内就医、购药实时结算。长三角经济区的部分省市以及其他一些省市之间通过签署协议，已经实现了跨省医疗费即时结算的协作。

6. 户籍政策和城乡分治二元体制是根本障碍

从本质上来讲，流动人口医疗保障存在问题还是在于我国存在的城乡二元的户籍政策和城乡分治的制度。在现代化的发展过程中，城市与农村享有的社会资源、财政支持、政策支持都是不相同的。目前我国的三种基本医疗保障制度就是建立在一个地区和户籍相区分的基

础之上的。城乡二元体制和相对应的户籍政策是具有深刻的历史根源
的。所谓城乡二元结构是指维持城市现代部门和农村传统部门二元经
济形态以及城市社会和农村社会相互分割的二元社会形态的一系列制
度安排所形成的制度结构。① 近代以来，我国的资本主义萌芽在一些
城市率先发展起来，这就使得市镇从单纯的政治功能转向了经济功能
和地位都很突出的现代意义的城市。而乡村则还保留在农业生产的传
统状态下。这种格局在新中国成立后，计划经济时代被固定了下来。
1958 年 1 月，《中华人民共和国户口管理条例》颁布实施，从此形成
了严格的人口流动控制制度，并把这一制度与户籍挂钩，从而户口成
为城乡居民之间差异的最主要标志。

　　城乡二元结构和户籍政策在历史上曾经起到了一些保障生产的
作用，但是随着经济的发展，这种将劳动力与地域捆绑、将人的身
份人为的区别对待的体制越来越束缚经济的发展，同时它与就业、
教育、收入分配、住房福利和社会保障制度等紧密相连，使得城乡
差距加大，城乡的失衡与对立成为严重的社会问题，更严重影响了
社会的公平。从伦理道德层面上来讲，当前的户籍制度也有有悖于
伦理要求，不利于现代国家的公民权利的实现的。"国际人权公
约"之一的《公民权利和政治权利公约》中规定："合法处在一国
领土内的每一个人在该领土内有权享受迁徙自由和选择住所的自
由。"我国并没有任何法律法规明文规定保护公民的迁徙自由权，
反而因为户籍制度造成人口在事实上的不平等，使得人口人为地造
成身份区别，形成了不平等的社会权力与国民待遇，加剧了社会排
斥和社会分层。

　　可喜的看到，2013 年 5 月 6 日，国务院常务会议提出"围绕提
高城镇化质量、推进人的城镇化，研究新型城镇化中长期发展规划。
出台居住证管理办法，分类推进户籍制度改革，完善相关公共服务及
社会保障制度。保护农民合法权益"。2013 年 6 月 26 日，在第十二
届全国人大常委会第三次会议上，国家发改委主任徐绍史作了《国

---

① 蓝海涛：《我国城乡二元结构演变的制度分析》，《宏观经济管理》2005 年第 3 期。

务院关于城镇化建设工作情况的报告》。报告中称,我国将全面放开小城镇和小城市落户限制,有序放开中等城市落户限制,逐步放宽大城市落户条件,合理设定特大城市落户条件,逐步把符合条件的农业转移人口转为城镇居民。专家说,这是我国第一次明确提出各类城市具体的城镇化路径。

第四篇

对策建议篇

第 十 章

流动人口医疗保障城乡统筹的新思考

2003 年党召开了十六届三中全会，通过了《中共中央关于完善社会主义市场经济体制若干问题的决定》，第一次提出了"五个统筹"的重要思想——"城乡协调发展、区域协调发展、经济社会协调发展、人与自然协调发展、国内发展与对外开放协调发展"，将"统筹城乡发展"置于"五个统筹"的首位，充分突出了其战略意义；2006 年党召开了十六届六中全会，又通过了《中共中央关于构建社会主义和谐社会若干重大问题的决定》，提出了社会保障体系的发展目标——到2020 年逐渐地建立起社会救助、社会福利、社会保险、慈善事业相衔接的，覆盖城乡居民的社会保障体系；2007 年在党的十七大报告中，又一次提出要全面推进城镇居民基本医疗保险、城镇职工基本医疗保险、新型农村合作医疗制度建设，加快建立医疗保障制度。这一系列战略部署为我国医疗保障制度建设指明了方向，开始由城乡二元结构逐渐向统筹城乡发展的现代医疗保障体系转变，我国医疗保障事业的发展进入了一个新的历史阶段。

一　统筹城乡医疗保障基本概念界定

（一）统筹城乡

我国是传统的农业大国，农业长时期居于主导地位。新中国成立后，为改变贫穷落后的状况，适应国际形势及国防安全的需要，倾全国之力发展城市重工业。并在施行计划经济的同时，实行严格的户籍制度，限制人口流动，从制度上将城乡隔离。在这种二元社会结构下，城乡差距逐步拉大，城乡居民在收入、生活环境、社会保障、受教育和民主权利等方面出现巨大反差，这些差距的拉大不利于全面建设小康社会目标的实现和社会的繁荣稳定。为了化解日益紧张的城乡关系，破解城乡差距日益扩大的难题，统筹城乡的理念被提出来。

"统筹城乡"，就我国目前情况来看，指的是逐步消除一直以来存在的经济社会发展城乡二元结构，把农村的社会经济发展看成是整个国家社会与经济发展不可分割的一部分，进行统筹策划、综合考虑；以城市带动农村发展，以农村促进城市发展，最终实现城乡经济社会一体化；统筹城乡物质文明、精神文明、政治文明和生态文明，对城乡经济社会发展中出现的各种问题统筹解决，优化资源配置，打破城乡界限，实现共同繁荣。统筹城乡在我国应该说是一种崭新的理念，这一理念至少包括以下含义。

1. 统一筹划。从字面理解，统筹城乡就是要对城乡的发展进行统一的部署。国家在制定法律，制定国民经济及社会发展规划，出台各种推动经济社会发展的措施时，应将农村和城市的发展通盘考虑。要把农村与城市视为一个整体，协调农村发展与城市发展的关系，在物质文明、精神文明、政治文明和生态环境建设等方面，既要考虑城市也要考虑农村，不能把城市放在优先的地位而将农村放在次后的地位，更不能以牺牲农村的利益为代价而保证城市的发展。统筹城乡就是通过统一部署、通盘筹划，在正确的政策指导和调整下使农村与城市能够协调发展。

2. 平等对待。在处理农村与城市发展关系方面，统筹城乡要求不应有主次、先后、轻重、缓急之分，农村与城市在法律、政策的制定和落实上应当居于同等重要的位置，城市的发展不能以农村承载过重的负担来保障，要使农村与城市的负担和利益保持平衡。不能为了让城市享受更多的利益而剥夺农村的发展机会。目前，我国社会的现实是农村与城市的发展水平差距巨大，这是由于我国长期以来实行的城乡二元分割，城乡区别对待的发展战略所致。因此，在现阶段要想平等对待农村与城市，使农村与城市的负担和利益保持平衡，并不意味着给予城市和农村完全相同的对待。因为完全相同的对待，并不能有效的缩小差别，最终只能使这种差别不会进一步扩大而已。要想消除历史形成的巨大的城乡差别，需要我们对农村社会经济的发展给予一定制度上的倾斜，在不影响其正常发展的情况下，城市理应对农村的发展作出一定的贡献。因此，平等对待、统筹城乡，就是要改变和摈弃以往重城市、轻农村，"城乡分治"的观念，坚决贯彻工业反哺农业、城市支持农村的方针，在城市的带动和支持下使农村能够获得更快的发展速度，逐步缩小城市与农村在发展水平上的距离。

3. 共同发展。实现城市和农村的共同发展是实行城乡统筹的最终目的。只发展城市而不发展农村，或者只发展农村而不发展城市，都是畸形的。在城乡统筹发展的理念中，强调城市与农村在发展过程中，相互作用，相互促进，协调一致，共同提高。已经获得高度发展的城市要带动农村的发展，与农村发展齐头并进，并以农村发展促进城市的进一步发展。共同发展，既强调城市和农村之间在经济上的共同发展，也强调在精神文明、政治文明和生态文明等方面共同进步，共同繁荣。共同发展就是要缩小城乡差距、地区差距和工农差距，改变传统的城乡分割的"二元经济社会结构"，向现代的城乡一体化的"一元经济社会结构"转变。城市要不断增强对农村的带动作用，农村也要起到对城市的促进作用，使城乡经济、社会都能实现均衡、协调、可持续发展。

这里要注意区分的是，统筹城乡与城乡一体化。统筹城乡与城乡一体化不是一回事。确切地说，城乡一体化是统筹城乡发展的最终奋斗目标。在统筹城乡发展中既不要把城乡统筹与城乡一体化混淆，也不要把城乡统筹与农村城镇化混淆，同时也要克服平均主义，对城乡的发展进行统一筹划，实现城市和农村的共同发展。

（二）医疗保障制度

医疗保障制度是社会保障制度的组成部分。医疗保障制度的建立与发展，对保障社会成员的基本医疗需求，提高社会成员的健康水平，促进经济社会发展，维护社会和谐稳定，实现全面小康的目标，有着重大意义。

医疗保障强调政府所应承担的公共职责，它包括两方面的责任：一方面保障一般劳动者在患病时的医疗救治与费用补偿，另一方面要特别保障无收入和低收入的公民享受基本的医疗卫生服务。医疗保障制度最基本的价值取向就是要保障社会的整体公平和人们的应享权利，即不论贫富，保证所有公民平等地获得基本的医疗服务。目前，我国的医疗保障体系包括城镇居民基本医疗保险、城镇职工医疗保险、新型农村合作医疗和城乡医疗救助。

医疗保障制度有以下几个主要特点：

1. 强制性。国家通过法律法规保证医疗保障制度的实施，具有强制性。所有符合条件的用人单位和劳动者必须参加，国家强制征收实施医疗保障制度的经费，并明确规定医疗保险缴费率和缴费额度，任何单位和个人不得就此讨价还价。

2. 公平性。任何一个公民对医疗服务和保障都有同样的需求，对于符合条件的每一个社会成员来说，无论地位、职业、经济收入、年龄、性别、出生地等有何不同，在享受医疗保障的机会面前都是一律平等的。

3. 社会性。医疗保障的社会性主要表现在三个方面：第一，其保障对象是全体社会成员；第二，其管理机构具有社会性；第三，其基金除了来源于政府财政，还依赖于社会成员与社会各界力量的支持与慈善捐赠。

4. 共济性。医疗保障体系中的核心组成部分——基本医疗保险，广泛向社会各界力量筹集基金，使用互助共济手段向保障对象提供全部或部分免费的医疗服务，保障其健康、减轻其经济负担，从而促进了生产力的发展和社会的进步。

5. 公益性。在医疗保障制度中，被保障对象只需缴纳低额的保费，以最少的支付获得最大的保障。由于医疗保障的实施直接关系到全社会的公共利益，因此其管理一般不由以营利为目的的公共权力机构进行。

医疗保障制度的建立和实施，可以保护和提高劳动者的身体健康，促进社会生产力的发展；医疗保障是一个纽带，把医疗服务提供方和消费者紧密地联系在一起，推动了我国医疗卫生事业的改革和发展；医疗保障制度通过收入再分配和为公民提供保障服务，在一定程度上缩小了贫富差距，减少了社会冲突，缓和了社会矛盾，有助于维护社会稳定；医疗保障制度给公民提供了基本的医疗保障，消除了公民的后顾之忧，促进了劳动力的合理流动，有利于社会主义市场经济体制的建立和完善。

（三）统筹城乡医疗保障

统筹城乡包括统筹城乡经济和社会发展的多个方面，统筹城乡医疗保障制度是保障公民基本医疗卫生服务权益的一项制度，也是"统筹城乡发展"必不可少的一个政策要点。

统筹城乡医疗保障是指，从考虑国民经济和社会发展全局出发，从整体上对城镇职工基本医疗保险、城镇居民基本医疗保险、新型农村合作医疗制度和城乡医疗救助进行筹划和制度安排，将它们看做是一个完整的社会医疗保障体系的组成部分，消除城市和农村在享受医疗保障方面的不公平现象，打破城乡分割的二元医疗保障体制，使基本医疗保障覆盖全社会，无论是城市居民还是农村居民都能平等地享受保障，建立城乡协调发展的医疗保障制度。概括来讲，在统筹城乡医疗保障体系建设中，政府是责任主体，对象是城乡全体居民，手段是体制和机制创新，目标是全体社会成员均等享有社会基本医疗保障，最终实现医疗保障的城乡统筹发展。

统筹城乡对医疗保障制度建设的要求主要表现在以下几个方面：

1. 坚持城乡一体化的政策导向。在城乡一体化政策指导下，城市和农村在医疗保障建设方面应当作为一个不可分割的整体，进行统一部署，协调发展。应根据中国医疗保障制度建设的现状，总体布局、分步推进，在统筹城乡发展的前提下优先解决农民的基本医疗保障问题，增加政府对农村医疗保障的投入，缩小城乡医疗保障水平的差距，逐步建立起多层次的农村医疗保障制度，最终建立起城乡一体化的医疗保障体系。

2. 统一部署，统筹规划。农村医疗保障制度的完善理应是我国经济社会发展的一个重要组成部分，因此政府应该把农村医疗保障制度的发展与我国经济社会整体发展融为一体，将其纳入到我国经济社会发展总规划中进行统一部署，并大力支持，消除城乡差距，促使农村与城市的医疗保障制度均衡发展，实现城乡社会保障统筹发展。

3. 公平对待。所谓的公平对待是指在医疗保障制度的内容安排上，应当公平对待城市的社会成员与农村的社会成员，主要体现在以下几个方面：在没有特殊情况存在的前提下，城市市民可以享受到的医疗保障项目，农村的农民也应当享受得到，做到在医疗保障项目设置方面的公平对待；医疗保障项目对于处于同一状态的城市市民与农村农民应该有相同的覆盖，做到在医疗保障覆盖范围方面的公平对待；城市市民所享受的医疗保障待遇应当与处于相同境况的农村村民相当，不应有过大的悬殊，做到在医疗保障待遇方面的公平对待；农村村民应当与城市居民享受相当水平的医疗保障服务，实现在医疗保障服务水平方面的公平对待。

4. 协调发展。在统筹城乡经济发展的同时，要加强城乡社会发展统筹，以达到城乡医疗保障制度的协调发展。我国一直以来的城乡二元结构在一定程度上制约了一体化医疗保障制度的全面建设，所以要在推进城乡一体化，消除城乡二元结构，缩小城乡差别这个大方向下，实现医疗保障体系的城乡统筹、协调发展。政府要扶持农村医疗保障事业发展，不断增加财政转移支付，建立基金。同时，可以将城镇医疗保障制度向郊县延伸，向农村辐射，发挥城镇医疗保障体系门类齐全、水平较高的优势，逐步提高农村医疗保障的覆盖率及其保障水平。

二　统筹城乡医疗保障相关理论

医疗保障是社会保障的一个不可或缺的组成部分，医疗保障制度作为一项社会政策，拥有悠久的演进历程，从建立到完善都有严格完备的理论支撑。从福利经济学，到公共产品理论，再到公平公正理论、人权理论等，都渗透着对医疗保障的理论支撑。深入了解并研究医疗保障的基本理论是做好制度统筹实践工作的重要前提。

（一）福利经济学理论

福利经济学对社会保障制度的产生和发展影响非常大。福利包括个人福利和社会福利，福利经济学所研究的对象主要是指社会福利中能够直接或间接用货币来衡量的部分，即经济福利。福利经济学之父庇古提出了国民收入极大化和收入均等化两个影响经济福利的因素，主张通过国民收入增加和国民收入在社会成员中的再分配两种方式来增加社会福利。国民收入总量越大、收入分配越均等，社会经济福利就越大，因此，要想更好的增加社会福利，不仅应提高国民收入总量，更要逐步增强国民收入分配的均等性。通过国民收入再分配来增加社会福利是建立在边际效用递减规律的基础上的，由于边际效用递减规律，穷人和富人的经济收入的边际效用不同。即在等量的收入下，穷人的边际效用大于富人的边际效用，国民收入再分配过程中，富人效用的损失小于穷人效用的增加，社会总效用就会增加。要想解决这个问题，可以向高收入人群征收高额累进所得税、向低收入人群或弱势群体提供社会救助，通过这一途径实现"把富人的一部分钱转移给穷人"的"收入均等化"，以提高社会总体的经济福利。

福利经济学在社会保障方面的价值取向主要为公平性、普遍性和福利性。长期以来，我国国民收入分配不均，这源于我国长期存在的城乡二元经济社会结构，加之城乡有别的医疗保险制度，造成医疗资源分布失衡、保障待遇城乡差距大、财政补贴高低不同等诸多弊端，农村地区医疗保障水平较低。因此，当务之急应加快城乡医疗保险制度间的衔接，逐步消除制度上的二元性特征，在医疗卫生费用的投入上多向农村倾斜，加强农村地区的医疗服务基础设施建设，提高农村居民的福利水平，进而促进社会总体福利水平的提高。

（二）公共产品理论

公共产品包括纯公共产品和准公共产品。准公共产品又包括垄断性公共产品和优效产品。供水、供电系统等属于前一种，基础教育、卫生保健、社会保障等属于后一种。在准公共产品中，垄断性公共物品一般在政府给予一定补贴的前提下，可由私人企业来提供。而优效产品则需要由政府来提供，是无论人们的收入水平高低都应该得到的。同时优效产品还具有正外部性，对于它的提供可以使政府获得长远的经济效益和社会效益。

医疗保障产品即属于优效产品，无论人们的收入水平如何都应该有权利消费或者得到，并且当达到一定数量后，消费者人数的增加会减少全体消费者的效用，具有明显的拥挤性。作为优效产品，医疗保障产品具有极大的正外部性，政府为社会成员提供完善的医疗保障能够取得长远的经济效益和社会效益，对于政府来讲相当于一项很好的社会投资。医疗保障产品可能向主要受益者收费，但由于其具有很强的外部性，这就要求政府必须参与提供。有两种方式可以保证医疗保障产品的有效供给：一是政府直接提供；二是由私人或"第三部门"提供，政府实行补贴。目前我国大多采取多方付费的方式，政府、所在单位、个人都可能成为付费方，其中政府承担主要责任，尤其是对农村地区及弱势群体，政府更应发挥责任主体的作用。

（三）马克思关于公平正义的学说

马克思、恩格斯在 19 世纪中叶曾对于现代意义上的正义进行了深入分析："正义理念是社会存在的反映，正义意味着人类的解放、人性的全面发展和自由平等的充分实现。"马克思认为社会总产品应该首先扣除与维持、生产和扩大再生产三项有关的，此外还要扣除用来满足共同需要的部分、为丧失劳动能力的人等设立的基金和生产没有关系的一般管理费用，"总之，就是现在属于所谓官办济贫事业的部分"，剩下的才作为消费资料进行分配。"为丧失劳动能力的人等设立的基金"——马克思指出设立基金的出发点显然是为了保证社会的稳定，设立济贫基金是一种社会扣除。马克思在《哥达纲领批判》中指出，"在这里，平等的权力……生产者的权利是同他们提供的劳动成比例的，平等就在于以同一尺度——劳动——来计量……"马克思这里所言的"平等"是以"劳动"为依据的，符合这一尺度

的分配就是"公平"。马克思从社会产品分配的高度提出了社会保障
的公平性原则，概括了社会保障制度的性质和内容，他的这一论述成
为社会保障实践的重要理论依据。

社会保障制度的本质就是维护社会公平，国民共享发展成果，它
的天然职责与特殊功能即是缩小差距、化解矛盾、促进社会公平与社
会和谐。在城乡医疗保障制度的统筹建设中，应当把公平放在首位。
公平性原则主要体现在保障待遇的公平性、保障范围的公平性和保障
结果的公平性等三个方面。保障范围的公平性是指完善的医疗保障制
度应是面向全体社会成员的，旨在把城乡居民都纳入到一个整体中，
不因保障对象的性别、年龄、职业、户籍等方面的差异有所限制；保
障待遇的公平性是指基本医疗保障提供最基本的医疗服务保障，满足
居民最基本的医疗需求，不能因为个人缴费的差异而出现医保待遇的
过大悬殊；保障结果的公平性是指医疗保障通过发挥收入再分配功
能，调节收入差距，使社会成员能享有结果平等的权利。医疗保障制
度是国家为保障全体公民的身体健康而建立的一系列政策法规，这种
公共制度应是公平正义的制度。长期以来，公平正义在医疗保障制度
上存在缺失，城市与乡村在医疗保障水平上存在巨大差距，我们应加
快建设统筹城乡的医疗保障制度，努力为所有国民提供一视同仁的医
疗保障，实现社会主义国家的公平正义。

（四）公平公正理论

社会公平涉及诸多领域，是一个跨界概念，美国政治学家约翰·
罗尔斯是社会公平理论的集大成者。罗尔斯在他的著作《正义论》
中提到：正义是社会制度的首要价值。罗尔斯的正义理论有两个原
则。首先，人们应当在资源方面平等——平等原则。一般来说，资源
指的是外在物质资源，比如收入或财富。而罗尔斯的正义理论中所指
的资源，是社会可以为个体提供的基本有用品，主要包括自由、权
利、机会、收入和财富。其次，在个体的基本有用品得到满足和保障
的前提下，允许收入或财富的不平等分配——差异原则。但对差异原
则的要求是，这种不平等必须有益于全体社会成员，尤其是贫穷者和

弱势群体。

基本医疗保障，作为一种保障公民生命健康权利的公共品，也属于罗尔斯所提出的基本有用品的范畴。然而，作为我国经济发展过程中的弱势群体，农村居民在享受生命健康权上与城市居民并不是平等的，有相当一部分农民尚未被医疗保障所覆盖，即使在覆盖范围之内，也因种种制度上的不公平而无法享受到与城镇居民一样的医保待遇。医疗保障与医疗卫生服务的公正公平是社会公平的一个重要方面，更是医疗保障事业发展与改革的过程中应当坚持的一种基本价值取向与准则，因此，针对城乡二元结构下的一些制度和政策壁垒所导致的医疗保障的"非正义"，我们应加快统筹城乡医疗保障制度，在制度安排上有正义的进行价值选择，以期得到一个制度的正义结果。

（五）人权理论

最早的人权观念可以追溯到古希腊的自然法和自然权利思想，早在公元前四百多年的古代希腊悲剧作家索福克勒斯的作品中就已经出现了"人权"一词，至于近代的人权概念，则是在13世纪后期由意大利文艺复兴运动的先驱、伟大诗人但丁首先提出来的。法国的《人权宣言》和美国的《独立宣言》也都对公民的基本权利和自由做出了明确规定。自产生以来，人权理论一直不断地发展，内容不断丰富。其中最基本的人权，如生命权、生存权和发展权等已得到了国际上的公认。

健康是人类最基本的权利，人人有权享有基本的医疗保障。1948年12月10日联合国大会通过的《世界人权宣言》中第25条规定："人人有权享受为维持他本人和家庭的健康和福利所需的生活水准，包括食物、衣着、住房、医疗和必要的社会服务；在遭到失业、疾病、残废、守寡、衰老，或在其他不能控制的情况下丧失谋生能力时，有权享受保障。"作为社会主义国家，我国对人权也非常重视。我国宪法规定："中华人民共和国公民在年老、疾病或者丧失劳动能力的情况下，有从国家和社会获得物质帮助的权利。国家发展为公民享受这些权利所需的社会保险、社会救济和医疗卫生事业。"2004

年，我国首次将"国家尊重和保障人权"写入宪法。2012 年"两会"期间，"尊重和保障人权"又拟被写入我国刑法，这对我国人权事业的发展意义深远。

医疗保障制度是一种人权保障，保障的是基本人权——生命权。健康的身体是人全面发展的基础，是公民享有其他一切权利的前提，它直接影响人的健康状况和生存质量。没有生命权就不可能享受其他任何权利。因此，我们应将统筹城乡医疗保险制度提高到保护人权的高度，保障好公民的生命健康权，为公民提供全面发展的最基本条件。

（六）城乡发展观理论

美国伟大的城市规划理论家和杰出的作家刘易斯·芒福德在他的名著《城市发展史》中，把城市社区赖以生存的环境称为区域。他认为，所谓区域，作为一个独立的地理单元是既定的；而作为一个独立的文化单元则部分体现了人类深思熟虑的意愿。这里所说的区域也可称为人文区域，它是地理要素、经济要素和文化要素的综合体。每一个区域、每一个城市都存在着深层次的人文差异。自然的影响愈是多样化，城市的整体特性就愈复杂、愈有个性。这是避免人们长期形成的过分简单化趋向的一种永久的保证。他提出，为保护人居系统中的自然环境和谐统一，城乡之间一定要关联发展，并指出其重要性。

我国经济社会的迅速发展引发了医疗保障制度外部环境的剧烈变化，环境的变化迫使我们不得不及早推行城乡医疗保障制度的统筹发展。统筹城乡医疗保障制度是一项复杂烦琐、涉及面广、事关民生的重大工程与长远规划，因而必须要有丰富的相关理论作为指导，着眼大局，精心谋划。现阶段，我国医疗保障制度城乡统筹正处于攻坚克难的关键时期，认真研究和分析这些相关的基础理论，选取其中适宜我国国情的理论作为依据与指导，对于确立科学的医疗保障管理理念以及进一步推动城乡医疗保障的统筹发展都具有举足轻重的意义。

三 统筹城乡医疗保障的必要性和可行性

（一）统筹城乡医疗保障的必要性

从长远、全局和战略的高度看，实践科学的发展观、全面建设小康社会，必须全面实施积极的社会保障政策，统筹城乡社会保障尤其是基本医疗保障制度建设，从深层次上构建统筹城乡发展的长效机制。

1. 构建城乡统筹的医疗保障制度，有利于促进社会公平正义。我国目前城乡之间医疗保障的差距严重违背了公平原则。2000 年，世界卫生组织在对成员国卫生筹资与分配公平性的评估排序中，我国医疗卫生筹资公平性在 191 个国家和地区中位列第 188 位，城乡分割的二元医疗保障制度是造成这种状况的重要原因。重城市、轻农村是城乡分割的二元医疗保障制度的弊端，在享受医疗保障时农民面临着与城镇职工截然不同的待遇。医疗保障对农村居民与城镇居民在覆盖的广度和深度上相差甚远。城市人口所花费的卫生费用远远超过农村人口所花费的卫生费用，2010 年我国城市卫生总医疗费用所占比重为 65.1%，农村则为 34.9%。随着近年来政府对新型农村合作医疗的大力推行，新型农村合作医疗的参保人数逐年上涨，2008 年参保人数 8.14 亿，参保率 91.5%，2010 年参保人数达 8.35 亿，参保率达 95%。但是新农合筹资渠道多元化程度不够，筹资基金不足，基金支出相对较多，保障力度较低，同时医药费用也逐年上涨，农民很难真正享受新农合带来的保障。构建城乡统筹的基本医疗保障制度能够很大程度上避免重城市、轻农村的制度设计，缩小城乡经济、医疗等方面现有的差距，构建更为公平的社会保障体系，促进社会公平正义。

2. 构建城乡统筹的医疗保障制度，有利于实现社会和谐稳定。城乡二元医疗保障制度下，重城轻乡、挖农补工的做法极大地损害了农民的利益。同时，由于收入差距大，制度不公导致的过于悬殊的城乡差异引发工农矛盾，也不利于社会稳定和谐。新型农村合作医疗补偿力度不足，不能形成风险共担机制，医保缺陷和待遇低下加剧了本来就紧张的医患之间、医保部门与医疗供需之间矛盾。构建城乡统筹的医疗保障制度，形成医疗资源共享机制，有助于协调城乡关系，消除因资源分配不同而造成的社会矛盾，促进城乡经济共同良性发展，最终促进和谐社会的建设。

3. 构建城乡统筹的医疗保障制度，有利于提高政府的管理水平。社会医疗保障制度下的参保对象所享受的政府补助和社会保障水平要远远高于新型合作医疗制度下的参保对象。这个差距很大程度上取决于制度设计和实施上的差别。近些年来，政府在城镇职工医疗保险制度和农村合作医疗制度的投入上均在不断提高，但是两者的差距却在逐年加大，城乡财政在医疗保障方面难以达到应有的平衡。通过构建城乡统筹的医疗保障制度，能够让城市和农村的居民不受限于身份、户籍、地域等因素，公平地选择参加医疗保险。政府以城乡统筹建设为基本理念，对基本医疗制度的城乡二元形式进行整合，通过整合可以从根本上改变城乡二元经济结构的既有状况，使城乡居民享受同等条件的基本医疗保障水平。同时，在此过程中也强化了国家的责任，提高了政府的管理和治理水平。

4. 构建城乡统筹的基本医疗保障制度，有利于完善医疗保障制度。由于目前城乡二元形式多元制度，多头管理，在现行制度的实际管理和运行中产生了很多日益突出的矛盾和问题。集中表现为：参保信息难以共享、成本难以控制、权益难以平衡、人员身份难以认定、效率难以提高、运行难以监控、漏洞难以堵塞、效果难以评估。制度分设、管理分离，使得城乡医疗保险政策在实施和协调上非常困难，不仅影响了参保人员享受医疗保障的效率，还极大浪费了人力资源，同时使得行政部门机构庞大臃肿，同质化严重、效率低下，管理上不具备规模效益，不仅使行政成本大大增加，还极大地增加了社会成本。打破城乡二元结构，构建城乡统筹的基本医疗保障制度，能够完善医疗保障制度，避免这种重复建设和浪费。

5. 构建城乡统筹的基本医疗保障制度，有利于国民经济快速健康发展。随着工业化和城镇化的加快和深入，越来越多的农民进城务工，这些农民工为城市建设和经济发展作出了巨大贡献，为农村的经济发展注入了新的资金。但城乡分割的二元医疗保障制度，却在一定程度上限制了农民进城，延缓了工业化和城镇化的推进。农民工的医疗保障需求难以得到满足，他们中绝大部分人只能参加新型农村合作医疗，少数加入城镇医疗保险的，在待遇各方面也与城镇职工有着巨大差别。统筹城乡医疗保障制度，可以解决农民工的后顾之忧，促进劳动力的合理流动，进一步加快工业化、城镇化步伐，有利于国民经济又好又快发展。

（二）统筹城乡医疗保障的可行性

1. 各级政府进一步加大对卫生事业的投入，保障了社会保障制度可持续运行。近些年来，我国社会保险基金收入保持持续增长态势。以 2011 年和 2012 年为例，2011 年我国五项社会保险基金总收入 2.37 万亿元，比上年增长 26%，总支出 1.79 万亿元，增长 21.1%；2012 年全年五项社会保险基金收入合计 2.89 万亿元，比上年增长 4866 亿元，增长率为 20.2%。基金支出合计 2.218 万亿元，比上年增长 4127 亿元，增长率为 22.9%。收入大于支出，基金逐年累加，为社会保障支付提供了资金保证。政府增加医疗保险支出，就相当于增加了医疗保险基金，也为医疗保障制度可持续运行提供了有力的经济基础。并且随着我国经济持续快速增长，财政收入持续增加，政府已将更多的公共资源向农村弱势群体倾斜。在沿海开放地区，农村企业发达，经济繁荣，为乡镇政府提供了可靠的税收来源，为这些地区实现统筹城乡医疗保障制度提供了物质基础。

2. 城乡居民参保意识提高，参保人数迅速增加。当前我国形成了"三险一助"的基本医疗保障体系。"三险一助"指的是城镇职工基本医疗保险、城镇居民基本医疗保险、新型农村合作医疗和城乡医疗救助，在基本医疗保障上已实现制度全覆盖。2009 年末到 2013 年末城镇职工医保的参保人数分别达到 2.1937 亿人、2.37 亿人、2.5226 亿人、2.5227 亿人、2.6486 亿人；2009 年末到

2013 年末新农合参保人数分别达到 8.33 亿人、8.36 亿人、8.32 亿人、8.05 亿人、8.02 亿人。城镇居民医保启动时间较晚，但参保人数的增加也十分迅速，2009 年末到 2013 年末城镇居民医保的参保人数分别达到 1.8210 亿人、1.9528 亿人、2.2116 亿人、2.7155 亿人、2.9629 亿人。从这些数字可以看出各项医疗保险参保人数逐年增加，城乡居民参保意识明显提高。参保人数的增多，医保覆盖范围的扩大，增加了城乡医疗保险基金收入，使得整个医疗保险制度分担风险能力越来越强，统筹城乡医保稳定性越来越好，促进了城乡医保统筹发展。

3. 制度进一步完善，为医疗保障城乡统筹创造了良好的条件。2009 年 4 月 6 日，国务院正式公布《中共中央国务院关于深化医药卫生体制改革的意见》（新医改方案最终稿）。《意见》首次提出，把基本医疗卫生制度作为公共产品向全民提供，到 2011 年，基本医疗保障制度全面覆盖城乡居民，切实缓解"看病难、看病贵"问题。新医改方案提出的全民医保理念，成为了城乡医保统筹的"催化剂"。2009 年 12 月 31 日人社部、卫生部、财政部联合下发通知，公布《流动就业人员基本医疗保障关系转移接续暂行办法》，自 2010 年 7 月 1 日起开始实施。该《办法》规定，城镇职工基本医疗保险、城镇居民基本医疗保险和新型农村合作医疗参保（合）人员流动就业时，基本医疗保障关系将能够顺畅接续，实现连续参保。《办法》的实施从政策层面在全国范围内消除了医疗保障城乡转续和异地转接的制度障碍，有利于医疗保障城乡统筹的顺利展开。根据《办法》的相关规定，农村户籍人员在城镇稳定就业的，可以参加就业地城镇职工基本医疗保险；农村户籍人员在城镇流动就业的，可以自愿选择参加户籍所在地新型农村合作医疗或者城镇基本医疗保险；农村户籍人员由于各种原因终止城镇就业返回户籍所在地的，可以出具就业地的参保凭证，申请参加当地新型农村合作医疗。这些规定为在城镇就业的农村户籍人员参加基本医疗保险提供了制度保障，并规范了农村户籍人员基本医疗保险的城乡对接以及连续参保操作程序，促进了医疗保障的城乡统筹发展。

四　统筹城乡医疗保障制度的建议

现阶段，我国进行统筹城乡医疗保障制度的建设，应在科学发展观的指导下，坚持政府主导、公平公正、兼顾效率、因地制宜、循序渐进、有效衔接的原则，打破城乡二元经济社会结构所引致的城乡医疗保障二元分割的局面，加快医疗保障的公平性建设，让全体社会成员都享受到平等的健康保障权利。

1. 推进城乡经济统筹发展，消除二元差异。第一，要加快城市化建设，吸纳农村剩余劳动力。国家统计局发布的统计数据显示，按常住人口来计算（即包括在城市生活半年以上的农业户籍人口），2011 年末，中国城镇人口占总人口比重达 51.27%，首次超过 50%。到 2020 年，中国的城市化率将达到 55%，1.5 亿中国人将从农民变为市民。这就需要在合理适当的基础上扩展城市规模，提高基础设施的承载能力，为吸纳更多的农村劳动力做好准备；第二，对农村采取积极的财政政策和货币政策倾斜，加大投入，加快包括生态环境、水利建设等在内的农村基础设施建设，提高农业生产能力，大力发展农村经济；第三，要从各城市实际承受能力出发，进行户籍制度改革，加强城乡医疗保险制度的公平性建设。"十二五"期间，北京市将启动户籍改革试点，二元户籍制度将向统一户籍登记管理制度过渡，变暂住证为居住证，流动人口凭居住证可以享受相关的公共服务。

2. 整合相关管理机构，实现统一管理。统筹城乡医疗保险，必须有完善的管理体制作支撑，以促进行政效率的提高和行政成本的降低。目前，我国城乡医疗保险在管理上存在管理分离的情况，卫生部门管理新型农村合作医疗保险，社会保障部门管理城镇居民医疗保险，实现统筹城乡医疗保险后，无论由哪个行政部门来统一管理都各有利弊，但是如果仍由不同的行政部门管理，又会给医保管理带来更多弊病，社会医疗保险事业的发展也会受到严重影响，因此要理顺医保管理体系，形成统一的制度。目前，整合、重组医疗保障相关管理机构，以促进行政效率的提高和优化管理体制是当务之急。依据医疗保险职能的对口管理原则，应把各个医疗保险制度统一到一个机构，分列不同的部门进行管理，理顺各部门职责，加强各部门之间的协调。这样，社会保障部门不仅能在长期工作中积累丰富的管理经验，培养出高效高水平的工作队伍，还能够提高医疗保险管理工作的效率，促进社会保障事业更好更快发展。最为关键的是，由于社会保障部门与医疗机构之间没有任何利益关系，所以更有利于加强对医保基金使用的监督力度。

3. 加大政府财政投入，合理配置城乡医疗资源。政府在医疗保险制度的统筹工作中发挥着主导性作用，应责无旁贷地在财政上加以支持。不仅应在总量上继续加大对城乡卫生费用的投入，而且应向基础薄弱的农村倾斜，加大农村财政的拨款、加强农村卫生基础设施的建设，增加农村公共卫生资源的投入，提高农村卫生医疗服务质量，促进城乡医疗卫生资源的合理配置，加快统筹城乡医疗保险制度。

医院的服务质量和技术水平是患者住院选择的主要依据之一。政府应加大对乡、村两级医疗机构的支持，不仅要重视硬件建设，改进医院的服务环境，也要注重软件建设即医护人员专业技术的提高；在制度设计上，对基层医疗机构适当降低起付线，提高补偿比例。由此，引导农民将医疗服务的利用消化在基层，一方面可提高基层医疗卫生资源的利用率，另一方面能够减轻农民负担，避免不必要的医疗资源浪费。

具体来说，首先，加强基层医疗服务机构的硬件建设。乡镇卫生院的发展一直处于一种尴尬的境地：在提供门诊服务上不如村卫生室便捷、灵活和低廉，在提供住院服务上不如县医院技术先进、质量可靠。因此应对乡镇卫生院加大资金投入和政策扶持，使其既具有村卫生室的快捷方便，又具有县医院的可靠技术。同时，乡镇卫生院也要根据农村居民医疗服务的需求来调整服务内容和服务结构，提高服务质量和服务水平。加强村级卫生机构的建设，对村卫生室的基本医疗设备购置给予一定比例的补助。其次，加强基层医疗服务机构的软件建设。通过系统的理论培训机制、灵活的实践训练机制，进一步加强基层医护人员在职在岗培训，强化基层医疗卫生人才队伍建设，同时健全和落实其评价、使用和激励机制，留住人才、发展人才，为农村居民提供优质高效的医疗服务。

4. 增加财政补贴，稳定筹资机制。我国政府对城乡参保居民所进行的财政补贴是固定的，在 2008 年之前，中央和地方政府分别补贴 20 元，共计 40 元。2008 年开始，中央和地方政府分别补贴 40 元，共计 80 元。2010 年，根据新医改政策，对城镇居民基本医疗保险的补助标准提高到 120 元，并适当提高个人缴费标准，新农合筹资水平提高到 150 元，其中，中央财政对中西部地区参合农民补助 60 元，按照这个标准，地方财政补助也相应地提高到 60 元，农民个人缴费由原来的 20 元增加到 30 元。从数字来看，现行的筹资水平是逐年提高的。但筹资机制还不够规范，有很强的随意性。因此，探索建立科学合理有效的筹资机制势在必行。有学者提出参合农民可以按照农村居民人均纯收入的一定比例来缴纳保费，而参保居民则可以按照城镇居民人均可支配收入的一定比例缴纳保费，同时，各级财政也根据居民医疗费用开支增长的一定比例来补贴，这种提法较为科学合理，值得参考。需要注意的是，政府增加医保费用投入不是只为了满足服务提供者的利益，而是要让广大人民获得更多的利益。这就要求决策者必须平衡两者之间的关系：一方面保证那些为公立医疗机构服务的提供者得到足够的补偿，另一方面要争取人人能够负担得起卫生保健服务。通过增加财政补贴，稳定筹资机制，保障国民均等受益，使国民获得基本的卫生保健服务，提高国民健康水平。

5. 完善工作机制，实现信息衔接。完善工作机制需要集中做好以下两方面的工作：完善医疗保障监理，建立激励与惩戒并重的约束机制；通过谈判、协商，制约医疗消费不合理增长，有效控制医疗服务成本，探索医疗保险谈判机制。实现信息衔接指的是通过建立和完善医疗保障信息系统，实现与医疗机构信息系统的衔接，以及建立异地就医结算机制，以异地安置的退休人员为重点改进异地就医结算服务，提高统筹层次，减少异地就医人数，以城乡流动的农民工为重点做好基本医疗保险关系转移续接，使参保人员在身份发生变化时或者在城乡之间、区域之间流动时医保关系"可转移、可衔接"。异地就医机制的完善还需要医疗保障电子系统的技术支持，因此要实现现代化的管理，应该加快建设覆盖全国的医疗保障电子系统，使各地医保资金的缴纳、记录、核算、支付、查询等服务能够实行全国计算机联网管理，使劳动者在全国范围内实现资金转移和续存，逐步解决参保人员跨省以及跨市异地就医结算问题。此外，还要加强政府购买服务，发挥医疗保险"团购"的优势，为参保人员提供更多更好的医疗保障服务。

6. 加强监管力度，降低城乡居民就医成本。首先要加强对医疗保险基金的监管，对骗保等侵害公共利益的行为严惩不贷。医疗保险基金是整个医疗保险制度的根本，因此必须建立预警机制，加强对医疗保险基金的监督，完善管理机制，并加强对经办机构及人员的监管，对医疗保险管理人员实行目标管理责任制，定期考核，提高其工作积极性和工作效率。加大对骗保等违法行为的惩处力度，提高其犯错误的成本，只有这样，才能有效杜绝此类违法违规行为的发生。其次要加强对医药价格的监管力度，努力将其控制在一个合理的水平。在目前我国医疗、药品市场尚不规范的情况下，各地价格、卫生主管部门要下大力气规范医疗服务的价格和质量监管机制，强化患者对服务提供者的监督和约束作用，使医疗服务产品的价格能够真实地反映其价值，降低因信息不对称而造成的对患者利益的损害。一是大力改进现有药品价格管理方法，防止企业虚列成本，虚报价格。二是建立健全药品供应网络和监督网络，减少药品流通环节，严格控制定点医疗机构平均住院费用、平均门诊费用的上涨幅度，遏制医药费用不合理增长。三是依据相关法律法规，对擅自制定和提高医疗服务收费标准、降低服务质量、变相涨价、巧立名目乱收费等违法行为依法查处。另外，在推行基本药物制度的过程中不能进行过度的行政性压价，而是要依靠行政手段和经济补偿手段相结合；药品招投标价的定价策略应由固定改为浮动，即根据市场变化实时监控定价，而不是一刀切，以防止廉价药退出市场。第三要加强对基层医疗服务行为的监管力度。借助于各种媒体的作用，加强对城乡居民特别是农村居民的医疗卫生知识宣传，提高其安全用药和自我保护意识，并及时发布有关医疗服务和药品价格等方面的信息，保证患者对医疗服务价格享有的知情权。第四要加强医德医风教育培训。通过教育培训提高基层医疗机构医护人员，特别是乡村两级医疗机构以及社区卫生服务机构医护人员的综合素质。比如就地方常见的系统疾病、病种开展专门培训，加强医德医风教育以坚决杜绝损害患者利益的行为，同时也应建立相关惩罚机制，严防地方卫生部门通过强制培训来收取不合理费用，从而避免医疗机构经营成本的增加。另外还应定期对基层医疗机构进行考核，考核不通过的予以取缔定点资格。

7. 完善农民工医疗保险，促进农民工自由流动。国家对农民工医疗保险问题的重视度越来越高。2009 年新一轮医改针对农民工医疗保障问题提出：签订劳动合同并与企业建立稳定劳动关系的农民工，参加城镇职工医保，其他农民工根据实际情况，参加户籍所在地新农合或城镇居民医保。当务之急应首先逐步提高医疗保险的统筹层次，以解决因农民工在城乡和地区流动性大而导致的医疗保险关系难以续接的问题，促进农民工自由流动。农民工跨地区流动就业的，由原参保地医疗保险经办机构开具参保缴费凭证，其医疗保险关系转移到新参保地，个人账户余额一并划入其个人账户。其次，在制度设计上要以大病统筹为主，做好大病风险的防范，解除农民工的后顾之忧。同时，需考虑农民工的年龄结构特点，把覆盖范围扩展到门诊服务，设置较低起付线。另外，还应加快国家级信息化系统平台的建设，为农民工群体跨省就医即时结报创造良好的技术平台支撑。

8. 建立完善的法制体系，加快城乡统筹法制化建设。加强社会保障的立法，是完善城乡统筹医疗保障制度一个不可忽视的因素。因此要加快推进医疗保障法制化建设，建立相应法律法规和政策，通过法律手段，规定医疗保险缴费标准、报销比例、基金监管等。就我国现阶段来讲，应当制定一部统一的《社会保障法》，《社会保障法》应当把城市和农村作为一个整体，围绕城乡统筹的基本理念，针对农村的特点做出特别的规定。在《社会保障法》基础上可以再制定子法，包括一些相关的单行法规，以根据不同的情况进行区分立法。例如在有些方面，城市市民和农村村民所面临情况不同，这些差异在短期内不可能发生根本的变化,例如失业保险、医疗保险、养老保险等方面。在现阶段,对这些领域就更适合采取分别立法的模式,针对农村专门制定《农村医疗保障法》就能更好的解决农村村民医疗保障方面的需求。而在有些方面,城乡之间不应当有所区别,例如社会保障管理、最低生活保障、工伤保险、生育保险等方面,则应当实行城乡统一立法。所有专门立法都应当参照城市的相关制度,做好城乡社会保障协调和衔接方面的安排,以体现城乡统筹的基本精神,特别在社会保障待遇和社会保障服务方面,应当尽量缩小城乡之间的差别。

第 十一 章

流动人口医疗保险转移接续的新探索

国家卫生计生委近日发布的《中国流动人口发展报告2013》显示，2012年中国流动人口数量达2.36亿人，相当于每六个人中有一个是流动人口。流动人口服务管理已经成为我国"十二五"时期深化关键领域的体制改革。城镇居民医疗保险制度、1998年建立的城镇职工基本医疗保险制度和2003年建立的新型农村合作医疗制度，已经实现了我国医疗保险制度上的全覆盖。但是，流动人口对于中国的医疗保险制度造成了很大挑战。因三项基本医疗保险制度设计不同，筹资渠道、缴费标准、补偿水平、受益对象以及基金管理等方面都存在明显差别，参保群体因参加的基本医疗保险不同而获得不同的医疗保障待遇，影响了社会公平。因此，三大基本医疗保障制度建成后，医保关系能否转移接续就成为制约人才流动的瓶颈。2011年7月1日起施行的《社会保险法》第三十二条规定：个人跨统筹地区就业的，其基本医疗保险关系随本人转移，缴费年限累计计算。但由于各地政策不统一，细节规定不到位，配套措施不完善，转移接续依然缺乏顺畅的衔接机制，尤其是跨统筹区域转移接续时，显现出较差的便携性。那么，目前我国新的医保制度还存在哪些问题？这些问题对转移接续产生了什么样的影响？这是本书的主要研究问题。

一　流动人口基本医疗保险转移接续的必要性

医疗保险关系转移接续是指参加基本医疗保险制度的公民在不同地域都能被纳入相关医疗保险范畴，不同保障制度之间可顺利衔接。

流动人口基本医疗保险关系良性转移接续的必要性体现在：

（一）流动人口本质特征的必然需要

流动性强以及由此引发的普遍低收入、高危行业性是流动人口的最本质特征。较低的工资收入使大多数流动人口面临医疗服务供给不足、异地报销困难等问题。患病后流入到地县级以上医院就医者不到70%，近一成选择回老家治疗，仅有三分之一的参保人员表示可报销部分医疗费，超过六成的人员仍需全部自己支付。可见，现行基本医疗保险制度未能对流动人口发挥应有的保障功能，流动人口的基本医保需求并没有得到满足。

（二）保证医保制度持续运行的内在要求

实践表明医疗保险关系无法跨地区转移接续尤其是无法跨省转移接续是目前各地流动人口退保频发现象的主要原因。医疗保险关系跨地区转移接续的范围扩展程度将直接影响参保人数的增长和覆盖面的扩展程度，从而影响基本医疗保险制度的持续发展。特别是在我国医疗保障体系面临城镇化、就业形式多样化和劳动力流动日益频繁等诸多因素挑战的形势下，实现流动人口医疗保险关系转移接续对制度持续运行的重要性愈发突出。

（三）实现城市化发展目标的迫切诉求

转移农村富余劳动力，建立城乡统一的劳动力市场是我国实施城市化和建设社会主义新农村战略的主要目标。但医疗保险关系转移接续机制的缺失严重阻碍着城乡之间劳动力的合理流动，从而延缓了城市化进程。《社会保险法》的颁布，使人人享有社会保障的权利有了法律支持，流动就业人口理应在社会保障方面享受平等的待遇。因此，建立和完善医疗保险关系转移接续的制度政策，维护流动人口的医疗保险权益，理应成为医疗保险制度建设的一项重要内容。

总之，我国城镇职工医保、城镇居民医保、新型农村合作医疗分别覆盖城镇就业人口、城镇非就业人口、农村人口。随着城市化进程的加快、市场就业机制下劳动关系变化频繁，参保人员的身份不断转换。如果医疗保险关系不能随着劳动关系的变更而转换，不仅个人的社会保障待遇会受影响，还会导致断保、重复参保等问题的频发，进而给现有的参保机制带来冲击。

二　流动人口基本医疗保险转移接续的实现情况

由于我国各地医疗保障基金历来封闭运行，流动就业人口医疗保障的转移接续有许多困难需要克服，其中一个非常重要的影响因素是各地医保制度规定不一，缴费、待遇等方面存在巨大差距。从各地的实践看，新办法颁布后流动人口的医疗保险关系转移接续并不顺畅，仍然问题多多。

（一）参保年限不累计损害参保者积极性

新办法出台之前，大部分地区流动就业人员的医保关系都可以自由转出，但是除了广州、柳州等少数地区外，大部分地区不接受医保关系的转入。新办法出台后，医疗保险关系在不同统筹地区可以转移，但是缴费年限不能直接叠加，导致参保者的基本医疗保险权益尤其是退休后的权益难以得到有效保障。原来的缴费年限不能累计，那么参保者享受医保的权益就从转入时开始计算，即在新的统筹地区缴纳基本医疗保险费达到规定的年限。否则，就不能享受医疗保险待遇。这与到就业地新参加医保的效果基本没有差异，这极大损害了参保人员的积极性。进而形成跨地区流动人口数量与医保关系成功转移人数之间的较大差距，弱化了医疗保险的保障功能，致使有不少人不能实现成功转移，阻碍劳动力在全国范围内的正常流动和合理配置。

（二）实际转移办法仅限于城镇职工基本医疗保险

虽然新办法规定同一种医保在不同统筹地区可以转移，不同医保制度之间也可以转移，但是在实践中，转移的主要是城镇职工医保。因为医保关系转移主要涉及流动就业人员，是随工作调动一起进行的，一般有稳定就业关系的人参加的都是城镇职工医保，虽然一些农民工在户籍所在地参加了新农合，在工作所在地又参加了职工医保，会涉及不同制度之间的转移接续，但是各项制度的缴费、待遇水平、管理等都不同，各项制度之间的转移阻碍更大。所以目前除了云南等地，大部分地区所规定的转移办法仅限于城镇职工医保，而针对医保关系转移需求较多的流动人口尚未建立可操作性的转移办法。

（三）异地转移对发达地区造成很大压力

由于地区经济发展不平衡，发达地区医保缴费水平和待遇水平都高于落后地区。而当前流动人口的流动特点主要是从落后地区流入发达地区，如果之前在落后地区的参保年限累计计算，发达地区的医保部门则会担心出现大量人员都涌向医保报销比例高的大城市，特别是可能出现大量流动人口在大城市集中退休，在此享受高报销比例的医保，使这些大城市医保基金不堪重负。这也是医疗资源丰富、待遇水平高的地区政府不愿意接受医保的异地转移，迟迟没有出台相关政策的根本。

（四）利益关系不理顺阻碍了医保关系顺利转接

国家的暂行办法没有规定统筹基金是否转移，没有明确对转入地给予补偿措施，这成为阻碍医保关系顺利转接的"瓶颈"。一般地，转出地不愿转出医保统筹基金，转入地没有得到转入者对制度的贡献却要负担医疗费用，又无其他的资金补偿，转入地就会面临着少收多支的风险，对医保基金的平衡造成威胁。利益关系的不理顺、权利义务的不对称使得大部分转入地不承认之前的缴费年限。另外，医保与养老不同，医保统筹基金是现收现付的，没有基金积累，仅有少量结余，有的地方统筹基金结余很少甚至没有，即使规定统筹基金可以转移也没有资金可以转，这是一个很大的难题。

三　流动人口基本医疗保险转移接续难以实现的深层原因

现行医疗保险制度未能真正实现医疗保障权益均等化，既有医保制度本身的特殊性原因，也有现行制度设计的缺陷，同时也受到管理方式滞后、配套措施缺乏的影响。

（一）自求平衡的财政体制造成医保基金权责不平等

医疗保险关系转移接续困难，其深层原因来自各个统筹地区实行的基本医疗保险基金收支自求平衡的财政体制。目前我国实行的是"分灶吃饭"的财政体制，即各地在依照某种规则交给中央财政后，所剩财力用于本地，同时，中央财政通过一定的方式实行转移支付。现行医疗保险制度实行统账结合基金模式，地方政府担负着统筹账户基金的补助与兜底责任。当面临医疗保险关系跨统筹地区转移时，各地政府往往将统筹基金扣除，甚至有些地方对个人账户基金转移也设置了相当苛刻的条件，由此造成流入地和流出地政府之间的权益与义务不均，成为流动人口医疗保险关系转移接续的瓶颈。

（二）地区发展水平差异导致医保的条块分割模式

由于地区经济发展不平衡，逐步形成了"一级保一级，一块管一块，条块分割"的责任分担机制，使得我国现阶段还难以建立全国统筹的医疗保险制度。

一是"划疆而治"的社保模式造成统筹程度低。许多省市虽然实现了"省级统筹"，但很多并没有完全实现省级统一对社保基金的"统收统支"，而是建立了省级调剂基金，更多的还是以市县为单位统筹，而全国市县级统筹地区就约有 2700 个，总体统筹程度普遍较低，导致基金的共济能力较弱，整个医疗保险管理系统呈"碎片化"状态。

二是统筹单位多导致政策衔接性差。医疗保险关系转移接续形成政策真空，即当参保人跨统筹地区流动时，流出地的医疗保险政策失去效力，而流入地的医疗保险政策又很难与流出地的医疗保险政策相衔接，于是便产生了转移接续中的尴尬。没有一个统筹的管理体系，就会导致各类配套机构和措施不统一，从而使医疗保险关系的转移变得不流畅。

三是逐步扩大的地区间医疗保障水平差距。医疗保险的起付线和最高支付限额都与当地平均工资挂钩，因此发达地区为了避免由于收少支多所带来的医疗保险支付风险，确保本地区的基金平衡，就会设置医疗保险关系的转移接续门槛，阻碍医疗保险关系的正常转移，如不承认跨地区流动的参保职工在其他地区的医疗保险缴费年限等，以此来限制退休后享受医疗保险待遇的人数。

（三）异地就医调节机制未能建立

针对异地就医问题的一整套地区间的调节机制和协商机制还不存在，审核异地发生的医疗费用超出了目前经办机构的管理能力。目前，虽然全国的医疗保险经办机构基本上实现了计算机管理，但许多地区没有充分发挥计算机的作用。城市间的医疗保险管理系统各成体系，医疗保险关系的转移接续主要靠人工办理。省与省之间的网络互通更无从谈起。跨统筹地区的医疗保险关系转移，需要各地经办机构和医疗机构的联合监管、衔接服务接口、建立统一认可的信息标准，医疗保险关系转移接续缺少强有力的技术支持。

另外，尚未建立起实时跟踪的信息管理系统，参保人不能方便、快速了解自己的医疗保险基金信息；社会保险经办机构设立分散，经办机构不统一，当流动人口异地转移医疗保险关系时，就要游走于各个经办机构之间，不仅浪费了时间和精力，而且如何衔接不同的规定，也令人困扰，阻碍了医疗保险关系的正常转移接续。

（四）现行医疗保险制度本身存在制度缺陷

风险理论指出，个体生活面临种种不确定性，而其拥有的应对风险的资源却是有限的，需要借助组织化的集体力量来抵御、转移和分散风险。现代国家针对特定人群建立医疗保障，正是通过医疗保障组织的筹资和支付活动，购买医疗服务，来转移和分散疾病产生的财务风险，保障公民的健康权益。然而现有医疗保险的制度实际缺陷制约了医保关系的有效转移和接续。

一是三项医保制度设计之间存在巨大差异。目前，为解决不同人群的医疗保障问题，各地出台和建立了针对不同人群的医疗保障制度，这就形成了制度"碎片化"的弊端，其结果使社会保险权益不公平问题赫然显现。城镇职工医疗保险制度属于在职缴费，退休后不再缴费即可享受待遇，而城镇居民医疗保险制度和新农合停止缴费就不能享受待遇。另外，制度的强制性和保障水平也有所差别，城镇职工医疗保险要求强制参加，保障水平相对较高，城镇居民医疗保险和新农合都是自愿缴费，保障水平较低。

二是医保制度内部的激励因素较小。医疗保险起付线和最高限额都是各地统一规定，是根据个人治愈疾病实际发生的医疗费用支付医保基金，享受的待遇与个人缴费往往没有直接关系，而与身体健康状况相关，这种按需支付的制度带来了控制和监管上的难度，也会在一定程度上影响流动人口的参保及转移的积极性。

三是医保三方机制需协调。医保制度实际上涉及被保险人、医疗机构和社保机构三方利益。在制度实践中，被保险人的流动所带来的异地就医问题，归根结底是服务的异地转移，包括医疗服务和医保服务。医疗保险消费即时性。与养老保险不同，缴费之后，随时就医随时享受医疗保障，待遇支取是随机的，不可预期的。这都对医保制度在设计三方关系的协调上提出了更高的要求。

四　完善流动人口基本医疗保险转移接续制度的现实思考

解决流动人口医保关系转移接续问题，仅仅停留在问题表面显然不是根本之计，抓住实质性矛盾才是治本之道。国家有关部门以及各级医疗保险经办管理部门应该认真研究政策，尽快出台实施细则，经办机构则应该从完善管理服务入手，通过创新机制、简化程序，落实好暂行办法，解决好流动人员的实际需求，把好事办好。主要的着力点应该体现在两个方面：一是做到"管好"，就是要使医保管理体现规范化、程序化、人性化，从而提升管理的满意度和绩效。二是满足"方便"，就是要为异地就医和医保关系转移接续提供便利、适宜的服务。

具体来讲要做到"管好"就必须：

（一）提高统筹层次为管理前提

从全国的整体格局出发，提高统筹层次是破解医疗保险关系转移接续难点的前提。

一是减少异地转移的需求。从实践来看，大量的医保关系转移是由于统筹层次过低造成的。从提高统筹层次上解决问题，把"异地"变成"一地"或"同地"，这才是破解医保关系转移接续难的一条根本之计。

二是可以减少因统筹单位过多而形成的体制障碍。提高统筹层次的技术难题在于如何解决由于各地区社会平均工资差距而带来的缴费差距问题。对此，可以采取逐步推进的办法，尽快实现地级统筹，减少同一地市范围内流动就医的管理障碍，在有条件的地区尽快实现基金的省级统筹。先建立多档次的筹资机制作为过渡方式，使参保居民缴费标准与待遇享受水平挂钩，由参保居民根据自己的经济实力和意愿自由选择参保档次。

（二）建立转移接续调剂金

流动人口为当地经济发展作出了贡献，地方财政对参保人的入保补贴本应是当地政府的一种经济反馈，为了避免转移接续加剧地方政府利益的不平衡性，可考虑建立中央层级或省级的医疗保险关系转移接续调剂金，主要用于跨统筹区域医疗保险关系转移接续双方社会统筹基金的收支平衡，定期对医疗保险关系转移接续所涉及的基金进行清算和资金划转减少地方政府在医疗保险关系转移接续中产生的利益摩擦。

（三）制定有效的待遇衔接办法

在参保权益方面，医疗保险关系转移接续最重要的就是要保持参保人权益记录的完整性，使参保人不因参保的不连续而导致权益记录中断。

一是欧盟的"分段计算、权益累加"模式可以借鉴，即在不转移统筹基金的前提下，按各参保地规定分段计算。依据参保人员在各参保地缴费工资和各参保地在岗职工平均工资为基数计算其指数化的平均缴费工资，进而确定其医疗保险待遇支付标准。各统筹地区可根据劳动者劳动服务记录和相应基数单独核算，最后互不干扰汇入同一账户。

二是可以采取互相认可缴费年限、缴纳补偿基金等方式，维护参保人的保险权益。目前各地在建立统筹城乡的医疗保险制度时都出台了类似的折算和互相认可的办法和细则，比如江苏太仓出台了职工基本医疗保险、住院医疗保险、居民医疗保险的衔接规定，缴费年限可互相折算认可，原先居民医保的缴费年限可以4年折算为一年，计算到职工医保的缴费年限。

三是要加强立法，明确医疗保险关系转移的细则。当前医疗保险转移接续难以有效进行的一个重要原因是立法层次低、没有明确的操作细则。需要对医疗保险关系转移的内容、转移接续标准、参保缴费年限衔接、医保待遇等问题做出明确规定。为此，必须加强立法，明确医保关系转移的细则，使得各统筹地区在实际操作中有章可循，按照统一的标准和程序转移医疗保险关系，最终实现医疗保险关系在全国顺利转移接续。

要满足"方便"则必须：

（一）建立全国医保网络系统，完善转移接续配套措施

加快建立医疗保险关系信息库，实现全国医疗保险数据库的联网与信息共享，是方便流动人口医保关系转移接续的迫切要求。加快医

疗保险全国信息管理系统建设。做到三个统一：一是统一办事流程，各地医疗保险信息管理流程、技术标准和信息系统，统筹考虑管理服务网络建设；二是统一经办机构，形成网状的医疗保险管理服务系统。经办机构是医疗保险制度的落实机构，因此，应当按照统筹层次整合经办机构。当医疗保险实现全国统筹时，经办机构也应实现全国性的统一；三是统一"社会保障卡"，研究建立统筹地区间的异地就医结算管理系统，逐步实现异地"一卡通"结算就医。为方便流动人口及时缴纳费用、结算费用和了解费用使用信息，建议各地可联合银行和定点医疗机构推广参保人员就医"一卡通"，实现实时缴费、医保经办机构与定点医疗机构直接结算的功能。如果能够实现全国社会保险"一卡通"，就能够实现社会保险关系在全国范围内的有效接转，能够做到在全国范围内共担社会风险，进而防止社会保险制度的"地区性失灵"，为建立覆盖城乡居民的社会保障体系奠定制度基础。

（二）整合衔接管理机构，实现管理机构的博弈

管理体制不统一，需要更多的时间和人力进行沟通，增加了管理成本，严重影响了效率。另外，由于管理体制的原因，卫生部门与劳动保障部门之间存在业务上的竞争和服务上的衔接。卫生部门和劳动保障部门是不同的利益主体，有不同的利益诉求，即劳保部门掌管医保基金的筹集和发放，而卫生部门掌管医疗服务供给，也就是医保基金的使用。因此在管理中，难免出现矛盾和冲突。这种分割管理格局不利于医疗保障体系的统筹考虑与协调推进；同时，新农合另设经办机构，也增加了制度管理及运行的成本。这就需要整合多方管理部门，实现博弈局面。

（三）协调好各方利益关系，给集中转入地一定的补偿

医疗保险关系转移接续困难，根本原因是地区利益的分割。因此必须处理好转入地与转出地的利益关系，除了医保关系转移时转移部分统筹基金，还需要国家对集中转入地有一定的补偿措施，按照各地的净转入人数和转入人员的年龄结构给予一定的转移支付。因为当前

人员一般是由欠发达地区流入发达地区的，欠发达地区由于财力不充足，政府和单位投入少、个人缴纳的也少，统筹基金的结余不多，能够转移的资金数量有限。再者，对于劳务输出的大市或者大省来说，输出的农民工在年轻的时候在外地参保，等到一定年龄或者到退休的时候，回到家乡，医保关系也转到家乡，此时发病率高了，对当地医保基金造成很大的压力，也需要国家给予一定的资金补贴。

第 十 二 章

流动人口医疗救助体系实现的新路径

医疗救助这一概念内涵较为广泛，随着时代的发展和交流的不断扩大。流动人口的医疗救助的对象是贫困的流动人口及无力负担医疗费用的流动人口家庭，救助形式是对其提供资金补助，救助主体是包含政府和社会组织在内的各种力量，通过这一救助，能够保证流动人口不致因贫穷而无力求医，改善流动人口的生活现状，实现社会的公平和谐。

城市流动人口最重要的差异就是在社会保障福利方面，与城市本土人群相比，后转移来的流动人口参保率较低，流动人口无论实际参保率方面还是救助福利的待遇方面，都远不如城市居民。这表明流动人口的福利待遇远远不足，有待提高，社会保险远没有实现其应有的救助目的。完善对流动人口的社会保障和医疗救助，是对社会弱势群体的重视和照顾，有利于减少社会矛盾，实现社会和谐，也有利于实现社会公正，真正实现人人都能看得起病，避免因贫穷导致的社会伤亡。

一 完善流动人口群体医疗救助制度的重要性

（一）流动人口群体的特殊性质

1. 面对风险的负担能力低

不同于城市居民，流动人口大多生活水平较低，经济实力较弱，人口素质较低，种种物质上和精神上的匮乏决定了流动人口群体在社会中是相对弱势的角色，无力应对复杂的社会变化，无力负担多样性的政策风险和经济风险。

2. 工种的低端性

在科技日新月异的今天，经济发展需要社会创新力的提高，而流动人口由于自身受教育程度较低，文化素养跟不上社会发展的步伐，导致了他们只能从事社会分工中较为低级的工种，他们所从事的大多是体力性劳动，比如搬运、建筑、装潢、物流等多种无须投入太多脑力的工作，这类体力工作大多繁重且具有一定的风险性。

3. 社会地位较低

流动人口群体在社会上长期得不到尊重重视，甚至被嫌弃歧视。流动人口由于从事工种的特点导致了他们大多较为邋遢，再加上本身的贫穷和受教育较少，导致他们自身也具有一定的自卑心理。这都直接导致现代社会中流动人口社会地位极低，这种低社会地位如果不能被很好地控制，很容易导致流动人口产生愤世和报复的心理，这些都是潜在的社会不和谐因素。

（二）构建全面的医疗救助体系的重要意义

1. 能够分散风险

流动人口群体不断扩大，已经成为不容忽视的社会现象，而完善针对流动人口群体的医疗救助制度也已成为社会和谐的重要因素。社会的发展并不是一纸空谈，它需要多方的努力，甚至牺牲。革命需要流血，发展也需要代价。如果我们为了实现社会的发展速度和规模，而把所需要的牺牲都归于一类群体，可想而知，这是极为不公平的。从社会和人性的角度出发，这种发展所需要的代价应当由整个社会群体共同分担，这一方面能降低每个个体遭受的风险程度，另一方面能够通过分担风险实现社会资源的合理配置。在当今社会，我国经济面临着重大转型，社会矛盾也在不断演变，这种变革时期的风险却没有实现全社会的共同分担。处于弱势地位的流动人口群体在负担风险方面却承受更多，这种不公平的社会现象对经济社会的全面协调发展是重要的制约，也不断地催生流动人口群体中的不和谐因素，由此产生的犯罪和暴力事件层出不穷。

社会合理进步和完善发展的一个重要表现就是以最小的风险代价实现最优的发展效果，这就要求我们在发展中要兼顾各种因素，兼顾各个群体，不应存在任何程度的偏袒，不应把发展压力和代价集中施于一类群体。社会的进步不是一部分人的进步，福利措施的完善也不是一部分人的享受，而应把这种进步和福利遍及全体社会成员，实现全社会人民的共同进步和发展，这才是国家改革的终极目标。由此来看，对流动人口群体医疗救助制度的完善是对弱势群体的提携和帮助，这对提高流动人口群体的社会待遇，分散社会风险，实现社会的完善进步和谐都具有深远的影响意义。

2. 能够构建和谐的社会关系

相比于城市居民，流动人口群体是毋庸置疑的弱势群体，这种强弱对比的社会力量关系，如果再加上歧视性的社会福利待遇，势必会滋生社会危险因素。完善流动人口群体的社会福利和医疗救助措施，能够缓和社会力量之间的冲突和矛盾，一定程度抚慰流动人口群体的不平心态。社会进步是竞争的结果，竞争必然会优胜劣汰，必然会有强者和弱者的对抗。强者得益于本身得天独厚的自然条件，往往在竞争一开始就处于优势地位，随着社会的发展，社会福利往往都被强者享有和霸占，弱势群体也因为不具备改善自身条件的能力和机会而变得越来越弱，形成了一种恶性循环。一个社会要实现全面的进步，不得不重视的一个问题就是强弱势群体的利益平衡，不能让弱者承受更多的风险，不能给弱者更多的压力，这样才能保证社会稳定，才能兼顾社会各方利益，才能真正实现整个社会的发展。

具体到我国来看，我们要想促进社会的和谐稳步发展，首先必须意识到的就是处于社会优势地位群体的利益的获得是以流动人口群体利益的牺牲为代价的，城市居民在享有城市设施和城市发展成果的同时应该充分意识到这种进步离不开流动人口群体的贡献和力量。而享受这些既得利益的群体一定程度上需要对流动人口群体的牺牲负责，时时关注流动人口群体的待遇和遇到的问题，帮助扶持弱势的流动人口群体，只有流动人口群体不断得到应有的关怀和福利，才能有助于其更好地为社会进一步发展贡献力量。同时，国家方面也应做出努力，对弱势的流动人口群体实行一定程度的政策倾斜，在法律制定和政策实施方面，重视流动人口群体的待遇，把对流动人口群体的关怀提升到国家政策的高度上来，只有这样才能一步步缩小城市居民和流动人口群体间的力量对比，才能平和双方激烈的矛盾，也只有这样才能真正地实现社会发展成果由全体社会成员共享的伟大目标。总而言之，国家和社会强势力量都应该多做努力，构建针对流动人口群体完善的救助体系，充分重视和兼顾社会各个群体，促进社会公平的实现，推动和谐社会的发展。

　　3. 能够推动全方位的小康社会的实现

　　所谓小康社会，就是人民在解决温饱问题的基础上实现更为进步的发展，这一概念侧重点是社会的全面进步和发展，它所强调的不是一部分社会人有多富裕，而是整个社会的共同进步，全体人民的共同发展。随着时代的发展，小康社会的内涵也不断被丰富，但其追求的全面进步的宗旨仍然是终极不变的目标随着城乡结构的不断变化，流动人口群体问题已经构成社会全面发展的薄弱一环，与日新月异的城市发展相比，流动人口群体却显得格外弱势。无论是在经济实力，还是在文化素质的培养上，流动人口群体都处于不利的地位，提高流动人口的待遇和地位已经是当今社会急需解决的问题。虽然当前我国农村社会建设已经取得了一定成就，但是相比于城市居民，流动人口群体在社会福利和救助的享有上依然有待提升。提高对流动人口群体的关注，对其实行政策倾斜性保护，能够有效协调社会力量，实现全面建设小康社会的发展目标。

　　总的来讲，完善流动人口群体医疗救助制度和体系，具有四个方面的意义。其一，有助于实现社会发展风险的合理分配；其二，能够平衡社会各方利益，促进小康社会的全面构建；其三，这也是我国医疗救助体系完善的重要内容和应有的目标；其四，这方面制度的完善能够鼓励流动人口为社会经济的发展贡献更多的力量，更好的推进社会进步。

二　流动人口群体医疗救助的现状及缺陷

(一)流动人口的医疗救助实际享有情况

现阶段,社会医疗救助的福利并未实现对流动人口群体的覆盖,有很大比例的流动人口没有参保意识,这与城市居民高程度的参保率相比是很大的对比,流动人口的社会保障急需完善和进一步覆盖。

(二)流动人口群体医疗体系的现存问题

整体上来看,与西方发达国家相比,我国的医疗保险救助体系存在多方面的不完善和弊病,这与我国社会保险制度的起步晚发展慢的现实状况是分不开的。从后备资金配置和国家政策多个方面来看,我国社会保险制度的完善还有很长的路要走。近年来,我国政府也开始意识到这方面的薄弱和落后,不断开始推行新的有利发展的政策,但在医疗保险救助方面依然有难以解决现实的问题。有关医疗救助的各种政策也没有真正实现从流动人口群体的利益出发考虑,忽视了流动人口群体的福利享受,对流动人口群体的不重视日积月累必然会导致社会矛盾的产生。纵观各项研究和调查,组织者的出发点选择上也大多没有从被援助方考虑,缺乏对被援助群体的综合性研究和调查,这使得医疗制度的完善不能切实做到解决现实存在的问题。医疗救助中最重要的核心问题就是提供怎样一个程度的援助,也就是援助标准的确定,医疗援助金额的确定需要综合考虑当地的财力、被救助者的医疗花费等客观因素,标准的制定也不应仅仅由提供帮助的援助方单独决定,更需要关注被援助人的利益和需求,让被援助人客观真实的陈述其要求,充分重视被援助者的利益和地位,只有这样才能把医疗救助落到实处,真正实现对困难者的救助。

1. 法律和政策体系的不完善

要想实现救助的目标,就必须首先在法律依据和政策制定方面进行全方位的完善，只有有了充分的法律依据和政策支撑，才能使医疗救助更有效的落实。一项制度只有有了法律的约束和规定，才显得更为正式，更加完善，在实施中遇到的阻力也会越少。但是，发展到今天，我国仍然没有专门针对社会救助的单行法规，纵然有学者不断提出立法意见，但是国家迟迟没有将社会救助的专门立法提上日程。我国的立法水平和立法技术相较于西方国家，仍然存在不足，提高针对医疗救助方面立法的自觉性和创造性，无论是对法律体系的完善，还是对社会利益的实现都具有重要意义。国家应加快步伐将医疗救助提升到国家政策和法律层面，对医疗救助体系进行合理构建，首先要细化医疗救助的对象，实现社会福利的广泛覆盖，明确规定救助福利的享有者；其次要通过法律制定合理正规的救助金额标准，使医疗救助实现其应有的目标并落到实处；再次，要对救助程序进行完善规定，做到医疗救助工作每一步都有章可循。总而言之，国家和政府要通过各种措施把医疗救助问题纳入到国家政策和法规的轨道上来，使医疗救助能够真正地得到社会的普遍重视，通过法律政策的形式加大对社会保险政策的宣传，也能更好地提高社会成员的参保意识，保证保险福利真正为社会群体所享用。现代社会中，医疗救助已经成为政府惠民措施的一个重要方面，在意外发生时，政府对其提供援助，既是对弱者的人文关怀，又是政府职能的实现。加快建设覆盖整个社会的医疗救助制度体系，能够理顺社会各方关系，实现社会成员的发展，提高全休人民的身体素质，进而为社会的发展和进步作出贡献。

2. 医疗救助体系中具体内容不完善

（1）救助对象狭窄

我国的医疗救助制度并未明确规定其援助对象，在实际落实中，受限于资金实力和制度缺陷，医疗制度并没有为社会全体成员享有。真正的弱者由于种种原因，在面临灾难时，却不能得到政府的关怀和救助，这与医疗救助的核心理念是相违背的。因此，我国在医疗救助工作中的当务之急就是扩大救助福利的享有者范围，扩大援助对象的范围，早日实现医疗救助福利为全民共享。

（2）救助程度偏低

我国目前关于医疗救助的救助金规定较低，甚至根本不能满足被援助者的需求，对于重大疾病，政府的医疗救助金额更是杯水车薪，不足以解决患者面临的现实问题。归根到底，医疗救助的目标就是解决患病者和受灾者看病治疗的医疗费问题，使其不致因资金不足而放弃救治，但是就目前的救助水平来看，并不能实际解决被救助者的救治需要，即使在政府提供救助的情况下，面对巨额的医疗费和护工费，大部分贫困者仍然极为无助。流动人口群体最缺的就是钱，他们从事低收入的工作，有些人所得收入甚至仅够勉强维持基本生活，还有的长期挣扎在温饱线上，在这种情况下，一旦患病、遇到意外或者遭受灾难，他们在医院接受治疗时根本无力支付昂贵的住院费和诊治金，此时，政府和国家的救助金对其来说就是一场及时雨，完善的医疗救助体系能够使这场及时雨真正造福于流动人口，但是低比例的救助金对其帮助就只能是一场毛毛雨，作用微乎其微，甚至没有存在价值了。

（3）医疗救助资金提供渠道不够多元化

救助金的提供比例直接决定医疗救助的效果，而救助金的来源渠道更是直接决定救助金的提供比例。现行政策下，医疗救助金主要来源自四个渠道，其一是地方政府的预算，其二是上级政府和国家的补助，其三是专项基金，其四是社会捐款。

我国目前经济发展水平仍较低，国家财力也远远不够雄厚，这就导致国家和政府针对医疗救助方面的财政预算和财政支持还比较薄弱，医疗救助金水平不够高，不足以满足社会成员的需求。再加上弱势群体由于自身生活条件低，保健意识低，也导致其患病率相对较高，一旦这类弱势群体患病便依赖于政府的医疗救助。这种不良循环加大了国家医疗救助的压力，医疗费用的增长又导致政府分配到每个被援助者的福利大大缩水，这时候政府预算已经不能满足现实需要。这就要求我们扩大救助金的来源渠道，不再对政府预算过度依赖。拓宽救济金的筹集渠道能够更好地解决钱不够用的局面，同时也能实现社会成员更多地为医疗救助制度作贡献，提高社会群体互相救助的自觉性。

3. 医疗救助在实践操作中的弊病

（1）政府职能没有充分实现

在我国，政府是人民利益的代表者，政府肩负多种职能，在医疗救助的工作中，政府也负有全方位的职责，从政策的制定到资金的落实，政府都有不容推卸的职责。但是，目前来看，政府在医疗救助实际工作中仍存在多方面的不足。第一，政府政策制定和宣传工作不够完善。政府不能及时制定与时俱进的适用性的措施，而且对各项政策的宣传远远不够，没有做到政策真正为群众所知晓。医疗救助制度是一个动态的实行过程，这就意味着从参保到领取救助金都有着严格的步骤。但是，现在许多社会群众对医疗救助的程序并不知晓，也不清楚自己是否满足享有医疗救助的条件，在患病或受灾时不能及时提交相关文件导致不能享有相应福利。尤其是流动人口群体，他们自身文化水平低，学习能力弱，接触多种媒体和科技手段的机会也较少，导致他们对医疗救助方面的政策缺乏了解。这就要求政府对医疗救助的相关知识和相关程序性事项作出说明，并充分及时的转达给群众，对于流动人口群体，要尽量通俗直接的进行政策解说。只有政府做好普及工作，才能真正地实现医疗救助的功能，才能真正切实的帮助群众，在面临需要救助时不至手足无措。第二，政府多个部门之间缺乏协调。在医疗救助的具体工作中，需要政府多个部门的协力，各个部门应当协作起来，共同合作，实现政府资源的有效利用和配置，使政府更为全面的实现服务职能。

（2）受援助者实际领取程序复杂

医疗救助在具体落实中，最为关键的环节就是救助金的实际发放和领取。虽然近年来国家不断简化医疗救助的领取手续，在全国大部分地区不断实现医疗救助实施的便捷化，但是仍有一部分地区没有相关的政策支持，受援助者符合援助条件后，进入到实际领取阶段却遇到种种障碍。在领取的开始需要登录网站在网上填写表格，接下来还要等待审批结果，然后再要凭相关住院收据和病例证明进行具体救助金的金额确定。从中可以发现程序特别复杂，耗费了大量人力和时间。而具体到流动人口群体中，他们面临的困难更多，由于本身文化水平较低，导致他们理解能力较低，有些流动人口甚至不会上网，这些对医疗救助的落实都是阻碍。

（三）流动人口医疗保险参保率低的动因

1. 医疗保险覆盖面较窄

我国现行的医疗保险体系由四大方面构成，其一是城镇职工基本医疗保险，其二是城镇居民基本医疗保险，其三是大额医疗费用社会互助，其四是社会医疗救助。单从名称上来看，我们就能发现这四种医疗保险的适用对象基本都是城镇居民，而对流动人口和迁徙人群没有可适用的医疗险种。多数现行的医疗保险和医疗保险文件都规定享有对象大多为城镇的企业职工、城镇的本土居民和城镇学生，对于从农村地区或其他地区流动而来的人群来说，不存在适用的险种，虽然他们对该地区的城镇建设作出了努力和贡献，但是在其遭受意外或疾病时，却没有相应的救助措施。

流动人口和外来人群直到 2005 年才开始真正出现在医疗救助制度中，当年，国家制定了针对解决流动人口问题的《关于建立城市医疗救助度试点工作的意见》文件，在这份文件中，明确规定针对流动人口的医疗救助必须真正的开展起来。根据这份文件，流动人口群体可以通过其工作单位参保，也可以通过当地人力资源中心参保，针对流动人口比较多的地区，可以大规模的开展集体参保的政策。通过这一文件，国家正式把关于流动人口的问题提到工作重心的地位，对日益重要的流动人口问题给予了充分重视。流动人口数量的大幅度增加，及其由此产生的问题日益严重，流动人口在为城市建设作出贡献的同时却没有受到应有的照顾和关怀，长此下去，必将引起社会矛盾的尖锐化，国家及时认识到了这点，开始调查研究流动人口群体的自身特点，深入群众了解流动人口群体的工作和福利现状，进而开创性地提出要把流动人口正式纳入医疗保险的适用对象上，并颁布了更适用于流动人口群体的特色救助金发放金额和程序，把流动人口原籍和工作地有机结合起来，完善针对这一群体医疗救助工作的开展。

　　但是仍应清醒地认识到，虽然国家不断采取措施解决流动人口医疗救助问题，面对与日俱增的流动人口数量，这项工作依然任重而道远。针对流动至城市的流动人口，城市的医疗救助体系并没有将他们纳入其中，这是城市医疗救助的一个空白点和漏洞，再加上流动人口自身很少有参与医疗保险的意识，政府的宣传工作又不够到位，造成了流动人口参保比例相对较低。

　　2. 流动人口较高的流动性加大了医疗保险普及的难度

　　流动人口所从事的工作大多是体力性的，这类工作不具有长期性，比如建筑类的流动人口在一期工程结束后，就面临着没有工作的局面，他们就会去下一地区找工程，这就造成了相比于企业员工，流动人口具有特别大的流动性和不稳定性。即使用工单位与流动人口签订劳动合同，合同期也大多不到一年，流动人口的工资结算方式又多为日结或一期工程一结，这就导致流动人口在换工作方面不存在约束和压力。

　　首先，这种流动性较强的特点使流动人口自身不重视医疗保险的参加。流动人口自己清楚地知道自己工作的不稳定性，而要求低收入的他们为一份本就不稳定的工作再掏出保险费，显然他们极不情愿。即使是一些从事高危工种的流动人口，他们虽然有参保意识，但当思想单一的他们面对复杂的医疗保险程序和文件时，往往因为惧怕麻烦或者无从下手而放弃。总之，由于对医疗保险不了解、不重视，加上不愿花费时间和金钱成本去投保，这些都导致了流动人口群体医疗保险覆盖率低。这种现状的改善要求政府加强自身工作，在普及医疗保险相关知识的同时，简化医疗保险的手续和程序。同时流动人口也应该加强自身修养，提高自身能力，用更为全面和长远的眼光看待医疗保险。

　　其次，针对流动人口问题的具体方针在实践操作中缺乏经验，还有待磨合。虽然大方向的政策已经具备，但由于流动人口方面的医疗保险工作起步较晚，导致工作手段不够成熟，在面临实际问题时往往缺乏充分的准备。地方政府在医疗保险的具体施行上，配套设施也不够完善。具体到流动人口的医疗救助中，就涉及流动人口原籍地和工作地至少两个地区，这就导致了保险金在不同地区的流动性，医疗保险本身的验证程序和领取手续就已经够麻烦的了，再加上要在不同地区之间流动，这就意味着医疗保险落实中面临更大的成本支出以及极大的问题和压力。就当前状况来看，社会医疗保险制度并没有实现全国范围内的统一管理，现阶段的县市级统筹已经是困难重重了，所以在面临不同地区之间资源的交换和流动时，需要付出的人力成本、时间成本可想而知。这对政府和社会保障机构来说是巨大的开销压力，对于医疗保险享有者，尤其是流动人口群体来说，更是资源的浪费和开展的困难。

最后，现行的大多数职工医疗保险都规定只有在满足一定时间的参保年长后才能享受到福利。也就是说，如果流动人口在一个城市的参保时长不足要求，那么他就不能享受到规定的救助和福利。如前文所说，流动人口群体最大的特点就是高度的流动性，这就导致了流动人口很难满足城市要求的医疗保险享有的时间条件，他们很难获得高待遇的社会保险。全国大多数城市都规定了城市流动人口和外来务工人员享有保险福利的条件，有的甚至规定了 15 年的长年限，有的城市把享有医疗保险的待遇等级按照不同的参保时长进行划分，参保时间越长救助金越高，相反参保时间不够的流动人口往往没有福利可谈。更有甚者，规定了医疗救助金只有在医疗费缴足一定年限才能领取，这些时长性的规定对于流动人口来说都是极为不利的，流动人口由于从事工种的特殊性，很难在固定地区长年的工作，又由于其低收入的特点，也无法自己先垫付巨额的医疗费用，这些都决定了流动人口医疗救助工作的全面落实存在大量问题。

3. 社会医疗保险基金不足，难以满足实际需要

社会医疗保险的落实必须以充足的财力为基础，我国现在仍处于社会主义初级阶段，经济实力还远远不足，而现代社会的完善发展又以是否具备健全的社会保障体系为重要衡量指标，我国近年来为了符合这一趋势，不断加大对社会保障方面的财政投入，但尽管如此，依然存在资金缺口，社会成员无法得到全面的社会保障福利。

首先，我国的社会保障事业起步晚，且基础极为薄弱，产生了很

大的医疗保险资金缺口。第二，相比于西方发达国家，我国政府本身的经济实力就较为薄弱。第三，地方官员存在一定程度的贪污和挪用公款的行为，这类人的行为不仅损害了我国法律的权威，也造成了国家财产的流失。第四，社会保险基金的来源渠道过于单一，大多采用传统的股票、银行和国债的形式，盈利能力有限，升值空间也极为有限，面对不断增长的社会保险需求，这种单一的基金模式已经远不能满足人们的要求了，因此丰富基金渠道也成立当务之急。

4. 政府对流动人口缺乏有效的政策支持

20 世纪末，大量农村人口涌向城市，城乡间的人口流动出现了前所未有的盛大状况，相比于城市居民，农村人员由于长期生活在闭塞的乡村，生活习惯较差，人口素质也较低，面对这么一大批农村人口的涌入，城市措手不及。而因农村局面的迁入产生了一系列问题，比如城市卫生管理、城市治安防卫都面临着新的挑战，农村人口不能适应城市干净有序的生活环境，因此制造了很多难题。有鉴于此，城市对于流动人口的涌入最初的政策是限制和制止，城市甚至采取措施查处、清退流动人口的浪潮，以求恢复城市的原来面貌。但是现代社会的发展，离不开地区之间的交流和互通有无，农村和城市之间的资源共享和流动也是社会发展中不可阻挠的趋势。农村人口为了改善自己的生活，为了给子女更好的教育条件，纷纷走向城市。在城市中，受限于自身的受教育水平和文化素质，农村人口在就业时，往往只能选择体力和高危险性的劳动种类，这类工作城市人口往往不愿从事，而这类工作又是城市建设和发展必不可少的劳动，可以说流动人口涌入城市是为城市作贡献的力量，完善了城市的基本设施建设，也实现了城市工作和劳动力的合理配置。但是待遇方面流动人口和城市居民有着天壤之别，流动人口不仅没有得到应有的照顾，反而不被尊重饱受歧视。政府将流动人口和城市居民区别看待，这对于从事更为繁重城市建设工作的流动人口来说，是一种极为不公平的待遇。政府甚至采取多种措施防范流动人口群体，觉得他们是城市健康发展的阻碍力量。我们承认，与城市居民相比较，流动人口素质低下，大量人口的涌入加大了城市的压力，城市居住者的增多也带来了交通拥堵等显性问题，可是，在承认流动人口群体的负面作用时，我们还要正视他们对城市建设的努力和贡献，无论是流动人口还是城市居民，都应有同等享受城市生活的权利，政府在为城市人民服务的同时，同样具有为流动人口服务的职能。在社会医疗救助方面，城市居民和流动人口一样有着同样的权利和地位，政府不能有偏袒和歧视行为。许多政府人员认为流动人口只是来城市就业赚钱的，他们户籍仍在农村，这就意味着他们只能享有其户籍所在地政府提供的福利待遇，这种观点是大错特错的，流动人口来到城市在实现自身就业的同时，也为城市贡献了一份不容忽视的力量，城市的各种基础设施他们也理应享用，城市的各种便民惠民措施他们也应被纳入其中，而城市的医疗救助制度也应对其开放提供。

三　西方发达国家城市在医疗救助体系完善中的经验

与西方发达国家相比，我国在诸多方面仍比较落后，这就要求我们科学的分析西方的制度理论，充分吸取借鉴其成功经验。西方发达国家较早就建立了成熟完善的医疗救助体系，对社会上的弱势群体予以扶持和援助，这方面的制度经过数十年的实行，已经颇见成效。因此，我国也应向它们学习，构建自己的社会医疗救助体系，发挥医疗救助制度对促进社会发展的作用。通过对弱势群体的援助，可以完善社会救助体系，促进社会的全面发展和共同进步。建立健全社会医疗救助体系首先是对我国当前医疗保障体系的完善，其次能够更大程度的关怀弱者，实现社会公平。医疗救助是当贫困群体面对重病、意外、灾难等情况需要接受医疗救助时，其自身无力承担全部的医疗花销，由政府给予适当的援助和支持。这种制度的完善，能够实现社会群体的健康，避免因资金缺乏而放弃医疗救治的现象，这一对弱势群体的关怀措施，也是政府职能的全面实现。

医疗救助制度能够协助弱势群体重新恢复健康，继续就业，进而激发其创造更大社会价值的能力。健康是最宝贵的财富，一个人只有身体健康才能进行社会活动，才能实现自身发展和社会价值的创造。贫困者因生活水平较低，生活习惯较差，保养意识较弱，更容易感染疾病，一旦患病，由于贫穷又不能接受合理的医疗诊治，不能及时康复，这势必会造成贫困群体的恶性循环。在这种情况下，政府提供的医疗救助就是及时的援助，能够改善贫困者的绝望处境，使其早日康复，更好的就业改善自身的贫困处境。我国目前对城市居民和农村居民都建立了较为系统的医疗救助福利体系，但是针对城市中的农村流动人口，却没有相应的完善措施。城市弱势群体得不到应有的援助和重视，当其面对疾病和意外时，往往陷于无助，有些甚至选择放弃治疗，这直接导致其丧失劳动能力，进而失去就业能力，陷入更深程度的贫困。

市场自身调节有着固有的缺陷，这时候就需要国家和政府有所作为，进行宏观调控和相应制度的构建。社会医疗救助现阶段的不完善与政府的不作为有着不可分割的关系。医疗救助离不开政府的政策的制定和实施，我国政府应加强对医疗救助工作的重视，建立医疗救助领域完善的配套设施，承担其应承担的社会公共服务职能，加大对医疗救助工作的投入。

纵观全球各地的实践，尽管社会弱势群体医疗救助制度不尽相同，但是这方面的制度都对社会全面进步有着推动作用。我国在分析各个国家医疗救助制度模式的基础上，总结其优缺点，进而在实践中从我国的具体国情出发，有选择性的借鉴外国的经验和教训，不断完善我国的医疗救助体系和制度。

四 城市流动人口群体医疗救助体系的完善内容

(一) 确立正确的城市流动人口群体救助的大方向

1. 构建城市流动人口群体医疗救助制度的终极目标

在我国，面对不断增长的流动人口数量，针对流动人口群体的医疗救助是完善的社会制度不可或缺的一部分。流动人口群体医疗救助的目的是为了切实改善流动人口群体的就医现状，是医疗救助遍及更广泛的社会主体，实现医疗救助的高覆盖率，促进全社会的共同进步和全面发展。

2. 构建城市流动人口群体医疗救助制度应坚持的基本原则

首先，要以各地的现实情况为依据确定构建流动人口医疗救助制度的步调和过程。各个地区的经济发展水平、流动人口群体的数量和分布、医疗救助水平均有差异，在这样的情况下就不能实现统一的完全一致的医疗救助制度，要从实际出发，具体问题具体分析，以当地的实际情况为准确立流动人口群体医疗救助的具体实施条件、发放标准和领取程序，只有这样才能真正实现医疗救助制度的完善，使其真正为当地人民服务。

其次，要在实际工作中不断总结经验，在全国范围内实现经验的交流和沟通，进而将先进和成功的经验在全社会范围内推行，加快医疗救助制度的完善步伐。

再次，要不断拓展新的医疗救助基金筹集渠道，在政府投资的基础上，社会多方利益要有共同投资的觉悟，社会优势群体也应认识到自己既得利益的获得离不开流动人口群体的服务，因而应该主动积极地为流动人口的福利制度作出自己的贡献，这样多渠道的构建有助于保证医疗救助有坚实的资金基础。

最后，要对医疗救助工作实现全国的统筹，当医疗救助工作涉及两个不同地区时，能够实现资源的有效流动，节约救助成本，实现医疗救助工作的规范化管理。

（二）完善城市流动人口群体医疗救助制度的法律法规制定

完善的法律，是医疗救助制度的重要依据和指导。我国目前的医疗救助制度相对年轻，缺乏有效经验，这就要求政府做出正确的指导和监督。良好的法律制度能够使医疗救助工作的每项内容和每个制度都能有法可依。法律在医疗救助工作总有着不可忽视的重要作用，但是现实中我国却没有一部关于社会救助的法律，更没有一部针对流动人口群体的医疗救助法案，我国应加快这方面的立法步伐，真正实现法律对社会的全方位调节作用。

（三）城市流动人口群体医疗救助制度的具体实践

目前我国医疗救助体系下的救助对象仍然较为狭窄，远没有实现社会医疗救助应有的覆盖率。我国在确定救助对象的标准时，应当首先确立一个明确可实施的具体依据。参考西方成功的经验，可以以居民和家庭实际经济收入为标准，而不以户籍为参考。

在具体工作的开展中，政府可以依据家庭不同的收入等级确定救助的标准，对高收入者进行一定的救助保留，而对相对低收入者给予更多的倾斜照顾，一视同仁的均等救济反而是不公平的，只有从被救助者具体的实际情况出发，确立合适的救助标准，才能真正发挥医疗救助的作用。

在社会医疗救助基金的来源上，要创新性的发展多样化渠道，在依赖政府资金预算的同时，鼓励全社会加入到医疗救助金的积累上，发动全社会力量，发挥民间慈善组织和社会捐款的重要地位。政府是医疗救助责任的主要负担者，对医疗救助工作的投入有着不可推卸的责任，为此，政府要采取措施实现全社会范围内的广泛集资，必要时可以面向国际社会寻求投资，借助国际力量完善国内的医疗救助。

（四）对医疗救助实施过程实施有效监督

1. 制定完善的资格审核程序

医疗救助工作开展的前提就是确立救助对象。医疗救助是对社会弱势群体的援助，因此，医疗救助的享有对象必须经过资格审核，只有将医疗救助的对象限定在有限的弱势群体中，才能使这种福利扩大化，给真正的受援助者更大程度的救济。这就意味着政府要对医疗救助的对象进行严格的界定。

具体而言，对我国城市流动人口群体的医疗救助第一项工作就是对流动人口群体的调查和审核，确立合理准确的流动人口救助标准。调查中，应该组织工作人员深入基层进行走访，确定情况的真实性，对流动人口家庭的收入和家庭自然情况有一个完整的把握和了解，走访中要确保各项资料的可靠性。接下来要结合当地生活水平，对比流动人口群体的收入，确定符合医疗救助的流动人口收入标准。坚持公平公正的原则，将困难群体合理的纳入救助体系。

同时还要定期对流动人口家庭进行回访和再次追踪调查，这种严密的确立程序可以保障真正需求援助的流动人口群体的利益，真正实现增强困难群体的抗风险能力，避免福利的滥用和资源的浪费。

流动人口社会医疗救助的主管部门应该切实担负起自己的责任，对自己辖区内享受社会医疗救助的流动人口群体的经济状况有基本了解，在具体工作的开展中，切实做到为困难群众服务，将真正需要救助的困难群众名单整理在案，以便及时的查找和回访，同时还要组织面向困难流动人口群众的上门体检，避免其拖延病情，延误治疗的最佳时机。

同时在提供医疗救助的内容上，应制定一个完善的救助内容分类，切实将各种可能的医疗花费都囊括在内，比如应包括住院医疗诊治费、长期的保健康复训练费、残疾人日常照顾费、临时性的医疗救助等内容。

2. 设立专门性医疗救助机构

医疗救助要想真正的具有实效，就必须有一个专门的服务机构，在流动人口有救助需要时不至于求助无门。专门的医疗救助机构可以细化医疗救助工作，完善医疗救助程序，使专项的医疗救助能够顺利地进行。同时，政府应当对这类专门的救助机构进行财政补贴，使该类机构能够在进行医疗救助时，能够切实的进行便民服务。

在全国范围内要增加医疗救助的定点医院，政府鼓励民营医院加入，实现社会医疗资源的广泛分布和有效利用，这样的全面分散的定点医院设置，可以实现救助的便捷性和及时性，同时适度地分散公立医院的救助人群，缓解其压力。

3. 制定更简捷的结算步骤

在受援者已经开始接受医院治疗时，政府就应该开始救助金的投放工作，避免受援助者不必要的等待，以免其延误病情，浪费时间。

简化结算方式能够真正地实现医疗救助的快捷性，最大程度上落实医疗救助，减少患者的等待时间，节省人力成本和时间成本。政府应该大力实行直接在医院窗口就能发放领取救助金，切实方便人民群众的需要，实现服务型政府的构建。

第 十 三 章

流动人口医疗保障法律制度的新建构

随着我国城乡差距扩大的趋势在继续发展，现存的二元社会结构造成了社会的权益与福利分配不平等，使城市流动人口在与健康息息相关的医疗保障方面处于完全弱势地位，这也使得他们的平等权、生命健康权以及医疗保障权亟待完善。随着劳动力的流动以及政府在医疗方面的财政投入严重不足，我国目前流动人口基本医疗保障法律制度也在立法、法律监督与实施机制以及救助方面体现了一定的缺陷。因此，要加强对流动人口医疗保障理论与立法方面的研究，健全农村医疗保障法律体系与监督管理机制，希望以此改善流动人口医疗保障方面的法律问题，能够使流动人口的医疗保障权平等的得以实现，也使我国的医疗制度能够做到有法可依、有法必依。

一　流动人口医疗保障法律制度建设的理论基础

（一）平等权

1. 平等权的发展渊源

平等是最基本的人身权，正是在平等的基础上人人才能享有改革的一切成果。平等权起源于古希腊，智者派根据自然法则最早提出了平等权的思想。后来罗马法中的诸多立法也体现了平等权，如诚实信用原则、意思自治原则。13—16 世纪的文艺复兴运动提出了"天赋人权"学说，作为文艺复兴运动的主要思潮的人文主义，以"人"为核心，把人作为一切的出发点和归宿点，以自由、平等为基点。它是以唯心史观抽象出来的人性论，成为资产阶级人权理论最早的思想渊源。随后西方启蒙运动以追求自由、平等、博爱的文化传统也使得平等权得到进一步的发展。以洛克、孟德斯鸠、卢梭为代表的西方启蒙思想家更好地诠释了平等权。洛克在《政府论》中指出："人们既然都是平等和独立的，任何人就不得侵害他人的生命、健康、自由和财产。"① 孟德斯鸠认为"爱民主政治就是爱平等"。② 卢梭认为，"每个人都生而自由、平等"。③ "平等"也是近代西方新兴资产阶级获得政治权利的主要理论依据，正是在平等的基础上人人才能享有改革的一切成果。美国在 1776 年《独立宣言》指出："有人生而平等，上帝赋予他们某些不可割让的权利，包括生存、自由、追求幸福的权利。"法国在 1789 年的《人权宣言》首次提出人权的口号，提出了"公民在法律面前人人平等"的原则。德国在 1919 年《魏玛宪法》也明确提出"公民在法律面前一律平等"。苏俄宪法在 1918 年，确认了各民族的自由、自由联合的原则，承认各民族权利完全平等。

2. 平等权对流动人口医疗保障法律制度的影响

我国《宪法》第 33 条第 2 款规定："中华人民共和国公民在法律面前一律平等。"平等权是为我国宪法所确定的公民的基本权利，充分体现了平等权在公民各项权利中的重要地位。现今在医疗保障制度方面，流动人口作为健康受损率极高的群体，却在流入城市很难获得基本的医疗保障。这看似是个简单的个体发展问题，恰恰掩盖着政府在城乡统筹发展中的缺位，流动人口（主要是农民工）未能在基本公共服务的制度中得到平等的对待。流动人口作为流入城市乃至国家的重要劳动力和人口资源，在公平正义的指引下建立健全的医疗保障制度，在医疗保障领域实现公共服务的均等化，充分维护流动人口的健康问题具有现实的意义。

现今，在我国整体面貌发生巨大改变，经济和社会生产力飞速提高的情况下，城乡差距扩大的趋势也在继续发展，以户籍为基础的城

---

① ［英］洛克：《政府论》，瞿菊龙、叶启芳译，商务印书馆 1982 年版，第 6 页。
② ［法］孟德斯鸠：《论法的精神》，张雁深译，商务印书馆 2004 年版，第 114 页。
③ ［法］卢梭：《社会契约论》，何兆武译，商务印书馆 2003 年版，第 5 页。

乡二元结构体制也已成为目前社会和经济发展的严重阻碍。二元结构体制主要表现为两种不同的资源配置，二元体制体现了城镇居民和农民不平等的权益分配。对于暂住城市的流动人口来说，他们既不能在城市公共服务构架内实现权益的保障，又无法便利的获得乡镇的社会福利。我国现存的二元社会结构造成了社会的权益与福利分配不平等，使城市流动人口在与健康息息相关的医疗保障方面处于完全弱势地位，这也属于一种隐性的歧视。

（二）生命健康权

健康权是国际法普遍承认的一项基本人权，即人人享有最高可能水准的身体和精神健康的权利，这就意味着国家负有平等保障健康权的法律义务。[①] 我国《民法通则》第 98 条规定：“公民享有生命健康权。”生命健康权是不可以转让、变更和放弃的人格权，生命健康权包括三部分：生命权、健康权、人身权。生命权是公民维护其生命安全利益的权力，主要表现为对生命安全维护权。[②] 健康权是指自然人以其机体生理机能正常运作和功能完善发挥，以其维持生命活动的利益为内容的人格权。[③] 人身权是自然人维护其身体完全并支配其肢体、器官和其他组织的人格权。[④]

生命健康权是在平等权的基础上人对自身生存状态的进一步要求，是人权的重要组成部分。人首先要求平等，随着社会的进步，人们要求的不仅仅是生命权的平等，更重要的是生存质量的平等。每个人作为社会的细胞，细胞是否健康直接关系到整个社会是否健康有序，如果组成社会的个体是有病的，那么整个社会是无论如何都不能健康、文明、和谐的发展的。因此公民在基本的平等权的基础上，也必然要享有生命健康权。生命健康权不仅只关系到个体的

---

① 邓海娟：《论公民健康权的平等保障》，《法学研究》2012 年第 2 期。

② 百度百科。

③ 王有民：《论生命健康权在医疗活动中的支配转移》，《医学与哲学（人文社会医学版）》2008 年第 12 期。

④ 同上。

生活质量，它对整个社会来说也是十分重要的，它理应是当代文明社会所为之奋斗的目标。保障公民的生命安全符合我国以人为本的根本治国方略。

我国于 1997 年加入《经济社会文化权利公约》，[①] 所有加入该公约的国家和地区都承诺："承认人人有权享受社会保障，包括社会保险；创造保证人人在患病时能得到医疗照顾（医疗服务和医疗护理）的条件。"而公民生命健康权实现的核心是依靠一个健全、平等、统一的卫生制度。我国建立完善的医疗保障制度，就是要通过各种手段和方法降低公民由于疾病所导致的健康受损的风险。换而言之，健全的医疗保障制度是保证公民生命健康权的基石。然而，在人口流动性巨大的我国，由于医疗保障制度的不完备，使得这部分流动性群体很难在现有的医疗保障的构架内获得基本的健康保障。因此，尊重保护和促进流动性人口实现生命健康权已成为政府保障人权领域的积极职责，更是国际社会的共识。

（三）医疗保障权

从宏观上讲，医疗保障权包含社会成员的生命与健康有权从社会得到的必要保障，政府为此应当制定相关的政策、法规，通过社会建立基本的医疗保障体制和有效的运行机制，以保证每一个社会成员都能享有卫生保健。从微观上讲，医疗保障权主要指个人有权在医疗机构进行健康检查，患病时有权得到医疗部门的检查诊断、治疗等卫生服务。[②] 我国《宪法》第 45 条第一款规定："中华人民共和国公民在年老、疾病或者丧失劳动能力的情况下，有从国家和社会获得物质帮助的权利。国家发展为公民享受这些权利所需要的社会保险、社会救济和医疗卫生事业。"《宪法》规定了公民基本的社会保障权，而医疗保障权属于社会保障权的一部分，它是随着社会发展所产生的一项

---

① 高洪贵：《流动人口医疗保障中的政府责任探析》，《华中师范大学学报（人文社会科学版）》2013 年第 1 期。

② 郭永松、俞扬海：《论病人的医疗保障权》，《医学与哲学》2000 年第 3 期。

新兴公民权利，是指所有社会成员在健康和生命受到疾病侵袭时有从国家获得帮助的权利。但是我国现在对公民的医疗保障权还没有在任何一部法律中明文规定，一项权利如果没有经过法律的确认是很难得到强制性的保护的，因此医疗保障权的法律化是亟待完善的。

改革开放前，人们生活水平低下，人们没有相应的医保意识，健康得不到保障，这不仅因为医疗水平的低下，还与社会法律、法规不健全有直接的关系。随着经济和社会的快速发展，医疗保障机制是现代文明社会对公民基本权利的保障，也是社会发展进步的象征，所有公民应当树立相应的权利意识，人人都应当有享受医疗改革成果的权利，更有必要将这项权利上升到法律的高度。因此，医疗保障权是公民生命健康权实现的基本方式，应当由全国人大制定相应法律并保障其实施。医疗保障权作为医疗保障法律制度的核心，它应当与完善的医疗保障体系相结合，国家和政府应承担起建立完善医疗保障体系的职责，完善并不断强化医疗保障，促进全民医保体系的进程，这对于公民医疗保障权的实现具有决定性的作用。

由于我国目前城市的流动人口大部分是农民工，这些外来的年轻劳动力从事的基本都是脏、苦、累的行业，他们也在一定程度上缓解了城市的老龄化进程。但是由于这些流动人口没有城市的户籍，他们在所在的城市不能享有城镇的基本医疗保险，而对于常年在外打工的农民工们，他们只能返回原户籍所在地参加新型农村合作医疗，这个程序不但不便民而且由于我国目前新型农村合作医疗保障的水平较低，能够在这个制度内受到保障的农民工的比例也很低。这些因素使得以农民工为首的城市流动人口在医疗保障方面处于我国现行医保体系的真空地带，因而他们的医疗保障权难以实现。

二 流动人口基本医疗保障法律制度的不足

改革开放以来，我国社会经济的快速发展推动了劳动力的流动，主要表现为从农村流动到城市、从欠发达地区流动到经济发达地区。据国家统计局公布的数字显示，2012年我国流动人口数量达2.36亿人，相当于每六个人中有一个是流动人口。① 随着我国的流动人口迅速增长，流动人口的医疗保障制度存在的缺失也逐渐突显，尤其是和西方发达资本主义国家相比我国存在明显的不足。例如英国建立的国家医疗服务体系（NHS），政府提供的公立医疗服务覆盖率达到99%，英国的这种全国统一、基本免费的医疗体系，既促进了人口流动又能使流动人口享有同等的医疗保障；美国医疗保险制度实行私人商业医疗保险与社会医疗保险相结合的办法，大多数美国人由其雇主购买医疗保险，另外，社会的两大弱势群体——老年人和贫困人群医疗保障由国家支付的医疗保健照顾计划和医疗保健资助计划提供，美国医保的主体是私人商业医疗保险，美国五分之四以上的国家公务员和七成以上的私营企业雇员购买医疗保险，政府通过免征医疗保险金所得税以及社会保险税，鼓励企业与雇员向医疗保险公司集体购买医疗保险，这种商业医疗保险具有完全的流动性，全国范围内的劳动力流动没有任何障碍，② 这种医疗保障制度在某种程度上充分保障了流动人口的健康问题。

根据加拿大高级研究所的研究结果显示，人口健康的决定因素取决于以下几个部分：（1）生物学和基因遗传：15%；（2）物质环境：10%；（3）社会和经济环境：50%；（4）医疗体系：25%。③ 世界卫生组织（WHO）也认为，健康在很大程度上取决于社会和经济因素，因而也取决于卫生部门之外的政策和行动。综上所述，我国目前医疗保障制度的不足主要原因是，作为发展中国家，我国经济发展水平较西方国家还有较大的差距，政府在医疗方面的财政投入严重不足。由于我国的国情比较特殊，地区之间存在差异极大，人口众多，农村与城市分布不均。我国在制定允许一部分人先富起来的政策之后，经济发展水平向前推进的同时，也产生了贫富差距日益扩大化和地区发展

① 《中国流动人口发展报告2013》。
② 董静爽：《国外流动人口医疗保障制度建设及其对我国的启示》，《理论学刊》2012年第12期。
③ 董维真：《公共健康学》，中国人民大学出版社2009年版。

不平衡问题。① 在第九个五年计划期间所统计到的数字显示，中国的农业从业者的收入增幅一直在下降，地方政府对城市发展的重视远远大于对农村的关注。除了农村经济发展失衡外，中国各地区的人群收入差距也正有愈演愈烈扩大之势。广东沿海地区经济发展比西部偏远地区要好，人们的收入水平明显高于内地多数城市。

经济上的种种原因导致了大量农村劳动力涌入城市，而城市在经济发展过程中又产生了贫富差距的深化，造成了社会分配不公平现象的剧增。而国家每年在医疗方面的支出所占的比重仅为 15%—18%，占 GDP1% 左右，而发达国家对公共医疗财政投入则占 GDP 近 8%。② 这些因素都阻碍着医疗保障制度的进一步完善和发展，我国目前流动人口基本医疗保障法律制度的不足主要表现为三点。

（一）医疗保障立法滞后

由于我国经济发展水平还远没达到医疗普及、医疗平等的程度，然而医疗保障制度是现代文明社会进步发展的标志，因此在我国法律制度尚不健全的情况下，医疗立法滞后是必然会出现的现象。我国目前针对医疗保障制度方面的法律主要就是 2011 年 7 月 1 日开始实施的《中华人民共和国社会保险法》，这也是我国对基本医疗保险制度的首次明确立法。本法在第三章中对医疗保障方面的法律问题做了基本规定，如新型农村合作医疗制度、城镇居民基本医疗保险制度、职工基本医疗保险、基本医疗保险所包含的医疗服务范围以及规定了哪些是不属于基本医疗保险保障的人。但是《中华人民共和国社会保险法》对医疗保险的规定是比较宽泛的，对流动人口这一特殊人群的医疗保障做出具体规定。由于我国的二元社会结构的存在，统一的立法存在很大的困难，法律是要与时俱进才能符合人民的愿望与社会的要求。因此，应当在《中华人民共和国社会保险法》的统领下，

---

① 杨曦、玛尔丹：《中国经济发展现状及潜在问题分析》，《先驱论坛》2011 年第 3 期。

② 黄晓芳：《基本医疗保障法律制度研究》，优秀硕士生学位论文。

制定与之相匹配的单项法律法规，使得医保制度更加完善，加快缓解因医保所产生的社会矛盾。

当前与医疗保障制度有关的法律除了《中华人民共和国社会保险法》，大多是行政建议或条例规定，规范的层次低，缺乏一定的权威性、普遍性，流动人口的医保问题也缺乏法律保护。针对流动人口的医保问题主要是依据各地方性政策，目前专门为流动人口出台的医疗保险地方政策主要分为三种模式：上海、成都的综合保险模式；北京的大病统筹模式；深圳门诊统筹模式。在这些地方性政策的辅助下，大部分流动人口能参与到医疗保险中，他们的生命健康权得到了初步的保障。但是这些政策因地而异，因为制定主体层次较低，实施过程中始终存在或多或少的弊端。以上海、北京、深圳为例：

上海于 2002 年 9 月 1 日起施行的《上海市外来从业人员综合保险暂行办法》，规定凡是符合本市就业条件，在本市务工、经商但不具有本市常住户籍的外省、自治区、直辖市的人员均可享受本办法中实行的综合保险，即工伤（或者意外伤害）、住院医疗和老年补贴等三项保险待遇。[1] 该《办法》第九条对流动人口缴费的规定为"用人单位和无单位的外来从业人员按照缴费基数 12.5% 的比例，缴纳综合保险费"。上海采取综合保险模式，按照缴费基数的 12.5% 缴纳保险费，相比之下高出于深圳的 12 元和北京的 2%，这无疑是给城市的流动人口增加了许多负担。

北京市于 2004 年 9 月 1 日起实施了《北京市外地农民工参加基本医疗保险暂行办法》，此办法针对的是北京流动人口中的农民工，这也体现了北京对农民工医保的重视。此《办法》规定符合要求的医疗费用，在一个结算期内的，按照分段计算、累加支付的办法由基本医疗保险统筹，根据医院的不同等级按照相应的比例由医疗保险和外地农民工来分担。[2] 北京的这种方式能更好地减轻流动人口患大病时的负担。但是根据"健康移民假说"（healthy migrant hypothesis）

---

[1] 上海劳动保障部，http://www.12333sh.gov.cn/.

[2] 北京劳动保障网，http://www.bjld.gov.cn/.

的观点认为，能够进城务工的人员他们的健康状况要普遍高于一般人，这也是自然选择的原因。据调查，流动人口所患疾病主要为流行性感冒、呼吸道感染病、急慢性肠炎。因此大病统筹这种方式的不足是保障范围较小，对流动人口来说有一定的局限性。

与北京、上海相比，深圳目前的流动人口的医疗保障制度是相对比较完善的。深圳流动人口数量常年居全国之首，因此政府对流动人口的医保也更加重视。深圳于 2006 年 6 月 1 日正式实施《深圳市劳务工医疗保险暂行办法》，《办法》将"劳务工合作医疗"改为"劳务工医疗保险"，将参保范围扩大到本市所有企业及与其建立劳动关系的劳务工，政府更好的解决了就医难、就医贵的问题。2014 年 1月 1 日起《深圳市社会医疗保险办法》正式实施，此《办法》的参保对象包括与企业建立劳动关系的农民工。自此，深圳市农民工将与户籍职工可享同等医疗保障。《深圳市社会医疗保险办法》的出台也是一次巨大的改革，预示着流动人口的生命健康权能在平等条件下得到有力的保证。

我国因为国家层次立法的滞后，缺少在医疗保障方面的法律。虽然各地因地制宜，但缺乏统一性；规范的层次也不高，因而缺乏权威性。这也使得作为社会保障核心的医疗保障制度被分割，造成因为立法的滞后而产生的医保方面的仲裁及诉讼处于状告无门的情况。因此，我国应吸取各地方政策的精华和经验，早日出台全民医疗保障方面的法律，把一些地方法规提升到国家法律高度。

（二）法律监督与实施机制薄弱

法制不健全的突出表现就是法律监督和实施的薄弱，一个健全的法制社会不仅要有权威的立法，更重要的是有事前监督和事后实施的一整套机制。如果没有事前监督和事后有力度的执行作为保障，所谓的法律也只是空中楼阁，如同镜中花、水中月，无法真正行使其法律的权威性。当前法律监督和实施困难也成为医疗法制改革的瓶颈。这不仅在城市中，在广大农村中更是突出的问题。人们在遇到医疗纠纷时宁愿私下协商，也不愿意走法律途径去维护自己的权益，这对于法律制度的完善和发展是十分不利的。

　　医疗保障机制是高成本运营的项目，需要政府大量的资金投入和法律的监管，而现实中由于国际资金投入不够、政府监管的缺位，导致公立医院失去其公立性，很多贫困的流动人口"看病难，看病贵"。而我国的基本医疗保险没有统一的制度，有的是地市级统筹，有的是县级统筹，我国医保被分割在2000多个统筹单位，各统筹单位之间政策不一致，这也使得各地流动人口保护不利于监管的同时也存在不公平的现象。以英国为首的西方国家，将流动人口纳入其中建立统一的医疗保障制度，有效地规避了不公平的现象，也更便于实施和后期的法律监管。目前我国由于流动人口迅速增长，由流动人口引起的工作岗位频繁更换，从而产生医疗保险关系的变换频繁，因此保障流动人口医保的实施更加困难。发达国家由于经济条件的允许，拥有比较完备的医疗保障信息化网络是发达国家医疗保障系统实施的基础，以德国为例，通过信息平台建设实现医疗数据互通，有力地推动了医疗保险系统的实施。① 我国在流动人口医疗保障实施机制方面的薄弱不仅缺乏医疗保险方面的法规，还缺乏法律责任机制。目前我国一些挤占、挪用、截留医疗保险基金的行为时常发生，这些行为显然属于违法行为，但是由于刑法对侵占保险基金的行为缺乏惩罚性规定而使得这些行为得不到及时的惩治。② 流动人口的医疗保障不仅需要出台专门性法律、法规，更要引入法律责任机制，对于阻碍保护流动人口医保的行为进行监管。

　　由于我国没有专门的机构对公费医保进行统一的管理和监督，依靠各地的行政命令进行监管，这也会导致政策不一致、各自为政，医疗资源的配置分配不公或浪费。尤其对流动人口而言，因所在单位不同导致医保待遇差别较大，甚至有些农民工即不能享有所在城市的公

---

　　① 董静爽：《国外流动人口医疗保障制度建设及其对我国的启示》，《理论学刊》2012年第12期。

　　② 应永胜：《从德国和瑞典的经验谈我国农村医疗保障法律制度的完善》，《福建商业高等专科学校学报》2009年第3期。

费医保也不能享有户口所在地的新型农村合作医疗制度。截至 2011 年底，城镇居民基本医疗保险、城镇职工基本医疗保险、新型农村合作医疗保险参保人数已经超过 12.8 亿，现今我国已经基本实现了全民医保的目标，但是由于我国每年有 2 亿人口是处于流动状态，这致使其中大部分流动人口处于三种基本医疗保险的缝隙中，难以保障和监管他们的健康权。虽然我国在 2011 年实施的《社会保险法》第三十二条规定："个人跨统筹地区就业的，其基本医疗保险关系随本人转移，缴费年限累计计算。"但是此规定缺乏法律监督和实施机制。流动人口基本医疗关系的迁移在具体执行上存在很大障碍，尤其是农民工的基本医疗关系从农村迁入经济较发达地区时，经济发达地区不愿意接收流动人口的医保关系，因为这些发达地区的地方政府为流动人口缴纳的统筹基金也相对较高，倘若真的实现全国一体化的医保关系无缝转移，这些地区的政府必然承担较高的经济风险或者遭受较大的经济损失。[①] 我国的基本医疗保障是以地方政府为主导推动力，没有权威的法律和统一的监管体制来规范流动人口的医保，地方政府从当地经济利益角度考虑不愿意推动流动人口医保的接续。此外，由于没有统一的监管机构，流动人口医保制度的衔接也存在一定问题，根据国家统计局数据显示，2011 年末我国总人口达到 134735 万，城镇人口为 69079 万，农村人口为 65656 万；同年卫生部的统计数据显示，2011 年新型农村医疗合作的参保人数达到 83200 万，参保率达到 97.5%，有 4600 万农民工在城镇参加了职工医疗保险。[②] 以上数据显示，流动人口存在"被重复保险的现象"，而这又不能排除部分流动人口不在任何医疗保障的体系之内。因此，以上种种问题显示出我国目前有关流动人口医保问题的法律监督与实施机制的薄弱。

（三）医疗保障法律救助制度不完善

所谓医疗保障法律救济制度是处于医疗保障制度中相对高级的阶

---

① 高洪贵：《流动人口医疗保障中的政府责任探析》，《华中师范大学学报》2013 年第 1 期。

② 同上。

段，国外一些发达资本主义国家已经建立了相对完善的救济制度，而救济制度在我国还处于不断地摸索中，并在较低级的水平上徘徊。这主要与我国的综合国力不强，人均 GDP 水平不高有关，且无论一个国家的经济水平如何，必然都会存在一部分的弱势群体。我国现有的救济机构主要是一些公益组织，靠政府有限的拨款和社会的资助维持生存，这些机构影响较小，受助的范围和人员有限，不为人们所接受。这种社会救济的缺失导致大批留守的孤寡老人和儿童没有相应的保障，这也必然导致了这些弱势群体抵御疾病的能力低，无法承担高额的医疗费用，从而造成很严重的社会问题。因此，我国势必要建构医疗救助制度来完善我国的医疗保障体系。目前，在"全民医疗"的大背景下，城镇居民基本医疗保险、城镇职工基本医疗保险、新型农村合作医疗保险作为社会保险保障着绝大多数人口的健康，起着纵向的作用；医疗救助制度作为社会救济手段，起着横向的作用以此来缓解疾病给弱势群体所带来的经济负担。

　　医疗救助制度是指政府通过提供财政、技术、政策上的支持使贫困人口获得基本的医疗卫生服务，从而改善目标人群健康状态的一种运行机制，它把政府视为唯一的责任和实施主体。如美国、英国、加拿大、日本都有这种医疗救助模式，通过政府承担医疗救助的唯一责任，严格区分了社会医疗保险和政府救助制度。我国目前尚未形成完善的医疗救助机制，因此并没有严格区分政府和社会在医疗体系中所承担的义务和责任，即政府对医疗救助资源享有支配权但救助的资源来源于国家财政和社会资助。当然我国不能完全复制西方国家的医疗救助模式，因为西方国家的政府救济体系的资金消耗巨大，相当于一个无底洞。据欧盟统计局的数据显示，2008 年欧盟国家社会保障资金的消耗平均已经占 GDP 的 30%。① 官方数据显示，自 1950 年起，欧盟国家的 GDP 平均增长速度都低于 2.7%，不少西方经济学家认为是由于社会保障的消耗大大超过了经济增长的速度。由此可见，我们不能一味复制他国的医疗救助模式，应该取其精华创造一套适合我国

①　《学习时报》2010 年第 31 期。

发展模式的医疗救助制度。

当前，我国的医疗救助尚处于起步阶段，作为一个孤立的体系没有真正融入医疗保障的体系中。我国医疗救助最主要的缺陷就是没有与三大保险真正的衔接，医疗救助作为国民医疗保障的最低保障标准和最后的防线，理应对医疗保险进行进一步的补充，充分维护弱势群体的健康权。在以全民医保为目标的前提下，仍然存在着贫困人口难以负担的缴费门槛或报销起点，弱势群体在没达到规定标准时医疗保险也是难以救助他们的。由于基本医疗保险本身存在特殊性，较低的缴纳费用决定了当前制度对参保人的医疗费用的补偿水平较低，贫困人口即使能承担门槛费仍然有很重的医疗负担。医疗救助制度的政策目标是保障那些医疗保险不能救助的弱势群体，通过公共财政的直接补贴无偿的救济，不需要弱势群体承担任何的缴费义务。医疗救助虽然是为贫困人口提供医疗保障，但是促进贫困人口的整体发展才是社会保障的根本目标。而流动人口作为社会的底层，很多是属于需要救助的贫困人口，因此关注他们的健康问题，保障这部分人群的基本医疗权，也就是保障了他们的生命健康权，这样才能推动社会保障的功能积极发挥作用。

我国的基本医疗保险和医疗救助制度将处于长期共存、不可互相取代的位置，因此要关注两种制度之间的衔接问题。医疗救助是一种无偿、单向的救济，这种救济方式必须要有充沛、稳定的资金保障，但我国目前的医疗救助资金来源少、数额有限，而基本医疗保险是一种多元化的机制，有稳定的缴费群体，因此医疗保险有稳定、充足的资金保障。为了改善两种机制资源分配不均，医疗救助资金有限的问题，使两种机制更好的衔接，可以适当降级基本医疗保险的门槛，将更多的弱势群体纳入基本医疗保险的范畴内。在不断完善医疗保险制度时，更多贫困人口能够负担得起相应的医疗费用，他们的健康问题能在医疗保险中得到救助，这样需要依靠医疗救助制度保障的人数相应减少，政府需要完全承担的救助资金也能够相应减少。随着基本医疗保险制度的不断完善，相信贫困人口可以充分利用医疗服务资源，通过医疗保险和医疗救助的衔接，使贫困人口不会因为无法负担医疗费用而不能及时就医，同时也在能力范围内承担部分医疗费用，合理的缓解了政府的资金负担。现在有很多地区仍然采用医疗保险事后报销的方式，这种方式也不利于贫困人口的及时就医。民政部于2009年出台的《关于进一步完善城乡医疗救助制度的意见》指出，鼓励和推行定点医疗机构即时结算医疗救助费用的办法，民政部门可结合实际提供必要的预付资金。这也是医疗保险和医疗救助的一种有利衔接，可以由医疗救助机构对医疗费用进行垫付，投保人只需承担自己所需承担的医疗费用，而后由医疗救助机构和医保机构进行结算，这也扩大了医疗救助的范围，进一步缓解了贫困人口的压力，提升了贫困人口的就医率。两种制度若是能有机的衔接，能够有效缓解基本医疗保险的局限性，一定程度上解决资源分配不公的情况。基本医疗保险无法保障贫困人口能得到充分救济的制度缺陷能在医疗救助制度中得到弥补，而医疗保险可以为医疗救助提供一定的资金支持，相应的缓解医疗救助资金有限的问题，解决贫困家庭在医疗保险中报销额度较低的矛盾，充分满足贫困人口的医疗需求，防止社会上因病致贫的情况，对弱势群体施以援手，这也更加有利于社会和谐稳定的发展。

三　完善流动人口医疗保障法律制度的建议

随着我国流动人口数量的不断壮大，这一群体的医疗保障制度无论在理论上和实践中都遭遇重重困难。随着流动人口的快速增长，他们的流动性和弱势地位使得他们在医疗保障和医疗救助中往往被忽视，而这实际又与他们对医疗保障的刚性需求形成强烈反差，流动人口"因病致贫，因病返贫"的现象时常发生。医疗保障体制的不完善、不健全，使得对流动人口的医疗保障体制的法律问题呼之欲出。美国卫生经济学家协会主席 Grossman（1972）指出，健康既是一种消费品，它可以使消费者感觉良好，同时又是一种投资品，因为健康状态将决定消费者可利用的用于工作和闲暇的时间的多少，生病天数减少的货币价值就是健康投资的回报，而当健康作为一种投资品时，健康投入的多少就决定了人们可以获得的人力资本的多少；也就是说，如果人们将收入中的一部分用于医疗保健支出从而使自己保持健康状态，那么人们就可以通过增加用于工作的时间、提高工作效率、获得新的工作机会等方式增加自身的人力资本积累，这种投资的收益即是疾病损失的避免、收入的增加和个人福利的改进。收入的增加又能反过来促进健康水平的提高和健康投入的增加，从而使健康与福利之间形成良性循环关系。① 反之，则可能形成健康水平低下——劳动力降低——贫困——健康再度恶化的恶性循环中。因此流动人口作为医疗保障体系中的弱势群体，理应提升城市医疗服务利用的可及性，充分关注他们的生命健康权。因此，如何建立和健全医疗保障的立法和监督机制，如何保障流动人口在医疗救助问题上的权益，就成为医疗体制改革面临的最重要最现实的问题，迫切需要完善。前文已经详述了我国流动人口基本医疗保障法律制度的不足，如立法不完备，立法层次不高，没有专门的基础性法律，缺乏体系性；法律监督和实施机制薄弱，政府监管责任不到位，地方政府缺乏执行力；缺乏完善的医疗救助制度，医保基本保险和医疗救助制度之间缺乏有效的衔接，需要政府承担起医疗财政协调职能。针对以上问题，笔者提出一些建议，希望以此改善流动人口医疗保障方面的法律问题，能够使流动人口的医疗保障权平等的得以实现，也使我国的医疗制度能够做到有法可依、有法必依。

（一）建立健全农村医疗保障法律体系

从上面分析中我们看到我国农村医疗保障存在立法空缺，因此应着重制定与流动人口相关的医疗法律、法规，使流动人口的医疗保障制度从法律上得到有力保证，做到有法可依，有依必依，执法必严，违法必究。由于针对农村的法律法规尚处于摸索中，缺乏完善的政策和法律，流动人口虽然在城市工作但他们户籍仍在农村，他们大多享有的新型农村合作医疗制度也缺乏完善的法规。我国虽然于2010年出台了《中华人民共和国社会保险法》，但其中关于农村医疗保障制

---

① ［英］大卫·怀恩斯主编：《福利经济学前沿问题》，中国税务出版社2000年版。

度的内容，仅在第二十四条规定了："国家建立和完善新型农村合作
医疗制度。新型农村合作医疗的管理办法，由国务院规定。"立法的
匮乏也导致了农村社会保障制度缺乏法律依据，流动人口的医保得不
到充分保障。目前，新型农村合作医疗试点仍遵循 2002 年国务院出
台的《关于进一步加强农村卫生工作的决定》及 2004 年卫生部出台
的《关于进一步做好新型农村合作医疗试点工作的指导意见》，各地
方政府也只是以这两个文件为依据推行农村合作医疗，但是这两部政
策性文件缺乏权威性和稳定性。因此，首先要建立基本的法律法规，
针对农村人口（包含流动人口）的性质和特点建立专门性的法律，
然后在此基础上不断细化出台其他相应的法律法规，建立起一整套比
较完善的法律体系。具体来说，要力求保证公平正义、吸取国外立法
的经验、提高立法层次等方面对农村医疗保障法进行完善。

1. 立法注重公平正义

改革开放以来，我国经济快速发展，过分追求经济效益的提高，
使得现阶段所形成的城乡二元结构是以牺牲一部分农村利益来推进城
市发展的，存在严重的城乡差距，然而占全国人口四分之一的城市却
占着全国四分之三的医疗资源，这种医疗资源的分配是十分不均衡
的。农村经济的发展远不及城市，农民收入增长缓慢、贫困问题突
出，处于弱势地位的农村人口更需要综合的社会保障，尤其是基本医
疗保障。因此，在农村主要的新型农村合作医疗制度方面的立法更应
当注重维护社会的公平正义，法律应当充分发挥其指引作用，应当把
该制度的建设上升到消除城乡差别的高度，使得医疗资源公平合理的
分配，注重保护基本人权。社会保障的建立要以我国当前的经济为基
础，由于我国贫富差距较大的实际情况，因此社会保障作为资源再分
配的一种手段，应当维护好弱势群体，起到扶贫的作用。医疗保障作
为社会保障的一种，现阶段制度的完善至少要做到公平正义优先的
原则。

2. 吸取国外立法的建议

国外在建立的农村医疗保障制度有两种，一种是建立相对独立的
农村医疗保障，由专门机构管理；另一种是建立全国统一的医疗保障

制度，不区分农村人口和城镇人口，但无论采用哪种制度国家都十分注重立法在构建农村医疗保障中的作用。目前我国也属于医疗保险模式，而日本和德国属于典型的医疗保险模式，因此可以借鉴他们的立法经验。例如德国属于医疗保险模式，通过立法的方式对医疗保险费用的收缴、管理和政府的补贴等方面进行了规定。[①] 世界各国的农民收入普遍偏低，对于社会保障支付的能力较弱，因此发达国家的政府在农村医疗保障方面扮演了重要角色，日本政府为农民参加医疗保险提供了补贴。日本和德国的立法在农村医疗保障制度问题上，均采取了强制性做法。因为医疗保险领域具有非常典型的信息不对称的特点，投保人对于自身健康状况具有更多的信息，而这些信息无法被保险机构所掌握；若采取自愿参保原则，则极可能投保的人，往往是疾病风险高的人；而保险机构由于不了解投保人的私人信息，为了应对这种情况被迫提高保费，这样会使疾病风险低的投保者不愿参保。如此恶性循环，就会导致医疗保险市场出现消费不足。[②] 因此，唯有采取强制性的社会医疗保险，才使得社会医疗保险的交易费用和福利损失降低。如果坚持在农村医疗保障制度中以"自愿"为原则，将使得高疾病风险、高医疗需求的家庭更多地参加保险，并进而影响到社会保险基金和进一步的资金筹集，最终可能影响到农村医疗保障的效果。

3. 提高立法层次

我国现行的新型农村合作医疗管理的依据是 2003 年由卫生部、农业部、财政部联合颁发的《关于建立新型农村合作医疗制度的意见》，而该意见并不属于法律或法规。迄今为止关于新型农村合作医疗管理仍然没有具体法律依据的，地方政府所依据的政策性文件的制定主体低，不具有权威性。由于我国农村医疗保障方面的法律制度长期处于真空状态，农民的权益长期得不到实质保护，尤其是对于农村

---

① 柏高原、王琳：《农村医疗保障法律制度的比较研究》，《西北农林科技大学学报》2012 年第 1 期。

② 同上。

流动人口的保护，流动人口作为城乡之间流动的社会群体，既有别于传统的农民，又不属于传统的市民，正是由于他们的特殊性造成了流动人口管理难度大，给农村医疗保障的全面推行带来了阻碍。而我国目前的医保是以户籍为标准区分的，流动人口虽在城市务工但不具有城市户籍，现有的新农村合作医疗制度规定在外务工的流动人口在务工地就医所花费的医疗费用，在原户籍所在地不能报销。但实际上这些务工农民回原户籍地接受医疗服务是不现实的，他们若回到户籍所在地所支付的交通费用、误工费都不在报销补偿范围之内。事实上这些流动人口往往不会选择回到户籍所在地接受医疗服务，新农村合作医疗制度对农村流动人口的保障的空白，需要尽快解决。因此要通过法律的完善进一步明确建立新型农村合作医疗制度的目标及确定价值取向，要建立符合我国农村发展现状，与农村人口特点相适应的农村医疗保障制度，就必须提升农村医疗制度的立法体系，用法律代替法规，用法规代替政策性文件。尽快出台由全国人大常委会制定的法律为统率，以地方各级政府制定地方性法规和规章为补充，形成一套相对完整的法律体系。要从立法上明确农民医疗保障筹资机制、明确农民医疗保障模式、明确农民医疗保障管理机构及职责、明确农民医疗保障中的医疗医患纠纷的救济途径。

（二）健全农村医疗保障监督管理制度

要想保证医疗保障制度的有序发展，必须建立健全相应的监督机制。监督机制的完善需要有相应的监督机构及一系列配套措施，同时也需要进行合理的规划和管理。科学的管理加上一套完备的监督机制就能够保证法律走上正轨，保证一切以事实为依据，以法律为准绳。我国现行的农村医疗保障法律监督机制薄弱，农村医疗保障法律体系的建立，不仅需要相关领域的部门法律，还需要其他部门的法律辅助和协调。我国目前农村医疗保障监督和管理的薄弱主要表现为缺少对医疗保障基金筹建和运作的监督。比如，修订现行刑法，对目前一些挪用、截留、贪污医保基金的不法行为除在社会保障法中加以惩治规定外，针对我国现状，可以在法院增设社会劳动保障庭，专门处理社会保障争议案件，使农民在社会保障权益受到侵害时，及时获得司法保护。如现行民法、刑法、税法等缺少与农村医疗保障制度的衔接，未能形成统一的农村医疗保障法律制度体系。我国目前农村医疗保障监督和管理的薄弱主要表现为缺少对医疗保障基金筹建和运作的监督。比如，对目前一些挪用、截留、贪污医保基金的不法行为除在社会保障法中加以惩治规定外还应该在刑法中规定追究其刑事责任；对医疗机构、医务人员、新型农村合作医疗管理部门的工作人员违反规定的，应当给予相应的行政处罚。应当明确只要违反了农村医保制度，就应该承担法律责任，可以以行政责任、民事责任为主，刑事处罚为辅。因为我国医疗保障制度的不健全，由此产生的纠纷时常发生，因为农民在整个社会中所处的弱势地位，他们在医疗保障权益受到侵害时的救济要更加注重效益，及时处理他们的医疗纠纷，使他们能获得司法保护。

推行农村流动人口医疗保障的实施，应当强化政府的管理职责。由于流动人口的高度流动性使得其在管理上存在难度，一方面大量的非正规就业、灵活就业、不同职业间的频繁流动给农村流动人口的社会控制带来难度，使得社会保障政策的调查、宣传、制定、管理等异常困难；另一方面，医疗保险是具有一定延续性的制度，由于不同流入地在经济发展水平和政策制定方面的巨大差异，使得农村流动人口的高流动与社会保障地区的小统筹之间产生矛盾。[①] 目前的城市劳动力市场是一个二元劳动力市场，农民工在其中处于绝对弱势竞争地位，从事的大多是城市脏、苦、累、险的工作，工资低、社会保障权益得不到保障，随时会有失业的风险。而且农村流动人口不仅包括了农民工，还包括了妇女、儿童这些农民工的家属，这部分人群相对于农民工而言是处于更加弱势的群体，这些人群对医疗保障的需求更加迫切，而这部分人口的高度流动性又阻碍着医疗保障的推进。因此，在对农村流动人口种种不利的情况下，政府更应承担起管理职责，切

---

① 赵立航：《农民工社会保障问题五大矛盾探析》，《深圳大学学报（人文社会科学版）》2005 年第 3 期。

实承担起保障农民和农村流动人口的政府责任。新中国成立以来我国经历了计划经济和市场经济两种体制，计划经济是以政府为主导，而市场经济是以市场为主导，我国农村的医疗制度也历经了这两种管理模式的转变。在计划经济条件下，农村医疗保障制度的实行是以政府主导，由政府统一规划、组织分配，农村医保推行全民合作医疗建设，那一时期我国经济发展水平虽然不高，但保证了农村人口人人享有基本的医疗服务，大体上满足了农村人口的最基本的医疗需求。改革开放以后，我国的农村医疗保障制度实行以市场为主导，实践证明，医疗卫生服务的"商业化"、"市场化"走向从根本上背离了医疗卫生事业发展的基本目的，也不符合医疗卫生事业发展的基本规律，因而直接导致了医疗卫生改革的举步维艰。[1] 这也充分说明了医疗保障的建设离不开政府的推动作用，政府作为农村医疗保障的经办机构，扮演着主要监管人的角色。因此，新型农村合作医疗制度的开展，必须强调政府管理的科学化、制度化，政府首先要通过立法、司法和行政的监督来维护农村医疗保障制度建设的合法性和合理性。强调基金管理的制度化，防止挪用和腐败行为，限制医药行业的垄断，规范医疗行为，保护农民的合法权益。[2] 政府要着力解决农村合作医疗制度运行过程中的透明度问题，要切实采取措施，特别是建立法律监督机制，以提高制度运行效率，保障参与农民得到优质、实惠的医疗服务和及时、公平的补偿。其次，政府有责任和义务建设与调整农村医疗卫生服务的供应和需求，有义务对农村医疗保障建设投入资金支持，在制度建设中应当充分考虑农村居民的收入水平和消费能力，在医疗资源的分配中能更考虑贫困人口的需求，并在医疗救助方面做出相应的制度安排，以解决贫困人口的医疗需求，尊重他们的生命健康权。政府应当在宏观上调控医疗服务可及性与医疗需求之间的差距，以尽量实现农村人口平等地享有医疗保障权，并将我国医疗福利最大化。再次，政府要建立和完善我国农村医疗保障的经办机构、组

---

① 周瑾：《论农村医疗保障法律制度》，优秀硕士学位论文。
② 赵飞：《我国农村医疗保障制度中的政府职能研究》，优秀硕士学位论文。

织机构、协调机构和监管机构，坚持精简的原则和高效的原则，在落实国家政策的同时，还要根据本地农村医疗保障的实际情况选择符合本地状况的医疗保障模式和医疗补偿机制，从而使农民做到有病可医，以保障农民的合法权利。①

（三）增强农民的医疗保障法律意识

增强农民的法律意识，尤其是对医疗保障制度的法律意识。当前农村流动人口法律观念淡薄，遇到问题不能拿起法律的武器为自己讨说法。因不懂法、不信法而吃亏上当的事是十分普遍。面对医疗保障这样的新鲜事物更需要对他们进行法律宣传和教育，使他们能够自觉树立起维护自己医疗保障权利的意识。目前，农村医疗保障制度的推行仍然采取的是自愿原则，还不具有法律强制性，因而在实际操作过程中具有较大的随意性。很多农村人口不了解医疗保障，对于生活困难的农民更不愿意缴纳医疗保险费用，实践中农民个人出资部分的收缴是十分困难的，经常要依靠乡村干部和乡村医生挨家挨户宣传、劝说来完成，这事实上是把基本医疗保险等同于商业保险，失去了新农村合作医疗制度所存在的价值。此外，由于农村人口所受教育程度普遍偏低，他们的法律意识比较薄弱，他们往往也不知道自己享受哪些权利具有什么义务，因此如果没有加大宣传力度让他们系统的了解医疗保障的作用，他们也会因为对合作医疗的不了解和不信任而拒绝参加，也可能即使缴纳费用了在事后因缺乏了解而不会利用基本医疗保障来维护他们的健康权。而农村人口对于法律制度的信任与否，很大程度上取决于领导者或基层工作人员的一些做法和他们对待法律的态度。为此，首先政府必须加大宣传力度，向广大农民讲清楚合作医疗的好处，使他们了解政府的政策和用意，有意识地培养农村人口的法律意识，从而积极参加到以政府为主导的农村医疗合作制度中。其次我们不仅要加强宣传力度，还有注重宣传的方法，在培养农民法律意识时尽量采用通俗易懂的语言，更加生动形象的宣传法律。对农村人

---

① 赵飞：《我国农村医疗保障制度中的政府职能研究》，优秀硕士学位论文。

口法律意识的培养是个漫长的过程，要注意长期性的对他们灌输法律思想，法律的宣传工作要具体到位，关注农民的感受不能激进。目前，我国农村人口在法律方面的自我保护意识薄弱，而农村医疗保障制度的顺利推行离不开农民的支持，检验这项制度的成功与否也离不开农民的感受评价。因此，要增强农民的医疗保障法律意识，让他们学会用法律的手段保护自己，享受应有的权利的同时也履行自己应尽的义务，配合好政府推动医疗保障制度的运行，并参与到医疗保障实施的监督中。增强农民的医疗保障法律意识有助于建立一个良好的法律环境，更有助于社会的高效运行。

（四）加强农村医疗保障法律制度的理论研究

目前，对于新型农村合作医疗制度学术界的看法不一，有学者对新型农村合作医疗制度的建立不抱有太大希望，认为可能会重蹈旧农村合作医疗制度的覆辙;[①] 有些学者支持新型农村合作医疗的重建，认为这是体现社会正义、促进社会协调发展、防止社会两极分化的重要途径，是一条"从慈悲到正义之路"。[②] 虽然学术界对此的理论不一，众多学者也提出了比较中肯的意见，但是目前对新型农村的医疗保障的理论研究主要集中在卫生、医学、保险等领域，而法律制度方面的研究成果非常少，且各个领域的研究过于分离，缺乏交叉的研究。农村流动人口的高度流动性由于我国医疗保障起步较晚，又受制于城乡二元结构的特殊国情，医疗保障的推行较缓慢，追究其根源是由于缺乏理论研究，医疗保障制度作为社会的基本保障未能与农村流动人口的新特点相结合研究，现有的医疗保障制度不符合流动人口的新趋势。农村流动人口的高度流动性决定了他们具有各自鲜明的特征，没有统一的标准，"农民工"已经不足以对他们进行概括：如新

---

　　① 王延中：《试论国家在农村医疗卫生保健中的作用》，《战略与管理》2001 年第 3 期。

　　② 郑功成：《从慈悲到正义之路：社会保障的发展》，《社会保障制度》2002 年第 10 期。

一代流动人口定居城市的态度更加明确；他们选择外出的动机已不仅限于生存，而介于生存与发展之间；更多的农村流动人口夫妻子女举家外出，而非原来的农民工外出和家属留守；老一代的农村流动人口的子女正在长大，形成新的需求与文化等。[①] 这些看似与社会保障无关的变化事实上却在影响着农村流动人口社会保障的心理预期和实际需求，对社会保障制度设计提出新的要求。同时，农村流动人口医疗保障研究中理论研究的缺乏。目前的研究就制度论制度的多，进行深入理论探讨的少，因此在保障方案设计上难免显得苍白。由于缺乏法律界的研究造成复杂、庞大的医疗保障制度的立法困难，也由于法律制度的不完善造成了现今医疗保障推行的缓慢。当前面临的社会问题迫切需要理论的支撑，科研工作者要自觉地承担起研究社会问题的责任和意识，今后对流动人口医疗保障的研究与其他领域相结合，关注流动人口的发展新趋势和新特点，面对新出现的一些社会问题要有敏锐的时代感和洞察力，同时加强归纳并提升理论深度的研究，时刻走在时代的前列，为一些重大的社会问题指引方向。当前对流动人口的医疗保障问题的研究还处于一个初级阶段，面对复杂的情况，我们要有充分的准备，时刻保持清醒的头脑，不断发现新问题，寻找新方向，解决新问题，为医疗保障制度的不断完善贡献力量！

[①]　房莉解：《农村流动人口医疗保障研究综述》，《甘肃理论学刊》2006 年第 5 期。

第 十 四 章

流动人口医疗保障服务均等化的新进展

我国现有流动人口 2.45 亿，应该说流动人口是我国加快城镇化、全面实现现代化进程中作出重要贡献的一支重要力量。在这 2.4 亿的流动人口中，有育龄人群 6300 万，有儿童 3100 万，做好流动人口的妇幼健康服务，是我们非常重要的一项职责。近年来，我们按照党中央、国务院的要求，在妇幼健康服务工作当中，积极推进公共服务均等化。通过各个政策的设计、服务的可及、项目的实施，共同向流动人口的妇女和儿童覆盖。通过这些服务可及性的改善和政策的落实，流动人口当中，妇女儿童的健康水平得到明显提高。

2013 年监测数据显示，在流动人口当中，流动的孕产妇住院分娩率已经达到 95% 左右，流动人口当中的孕产妇建档建册率已经达到 92%，流动人口当中的孕产妇住院分娩费用可以通过住院分娩补助、新农合和城市各项医疗保障进行结算。在流入地居住了半年以上的流动人口 92% 都建立了 0—6 岁儿童保健卡，也建立了计划免疫保健卡，按不同年龄要求接受计划免疫免费的各项服务。今后，我们还会把流动人口妇女儿童的保障水平不断提高，让国家公共服务均等化在流动人口中得到落实，让流动人口同步享受到我们国家经济社会发展和改革开放的成果。

一　流动人口公共服务均等化的基本内容

公共服务均等化是公共财政的基本目标之一，是指政府要为社会公众提供基本的、在不同阶段具有不同标准的、最终大致均等的公共物品和公共服务。公共服务均等化有助于公平分配，实现公平和效率的统一。当前,我国基本公共服务的非均等化问题比较突出,并由此使地区间、城乡之间、不同群体之间在基础教育、公共医疗、社会保障等基本公共服务方面的差距逐步拉大,并已成为社会公平、公正的焦点问题之一,实行公共服务均等化在当前具有非同寻常的重大意义,所以基本公共服务均等化是缩小城乡差距和贫富差距以及地区间不均衡发展的重要途径。

实现公共服务均等化,是现代政府追求的目标。从19世纪末期到20世纪70年代末期,西方发达国家为克服自由资本主义的弊端,强化政府对公共经济领域的垄断地位,推动公用事业等重要行业的国有化,建立和完善公共财政体制,基本实现了公共服务均等化或均质化。20世纪80年代以来,为进一步提高公共服务水平,世界各国政府积极探索国有公共企业私有化、政府与私人企业合作制等改革举措。百余年来,各国为实现公共服务均等化积累了丰富的经验,为推动政治文明起了重要作用。

亚洲地区现代化的进程起步时间不一,各国公共服务均等化程度差别较大。二战以后,先期实现体制变革和经济腾飞的国家,如日本、韩国、新加坡等国,借鉴欧美发达国家实现公共服务均等化的经验,通过在公共财政、基础教育、公共卫生、社会保障、公用事业等方面有效的制度安排,使公共服务均等化程度维持在相对较高的水平。但是,大多数亚洲国家,由于治理理念、政治体制、社会环境、经济基础、人口规模以及连年战乱等因素,政府的公共服务能力不强,公共服务的均等化水平不高。20世纪80年代以来,公共管理改革运动席卷全球,亚洲国家中,公共服务均等化程度较高的国家认真总结实现公共服务均等化的经验和教训,不断深化公共服务制度和公共服务方式的变革;公共服务均等化程度较低的国家,主动借鉴发达国家实现公共服务均等化的理念和经验,努力探寻适合本国特点的实现公共服务均等化的途径和策略。在探索公共服务均等化的过程中,亚洲国家面临着各种各样的难题,也积累了具有自身特色的经验。

国家卫生计生委近日发布的《中国流动人口发展报告 2013》显示,2012 年中国流动人口数量达 2.36 亿人,相当于每六个人中有一个是流动人口，其中，超过半数是"80后"。在有意愿落户城市的新生代流动人口中，超过七成希望落户大城市。然而，这些栖身于城市的外来人口，期望"扎根城市"，却很难在城市中享受与当地人同等的公共服务。

对于2.8亿城镇流动人口来说，他们新型城镇化的目标就是——流动人口市民化、公共服务均等化。流动人口市民化是实现公共服务均等化的前提，公共服务均等化是流动人口市民化的重要体现。公共服务均等化，意在使流动人口及其家庭可以享受与城市户籍居民身份统一、权利一致、地位平等的公共服务和权益保护，其中，重点包括住房保障、子女教育、医疗保障及社会保障等。公共服务均等化，教育、医疗受益显著。

1. 教育均等：十八大报告提出"积极推动农民工子女平等接受教育"，并取消"义务"二字，这表明针对现有2000万城镇农民工子女和5800万留守农村儿童的城市学前教育、高等教育将逐步放开，将显著推进相关基础设施的建设和中小学教材教辅的支出增加。同时，伴随着宽带普及率的提升，宽带和IPTV、OTT捆绑的业务模式，在新增城市居民中的推广速度，将远高于已使用多年的有线电视的原有居民，最终带动IPTV、OTT等相关产业的快速普及发展。

2. 医疗保障均等：主要体现在健全医疗卫生服务体系，扩大基本医疗保险覆盖范围。2006—2011年经过新医改的投入建设，我国医保覆盖率从2003年的22%提高到了2011年的95%，但是由于基础薄弱，大部分覆盖水平还比较低。2011年城镇职工基本医疗保险覆盖比例不到15%，新农合医保覆盖也只有70%，大部分城镇流动人口仍处于没有或者较低医保范围之内。同时，以2011年为例，城镇职工基本医疗保险人均支出为1593元，而新农合人均支出也只有206元，二者差距巨大。我们认为，随新型城镇化的推进，城镇流动人口如果能够享受平等医疗保障服务，将有望打开医院建设、医疗设备及医疗服务领域的需求空间。

3. 住房均等：商品房与保障房两个市场均衡发展，是保障和改善民生的现实需要。建立"两个市场"使得社会达到公平和效率平衡是未来房地产行业发展的方向，未来政策引导方向应以商品房市场为主，保障性住房市场为辅。政府规划2011—2015年新开工保障性住房3600万套，其中，2011年实际开工1043万套，2012年计划开工700万套，预计未来三年新开工仍将保持年均600万套，将有效解决城镇低收入、中等偏下收入住房困难家庭的基本住房问题。从保障性住房建设的角度看，房地产公司受益程度有限，而大型建筑商及中下游材料商将最为受益。

二　实现流动人口基本公共服务均等化的紧迫性

快速城镇化阶段是发达国家构建和完善社会管理及公共服务制度的关键时期。欧盟等国际经验表明，在推进城镇化过程中政府应主导普遍提供社会保障、卫生保健、适当的住房和就业机会等基本公共服务。当前，我国已经进入了调整经济结构、转变发展方式和推进城镇化的关键时期，也正是推进基本公共服务均等化，促进城乡区域协调统筹发展的最佳时期。推进基本公共服务均等化，必须坚持以扶弱政策为导向，重点支持帮助弱势和困难群体。我国流动人口80%以上是农民工，是一个规模庞大、分布广泛的特殊弱势群体。实现并解决好流动人口基本公共服务均等化已成为各级政府推进基本公共服务均等化的重点任务。

全国流动人口动态监测2010年上半年调查结果显示，当前流动人口基本公共服务供给明显不足，其生存发展状况不容乐观，应引起各方面高度重视。一是子女接受义务教育情况。流动儿童在公立学校就学比例为73.4%，在打工子弟学校和私立学校就学的尚有26.6%。二是流动人口职业培训缺口大，失业人员受训机会更少。只有12.5%的就业流动人口接受过政府组织的培训，仅有3.8%的失业人员接受培训。三是流动人口住房和卫生条件堪忧，租房负担大。流动人口家庭人均住房面积为13.1平方米，半数家庭人均住房面积不到10平方米。20.9%的流动人口家庭住房内没有厕所，20.8%的家庭需要与邻居合用。41.5%的流动人口认为目前的住房支出已经达到或超过自己能承受的最高房租。四是流动人口住院分娩率较低，计划生育服务供给不足。西部地区流动妇女在家中和私人诊所分娩比例高达16.7%。中小城市流动已婚育龄妇女与配偶同住的占84.9%，但在流入地接受过至少一项计划生育服务的比大城市低17个百分点。五是流动人口社会保障不足，工伤保险参保率低。就业的流动人口中，参加工伤保险、医疗保险、养老保险、失业保险、生育保险和缴纳住房公积金的比例分别为31.7%、55.7%、23.8%、12.1%、8.0%和4.6%。工伤风险较高的采掘、制造、建筑业中，参加工伤保险为58.4%、48.9%和25.1%，远未达到《工伤保险条例》要求。流动人口养老保险转移比例低，异地接续仍然困难，在外地参加了城镇基本养老保险的被访者中，74.7%没有将养老保险转移到现工作城市。六是流动人口内部收入分配差距明显，流动人口困难户的比重及其困难程度都高于城镇居民。

造成流动人口基本公共服务权益缺失的原因是多方面的，其中城乡分割的二元结构，是产生流动人口问题的体制根源；现行相关法律不健全、法制不完善，是产生流动人口问题的制度缺陷；政府管理和职能转变不到位，是产生流动人口问题的机制障碍。除上述各种主客观因素之外，当前财政资金保障机制不健全，是产生流动人口权益缺失的重要因素。因此，迫切需要在稳步推进户籍管理等各项改革的同时，加快构建适应人口流动迁移新形势发展需要的流动人口基本公共服务均等化经费保障机制。

三 实现流动人口基本公共服务均等化的根本点

实现流动人口基本公共服务均等化目标，必须明晰流动人口基本公共服务的政府间事权划分，完善公共服务供给机制，健全中央与地方财力与财权相统一的体制。按照"一级政府、一级事权、一级财权"的原则，合理划分中央和地方财政供给流动人口基本公共服务的责任和范围。

中央政府原则上应当负责公益性覆盖全国范围的公共服务供给，

地方政府主要负责各自辖区内的公共服务供给。对于跨地区、具有"外溢效应"的公共服务，应由中央和地方政府共同承担。一般而言，属于计划生育、义务教育、公共卫生、社会保障中的养老保险补助、城乡低保补助等全国性"纯公共产品"和部分外部性极强的"准公共产品"，其事权由中央承担为主，地方为辅；对于区域性公共产品或区域性"准公共产品"，如医疗、就业、住房等，其事权以地方为主，中央为辅。

由于上亿农民工的存在，我国的城乡二元结构已经超越地域的意义，出现了具有独立结构和文化的"漂移社会"。流动人口基本公共服务的供给，既具有公益性覆盖全国范围的特征，又具有跨地区、"外溢效应"显著的特征，因此，中央和地方政府对流动人口基本公共服务均等化，都承担着重要职责，要切实防止政府的"缺位"和"甩包袱"现象。

四　实现流动人口基本公共服务均等化的体制保障

在明确划分中央和地方政府间流动人口基本公共服务事权的基础上，必须完善现行转移支付制度，建立中央对流动人口的流入地转移支付；流入地政府要调整财政分配结构，切实加大对流动人口基本公共服务的支持力度。通过中央和地方的共同投入，为流动人口基本公共服务提供资金保障。

（一）完善现行中央转移支付制度，实施中央对流入地流动人口基本公共服务的奖补机制。流动人口的流入地一般为经济发达地区，财政能力较强，但流动人口规模大，东部地区有的县、市流动人口接近或超过本地户籍人口，由此带来的基本公共服务范围广、需要投入的资金多，仅靠当地县、市财政难以承受；此外，流动人口主要来自中西部，为了让他们在东部地区稳定就业，获得享受基本公共服务的均等机会，建立中央向东部地区的流动人口基本公共服务转移支付制度，这实质上也是对中西部地区的支持，相对减轻了中西部地区对当地居民基本公共服务的投入，也减轻了东部地区因流动人口增加而增加的基本公共服务负担，体现了中央财政在流动人口基本公共服务提供上所承担的责任，同时也有利于引导地方加大资金投入。

由于目前中央对地方财政转移支付制度缺乏均等化的因素，建议中央对流动人口基本公共服务均等化的转移支付实施奖补机制。通过完善转移支付制度，调整增量转移支付结构，用于改善流动人口基本公共服务。所谓"补"，就是根据流动人口的规模、基本公共服务项目，区分轻重缓急，按照"因素法"，确立中央对流入地流动人口基本公共服务的资金补助，纳入中央对地方一般性转移支付框架。所谓"奖"，就是对于在流动人口基本公共服务方面资金投入多、力度大、成效更加显著的流入地，中央可适当给予资金奖励，以进一步调动流入地的积极性。

（二）流入地要调整财政分配结构，切实加大对流动人口基本公共服务的支持力度。流动人口为流入地建设和发展注入了新鲜活力，作出了巨大贡献。劳动力作为生产要素的流动，实质上是一种人力资本的流动，是贫困地区的人力资本向发达地区的流动，劳动力的流动是财富的流出和集聚过程。贫困地区流向发达地区的往往是高素质的劳动力，他们的人力资本投资是由贫困地区提供的，而投资效益则在发达地区体现，收益最大的是发达地区。因此，为流动人口提供均等化的基本公共服务，是流入地政府应尽的责任。

各地区财政支出的规模要取决于人口的规模。流入地政府和财政在测算人均数时要按全部人口数来计算，而非按财政供养人口来计算，以实现基本公共服务的全覆盖。要从调整财政支出结构入手，从流动人口创造的财政收入中拿出一定比例用于流动人口基本公共服务的投入。可以通过估算每一位农民工一年时间内提供的 GDP 或财政收入，测算流入地农民工提供的财政收入总量。按其提供的财政收入总量的一定比例，比如20%—30%，作为流入地安排流动人口基本公共服务的支出，解决流动人口公共服务供给难题。

（三）大力推进流动人口计划生育基本公共服务均等化，为全国推进流动人口基本公共服务均等化积累经验。流动人口计划生育服务管理是人口和计划生育工作的重点和难点。为破解这一难题，国家人口计生委按照2009年初步实现省内"一盘棋"、2010年实现区域"一盘棋"、2011年基本实现全国"一盘棋"的要求，实施"三年三步走"工作部署，"统筹管理、服务均等、信息共享、区域协作、双向考核"的流动人口服务管理新机制建设取得了明显成效。但由于流入地与流出地之间服务管理责任不落实，特别是流动人口计划生育服务管理经费投入严重不足且缺乏制度保障等原因，致使国家法定的免费计划生育技术服务覆盖面较低，流动人口违法生育仍然是一个较为突出的问题，成为稳定低生育水平、统筹解决人口问题的关键因素，也是流动人口服务管理中的薄弱环节。鉴于流动人口计划生育公共服务是具有全国性属性的"纯公共产品"，其事权应主要由中央承担，而目前其经费主要由地方承担。因此，加快建立中央财政对流入地跨省流动人口计划生育服务管理经费给予奖励补助制度，并引导地方加大经费投入，已经迫在眉睫。"十二五"时期，要着眼于流动人口在流入地获得公平对待，在免费计划生育技术服务、优生优育、生殖健康、奖励优待等方面率先实现基本公共服务均等化。中央财政可优先在免费计划生育技术服务、生殖健康体检等关系流动人口关切的项目上，按照流入地相关经费支出10%的比例，对流入地进行奖励或补贴，这样，中央可用较少的投入，推动计划生育基本国策的有效落实，促进流动人口各项基本公共服务均等化进程。

（四）切实加强监管，提高转移支付奖补资金的使用效益。建立流动人口基本公共服务转移支付奖补资金的绩效评价体系，并把绩效评价的结果与下年度转移支付的安排和调整挂钩，确保转移支付奖补资金全部用于流动人口基本公共服务项目，并提高资金的使用效益。中央用于流动人口基本公共服务的转移支付奖补资金、财政结算、资金调度可直接划拨和核算到县，减少中间层次，提高行政效率和资金使用效益，赋予县区级政府在管理流动人口基本公共服务资金方面更大的自主权。

五 分步推进流动人口公共服务均等化

在城镇化进程中，应当如何推进外来务工人员公共服务均等化？应以就业为核心，根据难易程度逐步消除教育、医疗、养老等核心公共服务的非均等现象。此外，应当逐步将户籍与各项福利脱钩，改革相应的财政制度，以保障流动人口公共服务均等化的推进。

1. 分步实现公共服务城乡并轨

在城乡一体化的背景下推行基本公共服务均等化，首先规划要一致。过去的城乡二元体制中，城市规划和农村规划相互脱节，就业保险、失业保障、医疗保障和养老保障等，虽然都和就业相关，但是城乡却存在两套体系，因此，统一规划是公共服务均等化的必要内容。应该根据不同类型基本公共服务的难易程度分别推进。公共卫生、工伤保险、生育保险、公共文化等公共服务应当尽可能快地推进，力求在较短的时间内实现均等化。而另一些公共服务，如养老服务，要做到城乡统一需要一个过程。

2. 户籍制度改革助力公共服务均等化

公共服务均等化的推进不能独立于户籍制度改革。户籍就是居住地登记制度，应当和教育、医疗、养老等福利保障脱钩，逐步降低户籍制度改革在全局改革中的作用，把各种福利通过其他形式逐步推进。例如，及时设立居住证制度，根据入城年限分步骤赋予非户籍常住人口相应权益，尽快实现当地行政区域内所有常住人口的公共服务均等化。对于我国目前城市化过程中的人口流动，政府要进行有效的疏导。在城市管理上，通过城市功能的重新定位，城市间的相互合作来疏散特大型城市目前的人口压力，缓解资源紧张局面，配合户籍制度改革。例如，适当将北京城市教育、公共卫生资源、产业等转移到周边城市，从而减轻其城市人口增长的压力。并且随着这种压力减轻，加快户籍改革步伐。

3. 加强政策统筹，推行公私合作

由于公共服务涉及领域众多，财政投入巨大，如何确保公共服务建设所需的庞大公共支出，并实现公共资源的有效投入是当前面临的巨大挑战。在城镇化进程中，公共服务不能完全由政府财政承担所有责任。应当调动民间资本、社会资金的巨大潜力。义务教育、公共卫生等纯公共物品性质的公共服务的资金问题，应由地方财政来解决；对于具有准公共物品性质的公共服务，如文化类服务、公路修建等，可以通过市场的方式来推进，走公私合作的道路，更多地吸引民间资金投入公共服务，提高公共服务能力。通过不同政策统筹解决公共服务的资金问题。财政制度也要相应改革，财政体制设计要为均等化提供制度保障，财权、事权跟当地的职权都要结合起来。

六　推进流动人口社会医疗保险的公平性

针对流动人口的医疗保险状况，由于社会不完全竞争的存在，市场并不能导致必然的公平性，因此政府必须通过监管与补贴等多种途径去提高医疗保险制度的效率，增进公平性，从而稳定社会秩序。在社会医疗保险模式的运行初期，由于各方面的原因，使医疗保险在很多方面还存在不公平的现象。我们必须深入分析社会医疗保险不公平现象，逐步规范、完善社会医疗保险制度。

1. 扩大医疗保险的覆盖面，提高公民参保权利公平性。只有依靠社会各方面的力量才能更好地增进医疗保障水平。在制度推行的过程中，国家负有不可推卸的神圣责任，要为其创造良好的发展环境，在必要的时候，法律手段可以用来作制度的保障。扩大医疗保险的覆盖面，提高公民参保权利公平性。逐步将社会各类人群纳入社会医疗保险范围是扩大覆盖面的重点，今后要逐步将社会各类从业人员及其家属纳入社会医疗保险范围，最终实现社会所有居民都能享受社会医疗保险。在构建覆盖社会全体居民医疗保险体系的过程中，不可忽视那些无能力参保的困难人群，特别是"低保"人员的参保问题。建立社会医疗救助制度，尽快将困难人群吸纳进社会医疗保险体系。

2. 发展经济丰富社会资源，增进公民卫生服务利用的公平性。发展经济，丰富社会资源，是实现医疗保险公平性的基础。经济的增长不能自然导致公平，但是经济的增长可以带来更多的促进公平的机会，为实施一系列制度提供基础保障。发展经济是医疗保障制度发展的物质条件，经济条件改善了，人们参加社会医疗保险的能力便相应提高，医保的覆盖面会随之扩大。

　　3. 加快医疗保险的立法步伐，增进社会医疗保险筹资公平性。目前，我国关于医疗保险制度的立法还处于起步阶段。现阶段虽有国务院及有关部委和地方政府的政策体系，但尚未以法律形式确定下来，以致部分企业不参保、拖欠员工医疗保险费用、基金筹集不到位等影响医疗保险运行的情况。因此，医疗保险的立法具有紧迫性。在立法的过程中，我们可借鉴国外这方面的做法，如德国的医疗保险制度，始终提倡和强化法律的规范和保障作用，先后制定了农民医疗保险法、疾病医疗保险法、矿工医疗保险法以及医疗费用平衡控制法、预算附属法、卫生保健法等一系列有关医疗卫生改革和费用控制的法案，这些法律为德国医疗保险制度的改革和发展奠定了相当重要的基础。

第 十 五 章

环境公平与农民工健康权益
保障的新选择

　　自 20 世纪 90 年代改革开放以来，随着工业化、城市化建设进程的加快，城市建设对廉价劳动力的需求大幅度增加，农村实行联产承包责任制后，生产力不断进步，使大批农民能够脱离土地的束缚，可以进入城市务工，多方面原因催生了农民工这一特殊群体。二十多年的时间里这一群体不断壮大，大量农村人口进入城市也引发了许多社会问题，与农民工相关的一些社会问题引起了学术界和社会的广泛关注。很多学者从不同的研究视角对农民工的劳动工资、医疗保障、就业培训、农民工子女教育和公共服务等问题做了大量的经验研究（蔡昉，2000；李强、唐壮，2002；郑功成、黄黎若莲，2007；白南生、李靖，2008），取得了较多的研究成果。毋庸置疑，农民工为推动经济持续高速增长、城市建设作出了巨大贡献。但由于农民工的身份限制、个人素质等多方面原因，在现有的体制下，农民工这一群体社会经济地位低下，在城市中从事的大多是体力劳动。这一事实短期内无法改变，这样的工作性质就需要健康强壮的身体做保障。随着环境污染问题的加剧，农民工在城市的工作环境和生活环境都不可避免地受到损害，再加上缺乏成熟的社会保障体系的保护，农民工的健康权益已经受到损害。从某种意义上说，"中国农民工在现实生活中承受着'经济不公'、'社会不公'和'环境不公'的三重挤压"。[①] 因此，维护弱势群体的合法利益，保障农民工的健康权益，成为农民工

---

① 陆文聪、李元龙：《农民工健康权益问题的理论分析：基于环境公平的视角》，《中国人口科学》2009 年第 6 期，第 14 页。

问题研究的又一重要课题。现有的对于农民工及流动人口健康权益的研究有许多切入点，从社会保障等角度进行的研究比较多。笔者关注的是农民工的生存环境，包括他们的工作环境、在城市中生活的环境等等。因为除了个体原因，如年龄、基因等无法控制的因素以外，外界环境的好坏对于人体健康状况具有直接影响。因此，本章试图从环境公平的视角，探讨农民工的健康权益保障问题。

一　环境公平理论

1. 环境公平理论的由来

环境公平的概念是在美国早期环境运动中提出来的。一战后，资源保护一直处于环境保护运动的主导地位。20 世纪 60—70 年代美国的环保运动关注的仍是保护野生动物、合理地利用资源等问题。这一阶段环境运动的行动前提是对环境问题危害整体性的普遍认同，即这些资源环境问题会对社会上的所有人造成伤害。最初提倡保护资源的环保运动主要领导者是少数政府官员、科学家和实业界人士，即社会中的精英阶层。直到 20 世纪 80 年代，一场反毒运动使环境运动进入了新的阶段。这场运动使社会中下阶层人士参与到环境保护运动中来，掀开了环境运动的新篇章，也使环境公平的概念逐渐进入公众视野。

1982 年美国北卡罗来纳州瓦伦县修建了一个填埋场，用于储存从该州其他 14 个地区运来的聚氯联苯（PCB）废料。瓦伦县居民联合抵制填埋场的修建，爆发了大规模的抗议活动。这场抗议活动最终吸引了全美许多普通民众和知名人士，发展成为全国范围的抗议活动。这场抗议活动激起了人们对于歧视性使用社区土地问题的关注。之后，美国审计总署在南部 8 个州进行了一次调查，调查结果表明，填埋场的选址问题确实存在着种族偏见，调查结果显示有四分之三的填埋场位于少数民族聚居区附近。此后，多次官方、非官方的研究都印证了这一论断——种族、民族以及经济地位与社区的环境质量密切相关。有色人种、少数民族和低收入者承受着不成比例的环境风险。

这样将环境问题与社会公平紧密地联系起来，环境公平的概念由此得以确立，并很快成为全球范围内流行的概念。

2. 环境公平的内涵

随着环境污染的加剧和人们环境意识的提高，环境问题已经成为全世界共同关注的重大问题。20 世纪工业发展对环境的污染逐渐加剧，人们开始关注自然环境和人居环境的污染问题，但对于环境问题的关注不仅仅停留在环境污染上，随着人们环境意识和自我意识的提高，人们对于环境资源的占有等深层次的环境问题也进入人们的视野，并且越发推动了环境问题的受关注度。由于生态环境资源先天具有与社会财富不同的特性，资源环境的排他性和短期内不可再生性决定了生态环境资源必然是稀缺的。而人们对于种种稀缺资源又是离不开的。这两者之间的矛盾正是环境公平问题的根源。

环境公平问题虽然诞生自美国，但它很快吸引了世界范围的关注。环境公平问题从最初地反对种族歧视发展为更为广泛地追求公平的视角。性别、群体、组织间的环境公平也日渐显露出来。随着对环境公平研究的深入，环境公平出现了多种定义。第一种强调的是义务上的公平。1988 年 Stretesky 等人提出环境公平定义就是"指不论种族、财富及社会地位，所有人群及组成的社区应当共同承担环境污染物产生的不利影响"。① 这种建立在义务平等基础上的环境公平强调人们应当共同应对环境污染带来的危害，无论穷人还是富人都应当对环境污染负责，应当共同承担环境污染带来的风险，并共同努力治理环境污染。第二种定义强调的是权利的公平。美国环境保护署将环境公平概括为："制定环境法令、计划及政策，以确保不同种族、文化及收入的人群均能获得公平的待遇。"② 1997 年墨尔本大学召开环境公平问题国际研讨会，将环境公平定义为："减少在国家、国际间与

---

① StreteskyP, HoganM J. Environmental justice: An analysisofsuperfund sites in florida. Social Problems, 1998, 45 (2): 268—287.

② Andrew Dobson. Justice and the Environment: Conceptions of Environmental Sustainability and Theories of Distributive Justice. Oxford: Oxford University Press, 1998: 63—84.

世代之间，因不平等关系而导致的不平等环境影响。"① Scandrett 等
人把环境公平定义为 "代内和代际在资源消耗和生态健康方面的公
平性"，认为应当 "优先考虑环境公平问题的受害者，环境公平的目
的是使所有人都享受到健康的环境并平等地分享地球资源"。② 这一
类定义把强调的重点放在了对资源环境的享有上，并且把环境公平放
到了国际视野中，提出了国家与国家之间也应当关注环境公平。第三
种定义强调的是义务与待遇的对等。美国联邦政府环保厅将环境公平
定义为："在环境法律、法规和政策的制定、遵守和执行等方面，全
体人民，不论其种族、民族、收入、原始国籍和教育程度，应得到公
平对待并卓有成效的参与。"③ Capek（1993）和 Brulle（2006）等人
指出，"环境公平是指在环境污染和退化时每一个人或社会群体都能
公平地享有清洁环境的权利和承受环境污染的风险"。④ 第三种定义
较之第一种和第二种更进了一步，它不仅仅关注到人们在面对资源环
境问题时所应承担的义务和享受的权利，而且更强调了这些义务和权
利之间要公平。正是在一步步深入的研究中，研究者发现一些人比另
一些人获得了更多地享受环境资源的权利，而另一些人不但没有享受
到应有的权利反而为环境污染付出了更多的代价。可见，对于环境公

---

① Andrew Dobson. Justice and theEnvironment：Conceptions ofEnvironmental Sustainability
and Theories of Distributive Justice［M］. Oxford：OxfordUniversity

② Scandrett E, McBride G, Dunion K. The campaign for environmental justice in Scot-
land. Local Environment, 2000, 5（4）：467 - 474.

③ 李奕、韩广、邹甜：《浅议美国的环境公正》，《中国环境管理》2004 年第 9 期，
第24—26 页。

④ Capek, S. M（. 1993），The "Environmental Justice" Frame：A Conceptual Discus-
sion and an Application. Social Problems. 40（1），5—24. Press, 1998：63—84. Andrew Dob-
son. Justice and the Environment：Conceptions of Environmental Sustainability and Theories of Dis-
tributive Justice［M］. Oxford：OxfordUniversity ScandrettE, McBride G, Dunion K. The campaign
for environmental justice in Scotland. Local Environment, 2000, 5（4）：467—474. 李奕、韩广、
邹甜：《浅议美国的环境公正》，《中国环境管理》2004 年第 9 期，第 24—26 页。Capek,
S. M（1993），The "Environmental Justice" Frame：A Conceptual Discussion and an Applica-
tion. Social Problems. 40（1），5—24. 洪大用：《环境公平：环境问题的社会学视点》，《浙
江学刊》2001 年第 4 期，第 68 页。

平的界定随着研究的深入是在不断发展的。

国内学者在研究环境公平时也对其作出了界定。为大部分研究者所接受的是洪大用等提出的环境公平定义，即环境公平的"第一层含义是指所有人都应有享受清洁环境而不遭受不利环境伤害的权利；第二层含义是指环境破坏的责任应与环境保护的义务相对应"。这一定义涵盖了以上三种定义的内容，较为全面地阐述了环境公平的内涵。

环境公平研究把环境问题与社会问题联系了起来，使环境问题有了新的研究视角。从社会学的角度看，环境污染、资源危机等问题不仅仅是人与自然关系失调的问题，而且更深刻地反映出社会不平等的加剧。有学者指出，"人与人之间社会关系的失调已经成为环境问题迅速扩散和日益加剧的重要原因。"[1] 因此，环境公平逐渐成为社会学中研究社会不公平问题的切入点。

3. 当代中国环境公平问题的表现

从时间层面看，环境公平分为代际公平和代内公平。"代内公平是指不同地域、不同人群之间的公平；代际公平是指当代人与后代人之间的公平"。[2] 可持续发展就是代际公平的一种实现手段。实现代内公平就是要实现国家之间、地区之间、群体之间的环境公平，事实上只有实现代内公平才能最终保证代际公平的实现。因此，对于代内公平的研究更具现实意义。

第一，国际上的环境公平问题。生态帝国主义是指西方发达国家凭借其经济优势，独占环境收益而输出环境污染，并以保护环境为借口，干涉广大发展中国家的一系列行径。其主要表现有生活方式耗能大、直接转移污染企业、直接输出垃圾等等。

2009 年的哥本哈根气候峰会上一些发达国家的表现，表明某些发达国家拒绝承担解决国际环境问题的责任。事实上，一些发达国家

---

① 洪大用：《环境公平：环境问题的社会学视点》，《浙江学刊》2001 年第 4 期，第68 页。

② 同上。

富足的生活方式决定了其在占用能源、排放废弃物等不利于环境保护等方面具有不可推卸的责任。有关统计资料表明，主要欧洲国家和北美的人均能源消费分别是非洲的 10 倍和 20 倍；人口仅占世界五分之一的富裕国家，其消费量占到世界的五分之四（任余，1999）。发达国家除了大量占用资源、能源的同时，在经济全球化的进程中基于资本主义生产方式，通过投资、援助等手段把污染严重的工业企业转移到发展中国家，这就是所谓的生态殖民。众多的发展中国家由于自身经济落后，在寻求国际流动资本帮助的同时，用自己在自然资源、生态环境上的优势换取高附加值的商品和技术。西方垄断资本利用所控制的国际垂直分工体系，让发展中国家发展单一的农产品、矿产品经济结构。西方垄断资本通过区域化和全球化向发展中国家输出资源消耗型和环境污染大的企业，甚至直接将本国各种工业废弃物向发展中国家输出。发达资本主义国家还对发展中国家推行环境壁垒政策。发达资本主义国家以保护环境、资源和人类健康为名，蓄意制定远远高出发展中国家经济技术发展水平的环境准入标准，对来自发展中国家的产品的进口加以限制，以此来控制发展中国家的经济发展速度。

　　直接输出生产废物、生活垃圾是国际环境公平问题的又一表现。目前，洋垃圾现象在我国也十分显著。早在 20 世纪 80 年代末 90 年代初，就已经有不法分子从国外走私未经消毒处理的"洋垃圾"服装，仅在 2012 年，就有 17 个集装箱、总重达 420 吨的生活垃圾从英国运往亚洲，而其中七成被确认运往包括中国在内的远东国家。虽然早在 20 世纪 80 年代，国际社会签订了《巴塞尔公约》，用以控制危险废弃物的越境转移，但事实证明这个公约的执行效果并不明显，发达国家废弃物越境转移的问题依然很严重。

　　第二，地区间的环境公平问题。目前，我国地区间的环境公平问题有着不同程度的表现。一是东西部差距明显，东部地区与西部地区在获取资源的权利与承担环保义务上是不对等、不公平的。二是城市与农村环境公平问题显著。三是城市内部新老城区、城中与市郊之间存在环境公平问题。

　　东部沿海地区是经济发展较好的地区，而中西部地区相对于东部地区较为落后。以人均 GDP 为例，2000 年东部地区人均 GDP 已经相当于西部地区的 2.42 倍。近年来差距愈加明显。国家"七五"计划明确规定，中西部地区重点发展能源、原材料工业，而东部沿海地区以加工制造业和新兴产业为主。在近三十年的发展中，国家对于东部地区实行优惠政策，东部沿海地区大量地以较低的价格使用中西部的能源、原材料，中西部地区则耗费了大量的能源、资源支持东部地区发展。这种非均衡性地发展造成了中西部地区，尤其是西北、西南地区环境的恶化、资源的锐减。东中西部的发展水平也在逐渐扩大。东部经济发展越来越快，中西部地区则陷入了环境恶化、资源枯竭和贫困的恶性循环。有研究表明，在工业化程度和经济发展水平较高的地区，自然生态环境相对也较好；在工业化程度和经济发展水平较低的地区，生态环境反而日趋恶化，这种情况在黄土高原、西北地区、西南地区及中部地区的山区丘陵地带的表现尤为明显（赵跃龙、刘燕华，1996）。在这种情况下，东部地区获取了资源利益，但由于不合理的价格体系和优惠政策，并没有承担起对恢复植被、保护资源等应尽的义务。

城乡间的环境公平问题愈加显著。农村环境恶化在某种程度上也可以看作是城市污染转移和扩散的后果。乡镇企业的发展是农村污染的重要原因。一方面，乡镇企业一般承担初级产品的加工，污染较重；乡镇企业往往规模小、技术落后，在客观上更加重了环境污染程度。乡镇企业生产的产品进入城市市场，但污染却留在了农村，城里人并未对污染承担责任。另一方面，大量的城市生活垃圾在城市中无处堆放，被转移到城市周围的郊区，污染了农村的土地、水源，使近年来城乡矛盾加剧。再者，城市与农村在治理污染的资金、人力的投入上存在巨大差距，也促使城乡环境质量的差距进一步加大。

第三，群体间的环境公平问题。环境公平主要包括代际公平和代内公平。一些地方发展的不可持续性是典型的代际公平问题，如内蒙古二连浩特地区，人们受利益驱使，大面积采挖发菜，致使地区周围 200 多平方公里土地严重沙漠化。这样损害后代人利益的行为造成了代际间的公平问题。代内公平主要表现在因收入而分化的不同群体中。富人在生活中更倾向于追求舒适奢侈的生活，对于资源的使用也必然比收入低的人群更多。富人往往占有较多的环境收益，拥有更好的居住环境、工作环境，享受更好的资源，却不愿意承担应尽的环保义务。在一项环境意识的调查中，"城乡居民希望社会上的富人更多地承担环境保护的责任"，对此观点持赞同态度的人占到被访者的69%；认为"买汽车的人应该付空气污染费"的占到90%以上。但是，收入高的人却不完全这么看。对于"富人应对环境保护负更大责任"这一说法，收入越高的人更加持反对意见（洪大用，1998）。这一调查说明获取更多利益却不愿意承担更大的责任，从环境公平的角度看这种现象显然是有失公平的。群体间的环境公平问题不止于此，目前流动人口所面临的环境公平问题已经展露出来，尤其是农民工这一庞大群体所面临的环境公平问题正在广泛地影响着他们的生命健康。

二　环境公平问题在农民工群体中的表现

环境公平问题的实质是环境风险在不同人群中的分布问题。一部分人获取了较多的环境收益，却承担了很少的环境风险；而另一部分人则恰恰相反，获得的环境收益少之又少，却承担了巨大的环境风险。国外一些经验研究已经表明，不同种族或不同收入的人群的身体健康风险与其所接触的环境污染程度之间存在显著性差异，低收入群体承受的环境风险程度明显高于高收入群体（Brulle& Pellow，2006；Marshall，2008）。国内也有类似的研究结果，有一项对本溪市环境污染与居民区位分布的研究表明，工人和一般干部居住在严重污染地区的机会要明显高于领导干部住在此类地区的机会，领导干部居住在环境风险较低的地方（卢淑华，1994）。不同人群所承受的环境风险与人们的收入情况、教育水平、社会阶层等因素呈显著性关系。农民工在城市从事产业工人的劳动，但大多只能进入"次等"劳动力市场，从事较为低端的工作，劳动强度大、劳动报酬低、危险性高、劳动保障不健全。工作条件差、居住条件差是农民工在城市工作不得不面对的问题。

第一，工作环境污染严重。

国家统计局公布了《2012年全国农民工监测调查报告》，根据抽样调查结果推算，2012年全国农民工总量达到26261万人，比上年增加983万人，增长3.9%。其中，外出农民工16336万人，增加473万人，增长3.0%；住户中外出农民工12961万人，比上年增加377万人，增长3.0%；举家外出农民工3375万人，增加96万人，增长2.9%；本地农民工9925万人，增加510万人，增长5.4%。[①]在数量如此巨大的农民工中，从事制造业的比重最大，从表36可以看到，制造业农民工从业人数占农民工总数的35.7%，其次是建筑业占18.4%，服务业占12.2%，批发零售业占9.8%，交通运输仓储和邮政业占6.6%，住宿餐饮业占5.2%。就近几年调查数据看，农民工从业比重变化较为明显，从事建筑业的农民工比重在逐年递增，从2008年的13.8%上升到2012年的18.4%。[②]从事建筑业的农民工总数增加和农民工群体总量增加，说明建筑业是最为吸纳农民工就业的行业。2010年全国总工会调查显示，在新生代农民工中有81.7%就业于第二产业，18%在第三产业工作。[③]从发展趋势来看，新生代农民工在第一产业的集聚程度呈下降趋势，在第二产业中呈明显上升趋势。这些数据表明，在未来数年内，第二产业中，尤其是建筑业及其相关产业的农民工的数量还将维持现状甚至继续上升。这些农民工有16.1%在国有企业中工作，4.3%在集体企业工作，79.6%在非公有制企业工作。[④]农民工的从业分布一方面展示了农民工的从业去向，另一方面也为农民工面临的由于工作环境污染而导致的健康问题给出了一部分答案：制造业、建筑业是农民工最为聚集的产业，同时也是农民工罹患职业病最为集中的产业。

---

① 数据来源：国家统计局《2012年全国农民工监测调查报告》。

② 同上。

③ 数据来源：全国总工会《关于新生代农民工问题的研究报告》。

④ 同上。

表 15 – 1　　　　　　　**农民工从事的主要行业分布（%）**

	2008 年	2009 年	2010 年	2011 年	2012 年
制造业	37.2	36.1	36.7	36.0	35.7
建筑业	13.8	15.2	16.1	17.6	18.4
交通运输储藏和旅游业	6.4	6.8	6.9	6.6	6.6
批发零售业	9.0	10.0	10.0	10.1	9.8
住宿餐饮业	5.5	6.0	6.0	5.3	5.2
居民服务和其他服务业	12.2	12.7	12.7	12.2	12.2

资料来源：国家统计局《2012 年全国农民工监测调查报告》

　　第二产业中，建筑业、化工行业、加工制造业等行业环境风险尤为突出，粉尘污染、噪音污染、有毒气体等容易致病致残的环境问题屡见不鲜。农民工工作在劳动第一线，更容易暴露在污染中，承担的环境风险大幅度增加；大部分农民工缺少必要的自我保护意识和自我保护常识，对环境污染产生的不良后果缺乏足够的认识，因此，他们在选择工作、签署劳动协议以及现场作业等过程中，对环境的重视程度非常有限，对自身健康权益的保护不够。另外，很多企业由于规模小、设备落后、防护措施不到位、污染严重超标，一味地追求经济利益，使部分农民工承担着巨大的环境风险，更易患上由环境污染引起的职业病，工伤事故也时有发生。据全国总工会调查显示，36.5% 的新生代农民工在高温、低温条件下作业，41.3% 的新生代农民工工作环境中存在噪音污染，36% 的新生代农民工工作环境存在机械故障隐患，可能导致工人肢体受伤，还有 34.7% 的新生代农民工面临粉尘污染问题。[①]

　　建筑行业一直是农民工比较集中的行业。不同于其他行业，建筑工地既是农民工的工作场所又是生活场所，无论工作还是生活都面临着同样的环境风险。一些针对建筑工地空气污染情况的调查显示，建筑工地空气中粒径在 10 微米以下的颗粒物（pm10）日均浓度却高达 0.3mg/m³，普遍高于外界环境空气的 4—5 倍（周竹渝等，2003；朱

---

　　① 数据来源：全国总工会《关于新生代农民工问题的研究报告》。

先磊等，2005）。建筑工地的 PM10 主要来源于道路扬尘，能够直接进入上呼吸道，对人体的呼吸系统产生影响，长期在粉尘环境下工作，是尘肺病的最主要诱因。

目前，尘肺病是各行业发病比例最高的职业病。截至 2005 年底，我国尘肺病患者已达 60 万人，死亡 17 万人。但这一统计仅仅是国有大型煤矿的统计数。"2000 年，我国共有矿山 35000 座，其中国有大型煤矿仅有 2000 余座。而国有大型煤矿的防护措施要比集体、个体煤矿优良许多，在防护措施极差的个体煤矿中，尘肺病患者远远多于国有煤矿"。① 虽然目前还没有准确的数据，但据此推算，截至 2013 年，我国尘肺病患者的实际人数可能不止 60 万。在这些煤矿企业第一线工作的农民工则是尘肺病的主要受害者。另外，在建筑行业也存在一部分容易引发尘肺病的作业环境，随着雾霾天气在我国各个大中型城市不断出现，一些从事户外作业的农民工也成为尘肺病的受害者。

尘肺病最初引起社会各界关注是由于河南农民工张海超的"开胸验肺"事件。2006 年河南刘寨镇农民张海超在从事破碎、开压力机等工作 3 年后，被多家医院诊断为尘肺病，但职业病法定诊断机构——郑州市职业病防治所为其做出了肺结核的诊断。6 月张海超被逼无奈只好要求开胸验肺，以此证明自己确实患上了尘肺病。"开胸验肺"事件不仅让社会大众认识了尘肺病，而且引起了人们对农民工工作环境和身体健康情况的关注。

事实上，农民工所面临的不仅仅是尘肺病等致命疾病。中国社会科学院经济研究所 2008 年在大连、上海、武汉、深圳和重庆 5 个城市对 2398 位农民工进行了调查，调查报告显示，"53.7% 的被调查者处在不良工作环境中，11.3% 的被调查者表示在受访月内弯腰、行走和爬楼梯困难。在 1151 位男工和 1247 位女工中，感觉体弱疲劳者分别占 18.7% 和 21%；时常感到心情烦躁者分别占 37.5% 和 43%。

---

① 《中国三农》编辑部：《农民工何时走出职业病阴影?》，《农村农业农民》2005 年第 7 期，第 15—16 页。

36.5％的农民工每周休息不足一天，心理健康状态不佳者达40％以上"。[①] 因此，从某种程度上说，农民工的健康权益受到侵害是一个比较普遍的现象，不存在明显的性别、年龄的差异，主要和农民工的工作环境、工作方式相关。

第二，居住条件存在安全隐患。

大量流动人口涌入城市，吃穿住用行是其生活的基本保证，其中首要解决的是居住问题。作为外来人口，大部分流动人口没有固有住房，打工收入有限，对住房房价、租金的承受能力较低。为了降低生活成本，他们一般成群居住，选择城乡接合部或者环境较差的社区，还有一些农民工直接居住在工作地点。有的住在建筑工地的工棚，有的在打工的餐厅、饭馆打地铺。然而，随着流动人口的不断扩大，其居住环境也引发了一些社会问题，比如环境污染、管理困难等等。流动人口居住环境恶劣，不仅影响社会的安定，也对城市环境、流动人口的身体健康产生影响。

2006年，国家统计局在全国范围内开展了一次农民工生活质量状况的专项调查，调查结果显示，有29.19％的民工居住在集体宿舍里，有20.14％的人居住在缺乏厨卫设施的房间里，7.88％的人居住在工作地点，6.45％的人居住在临时搭建的工棚里，还有12.54％的民工在城里没有住所，只能往返于城郊之间，或回农家居住。建筑工人大部分是农民工，他们为城市的高楼大厦付出了辛苦的劳动，但农民工人均居住面积不到10平方米，集体居住地甚至不足4平方米，远远低于城市人均居住面积27平方米。[②] 到2012年，6年过去了，农民工的居住条件并没有明显的改善。笔者也曾调查走访了建筑工地附近的农民工居住点。在农民工居住的房屋中有相当一部分是违章建筑，有一些建筑是一次性的板房，有一些甚至房屋质量都无法保障；这些临时性房屋的水、电、煤气等方面都存在大量的安全隐患，威胁

---

① 数据来源：《中国青年研究》2009年第3期，第116—117页。

② 数据来源：国家统计局《城市农民工生活质量调查报告》，http://www.stats.gov.cn/。

着农民工的生命财产安全。

从表 37 可以看到，外出农民工住在单位宿舍的比例最高，从 2008 年开始到 2012 年并没有显著变化。外出农民工的第二选择是租赁房屋，与他人合租或独自租赁，两者比例相当；在工地工棚居住的农民工比例也比较高，这主要是就建筑行业的农民工而言，这部分农民工打工时间并非长期务工，短则几个月，长则半年以上，由于时间不长，这些农民工选择条件较差的居住环境，主要是出于节省开销的考虑。从表中还可以看到选择买房的农民工比例非常小，近几年都不足 1%。这和目前户籍制度、农民工的经济条件等都具有直接关系，还有最为重要的一点是，农民工对于打工城市缺少归属感，正是这种归属感的欠缺，不但影响了其对更好的居住环境的追求，同时也导致他们污染的轻视，从而缺少对居住环境影响自身身体健康的认识，这一点在后文将详细论述。

表 15 - 2　　　　　　　　　外出农民工的住宿情况 （%）

	2008 年	2009 年	2010 年	2011 年	2012 年
单位宿舍	35.1	33.9	33.8	32.4	32.3
工地工棚	10.0	10.3	10.7	10.2	10.4
生产经营场所	6.8	7.6	7.5	5.9	6.1
与他人合租住房	16.7	17.5	18.0	19.3	19.7
独立租赁住房	18.8	17.1	16.0	14.3	13.5
务工地自购房	0.9	0.8	0.9	0.7	0.6
乡外从业回家居住	8.5	9.3	9.6	13.2	13.8
其他	3.2	3.5	3.5	4.0	3.6

资料来源：国家统计局《2012 年全国农民工监测调查报告》

第三，饮食不卫生，食品安全问题严重。

由于活动板房、工棚卫生条件差，缺少必要的消毒设备，食品安全问题也是威胁农民工健康权益的一个重要因素。一方面，由于农民工的居住条件限制，水电使用常常受到限制，厨房、食堂卫生条件差，食材的质量和数量都非常有限，粮食、蔬菜等不能充分清洗，甚至饭菜不能完全煮熟，这显然会造成消化系统疾病，对农民工的身体健康是相当不利的。另一方面，大部分农民工食品安全意识淡薄，缺乏食品卫生常识，对于饮食要求很低。而用工单位为了降低成本，也容易在农民工的口粮中省钱。近期，各地出现的"民工粮"问题引起了社会各界对农民工食品安全的关注。所谓"民工粮"其实是陈化粮，陈化粮就是指已经陈化或变质、不宜直接作为口粮的粮食，一般只能通过拍卖的方式向有特定资格的饮料加工和酿造企业定向销售。陈化粮含有高倍的黄曲霉素，其毒性非常强，黄曲霉素进入人体以后，对肝脏的损害很大，甚至能够引起癌变。换句话说，这些每天吃陈化粮的农民工其实每天吃进去的不是粮食而是高致癌物质。

笔者在走访中发现，有的农民工认为，"出来打工，吃得好坏无所谓，只要能吃饱就行"。我国目前还没有对建筑工地食堂等农民工比较密集的餐饮单位制定相关标准，其中难免出现因追求经济利益而损害农民工利益的行为。以上这些因素已经损害农民工的身体健康。对此问题，《国务院关于解决农民工问题的若干意见》提出了明确要求，一些地方政府也作出了保护农民工合法权益的相应措施。比如黑龙江省卫生厅出台了《黑龙江省保障农民工食品卫生安全工作方案》，针对农民工食品卫生安全问题开展对农民工食品安全的监督检查，加强对工地食堂和农民工集散地餐饮单位卫生许可证的发放及餐具消毒情况的监督检查工作。这是对农民工健康权益的有效保护措施，但在具体实施过程中，是否获得了预期效果，是否对农民工的健康权益具有保护作用，大中小企业是否积极配合等等，许多问题还需要进一步的调查研究。

第四，社区环境污染严重。

从外部环境来看，农民工的居住大都处于城乡接合部，建筑密度大、容积率高、通风采光条件差。在居住环境方面，生活配套设施少，绿化面积小，"脏、乱、差"现象突出。随着城市化的发展，城市居民的居住环境已经得到了很大的改善，社区环境整洁，卫生条件好，户外活动设施齐全。城市居民的居住环境大大优于农民工的居住环境。有些地区城市居民的生活垃圾大量堆放在城市郊区，"废渣、废气、废液"大多向城乡交界地带排放，污染了郊区居住环境。这也是环境公平问题在城市中的体现。由于居住条件的限制和社区管理的缺失，农民工居住地的生活垃圾不能及时处理，污水横流，空气污浊，产生了严重的生态环境问题。

农民工大都从事城市居民不愿意干的又脏又累且伴有危险的工作，工作环境差，极易受到职业病的威胁。再加上饮食、居住等卫生状况不好，生活质量差，农民工的健康权益受到了严重威胁。根据有关统计发现，40%左右的民工带病上岗。据初步统计，民工乙肝病毒感染率达 20.3%，脂肪肝占 8%，肾胆结石占 5%，心血管病占 10%，其中高血压和冠心病患者居多。女性妇科感染率则更高，达到 67%，其中子宫肌瘤、盆腔炎、宫颈炎的发病率较高。这些疾病的发病率均高于全国平均水平。① 环境因素对于感染病和妇科疾病具有较高的影响作用，因此，正是由于农民工工作环境、居住环境以及食品卫生等条件有限，这两种疾病的发病率在农民工群体中高于全国平均水平，这也恰恰说明环境公平问题对于农民工健康权益的影响必须受到足够的重视。

三　环境公平问题与农民工的健康权益的关系

1. 农民工面临的环境公平问题：双重污染与恶性循环

农民工承受着双重污染。近年来，国外已经有相当多的研究表明，不同人群的身体健康状况是环境公平的重要后果之一。农民工群体的生命健康权受到威胁就是他们遭遇环境公平问题的证明。他们从农村来到城市，承担着城市中最脏最累的工作，为城市的发展作出了巨大的贡献。城市中炫目的高楼、整洁的街道、漂亮的绿化，无不折射出农民工的辛勤汗水。但同时，他们却没能享受到他们的劳动带来的丰硕成果。他们的劳动环境恶劣，甚至威胁他们的生命健康权，生活条件极差，时常面临食品安全问题。农民工群体并没有获得同其他阶层一样享受清洁环境的权利，却承受着双重环境污染带来的不利影

---

① 于晓媛：《谈农民工医疗卫生问题》，《山东工商学院学报》2007 年第 3 期。

响。一方面，农民工群体和其他城市人口一样，生活在城市中，承受着工业化和城市化进程中出现的整体环境质量下降的风险，面临雾霾、沙尘、酸雨等等环境污染带来的侵害；另一方面，农民工群体还承受着与其从业特点相关的环境污染风险，粉尘、废气、有毒气体、噪音污染等环境污染，使农民工群体的生命健康权益受到威胁。但从生存的角度看，农民工之所以选择进入城市工作，不惜牺牲自己的身体健康去换取劳动工资，一方面是农民工自身条件决定的，一方面是社会选择的结果。

农民工的健康权益受损是一种恶性循环。农民工在未能谋求到更好的工作时，只能持续暴露在污染的环境中，以超强度的体力劳动换取报酬，其结果必然对身体健康造成危害。在以体力劳动为特点的从业过程中，农民工更加难以找到工作，收入随之降低。另外，农民工健康权益受损还具有代际间恶性循环的特点。从农民工的代际传递来看，由于农民工的从业特点，他们只能寻找依靠体力劳动获得收入的工作，这样的工作更容易对农民工身体健康造成损害，而低水平的身体条件无法寻找到依靠体力劳动的工作，收入受到影响，在这种条件下，下一代人依然只能获得较低的教育水平和经济条件。这是一个代际间恶性循环的过程。由于环境公平问题而导致农民工"因病致贫、因病返贫"的案例比比皆是。

2. 环境公平问题对个体健康权益的影响机制

影响个体健康的因素涉及年龄、性别、遗传基因等先天性因素，还有生活方式、医疗卫生条件、生存环境等后天因素。从环境公平的视角看，环境公平问题对农民工生命健康权的影响是在一定的机制下发生的。在当代社会，由于环境公平问题对农民工健康权益构成危害是多种因素相互作用的结果。这其中既有个体因素又有社会因素，各种因素交织在一起，既有直接对个体生命健康权益构成影响的，也有间接影响的，还有因素间相互影响共同作用于个体的。这种复杂的影响机制可以用一个逻辑关系图（见图15-1）来表示，说明对农民工环境公平问题产生影响的不仅仅是农民工个人因素，农民工之所以会受到环境污染侵害更大程度上是社会选择的

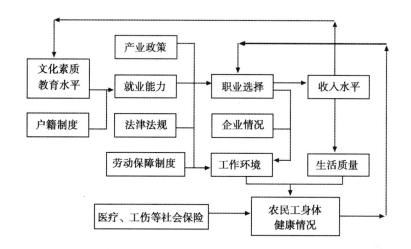

图 15-1　环境公平问题对个体健康权益的影响机制

结果。社会选择的因素很多，城乡二元结构、社会与医疗保障制度、劳动保护措施、产业结构、技术条件、法律状况、分配制度等等，从环境公平的视角这些因素都对农民工所面临的环境污染问题产生了不同程度的影响。

　　第一，从农民工自身条件看，他们大多文化素质不高，教育水平有限。这就决定了他们在城市只能从事一些技术含量比较低的体力劳动。国家统计局《2012 年全国农民工监测调查报告》中显示，在调查的农民工中，接受过农业技术培训的占 10.7%，接受过非农职业技能培训的占 25.6%，既没有参加农业技术培训也没有参加非农职业技能培训的农民工占 69.2%。① 在缺少技术的情况下，绝大部分农民工被迫只能选择体力劳动，身体健康情况就成了第一等重要的条件。正因为教育水平的限制，经济条件很难在短时期内提高，因此，农民工更加难以选择那些工作环境好的就业岗位，只能继续暴露在环境污染中工作，以牺牲健康为代价换取维持生存的工资。由于环境污染对于人体健康的损害具有隐蔽性、滞后性，通常不会在短期内发现，待到发现时可能已经对人体健康造成了不可逆转的损害。因此工

---

　　①　国家统计局：《2012 年全国农民工监测调查报告》。

作时间越久他们的健康风险就越会持续增加。这种对劳动者健康状况的影响方式已经被国内外的研究所证实（Kakwani & Van Doorslaer，1997；王琳，2003；张翔，2007）。

第二，劳动保障制度落实不到位。受文化素质的影响，农民工的安全意识普遍比较淡薄。在选择工作的过程中，对于什么样的工作环境将对自身的健康状况造成怎样的影响并不了解。在与雇佣方签署合同的过程中，对于劳动保护措施、抵御自身的健康风险也不能提出明确的需要。在工作中忽视保护措施，对于健康情况不予重视。这些因素交织在一起，使农民工的健康权益大大地打了折扣。并且，环境公平问题给农民工健康状况带来的损害具有缓慢、长期的特点。从短期来看，农民工为了廉价的劳动收入付出了生命健康的代价，将对他们个人生活产生影响。从长期来看，中国农民工这一庞大的弱势群体，健康权益不断受到损害将成为群体性问题，不断累积成社会的负担，进而将对中国经济社会的发展埋下隐患，甚至造成不可估量的影响。

第三，农民工面临产业壁垒。国务院已经出台了《关于解决农民工问题的若干意见》，指出了农民工群体面临劳动时间长，安全条件差，缺乏社会保障，职业病和工伤事故多等问题。要求消除对农民工的就业歧视。但农民工仍然面临一些产业壁垒，作为一个庞大的就业群体，他们仍主要在建筑业和制造业从事高风险低收入的工作，这些产业正是职业病的高发领域。罹患职业病的农民工，很难得到及时有效的治疗。一些农民工可以在短期内获得较高的收入，但长期来看，农民工群体仍未能摆脱低收入的状况。表15－3显示，2008年农民工外出务工的全国平均月收入水平为1340元，到2012年农民工的月收入水平增长了近1000元，四年间涨幅比较迅速。同时从表中也可以看到在东部地区务工的农民工，其月收入要高于在中西部地区务工的农民工。仅就2012年外出农民工务工的全国平均收入2290元来说，和2012年城镇人口平均工资3916元相比约低1700元。

表 15 - 3　　外出农民工在不同地区务工的月收入水平（元/人）

	2008 年	2009 年	2010 年	2011 年	2012 年
全国	1340	1417	1690	2049	2290
东部地区	1352	1422	1696	2053	2286
中部地区	1275	1350	1632	2006	2257
西部地区	1273	1378	1643	1990	2226

资料来源：国家统计局《2012 年全国农民工监测调查报告》

第四，我国在工伤认定方面还存在一些法制漏洞。以工伤认定为例，工伤认定首先需要确定劳动关系，有些农民工缺乏法律意识，没有签订劳动合同，则很难获得劳动关系证明；确定劳动关系之后，农民工还可能会面临用人单位提起的行政复议，一般都需要耗费数月；最后得到工伤鉴定后，如果用人单位拖延支付工伤保险费用，农民工又要通过法律程序追讨。这样的法律程序过于复杂，成本过高，效率很低，可操作性差。正如前几年曝光的"开胸验肺"事件所暴露的，企业不肯开具健康损害证明、劳动关系证明等等，使农民工无法获得相应的赔偿，用工企业也得不到应有的惩戒。另外，从农民工自身来看，参加工伤保险的积极性也有限。有数据显示，2012 年雇主或单位为农民工缴纳养老保险、工伤保险、医疗保险、失业保险和生育保险的比例分别为 14.3%、24%、16.9%、8.4% 和 6.1%，分别比上年提高 0.4、0.4、0.2、0.4 个和 0.5 个百分点。但从表 15 - 4 不难发现，近五年外出农民工养老保险、医疗保险、失业保险和生育保险的参保率提高了 4 个百分点左右，而"五险"中参保率相对较高的工伤保险没有明显提高。

表 15 - 4　　　　外出农民工参加社会保障的比例（%）

	2008 年	2009 年	2010 年	2011 年	2012 年
养老保险	9.8	7.6	9.5	13.9	14.3
工伤保险	24.1	21.8	24.1	23.6	24.0
医疗保险	13.1	12.2	14.3	16.7	16.9
失业保险	3.7	3.9	4.9	8.0	8.4
生育保险	2.2	2.4	2.9	5.6	6.1

资料来源：国家统计局《2012 年全国农民工监测调查报告》

第五，制度与心理限制。从社会角色上看，农民工与产业工人并没有本质区别，农民工已经在进城务工的过程中，完成了从农民到工人的转换。但农民工的身份认同却一直无法实现。一方面是城乡二元社会结构在制度上的制约，农民工无法获得城市户籍；这使农民工在获取社会保障、医疗服务、工伤保险等方面存在制度壁垒，无法获得应有的权利。另一方面，农民工很难获得城市居民的在心理上的认同，流动人口对资源环境权利的缺失往往也导致他们对资源环境义务的缺失。对资源环境的不负责往往也导致他们深受环境污染所害。农民工虽然长时间在城市工作、生活，但在观念、生活方式等方面仍然与城市居民存在差距，因此，农民工仍然被政府和城市居民看做农村人，而不是城市居民。因为从政策到心理都受到排斥，所以农民工自身也难以获得恰当的身份认同。正是缺乏这种身份认同，他们认为自己并没有真正融入城市社会，农民工对城市缺少归属感，因此，对当地环境的责任感也比较差。

在走访的过程中，笔者发现大部分农民工并不认为自己是城市的一分子，对于身边的环境问题缺少关注，认为环境的好坏与他们并没有什么关系。这一方面说明由于他们的教育水平和自身素质使得他们对于环境问题认识不到位，另一方面也说明他们缺少对于城市的认同感，他们并不把自己当做城市居民，因此认识不到城市环境对于他们会产生怎样的影响，即使认识到环境问题会对身体健康造成伤害，也缺少保护环境、治理环境问题的动力。

3. 降低环境公平问题对农民工健康权益的影响

农民工群体所面临的大部分环境公平问题不存在隐蔽性，具备简单的常识并稍加注意便能够较容易发现和监控。因此，降低环境公平问题对农民工健康权益的影响，在适当的条件下是能够实现的。

首先，从政府管理的角度看，要加强政府监管，采取积极措施保护农民工的身体健康权益。最根本的工作是制定合理有效的环境测评机制，用以衡量和监管企业的环境污染水平是否超标，是否会对劳动者造成伤害。可以以环境污染暴露的强度和时间作为衡量农民工健康风险的主要指标。环境监测部门应对这两个指标制定合适的标准，以科学的标准去监测和控制企业的生产环境，使农民工避免遭受环境污染的侵害，保障农民工群体的健康权益。环保部门与相关执法部门应当督促企业按照规章制度提供良好的工作环境，为农民工提供有效的保护措施。在劳动保护方面，行政部门更应当有所作为。比如，在职业病鉴定过程中，政府相关部门应积极介入调查，并接受社会和舆论监督，及时地使受害人进入法定诊断程序。

其次，用工企业应严格遵守国家规定的劳动保护制度，自觉重视生产环境建设，建立严格的安全生产制度，为农民工提供完善的劳动保护措施和保护装备。在条件允许的情况下，可以协助工会等相关组织和部门对农民工做好劳动保护宣传工作，帮助农民工获取最基本的劳动保护知识，认识到环境污染的危害，最大限度地减少农民工群体劳动过程中的环境污染，降低农民工的健康风险。另外，在劳动环境中已经形成的污染对劳动者身体健康造成的损害，应当及时予以补偿；及时纠正因人为因素造成的对身体健康的损害；配合环保部门的工作，协助其对农民工所面临的健康风险做出合理评估，根据评估结果对农民工由于劳动环境所造成的健康风险提供补偿。

最后，农民工群体应当提高自身素质，积极争取自身的合法权益。农民工对自身所面临的工作环境、生活环境中的污染问题也应当有所警觉，在工作中采取科学的方法避免受到粉尘、烟雾、有毒气体的侵害；避免违规操作，减少因工受伤的概率。另外，大部分农民工法律意识不强，他们大多不具备足够的法律知识与用人单位进行协商谈判，因此，有很多农民工在身体健康权益受到损害的时候，不能及时与用人单位沟通解决。这时工会以及许多农民工维权机构就应当积极介入，充当农民工的代言人，帮助农民工维护健康权益。

主要参考文献

［1］ Capek, S. M (1993), The "Environmental Justice" Frame: A Conceptual Discussion and an Application. Social Problems. 40 (1).

［2］ Heaven PCL. Adolesc ent Health: The Role of Individual Differ – ences . Routledge, London, 1996.

［3］ Kakwani, N., Wagstaff, A., & Van Doorslaer, E. (1997), Socioeconomic Inequalities in Health: Measurement, Computation, and Statistical Inference. Journal of Econometrics. 77 (1).

［4］ Irwin CE, BurgSJ. Americas' adolescents: Where have we been, are we going. Journal of Adolescent Health, 2002.

［5］ Brulle, R. J., & Pellow, D. N. (2006), Environmental Justice: Human Health and Environmental Inequalities. Annual Review of Public Health. 27 (1).

［6］ Marshall, J. D (2008), Environmental Inequality: Air Pollution Exposures in California's South Coast Air Ba*sin*. Atmospheric Environment. 42 (21).

［7］ 李德滨、石方、高凌：《近代中国移民史要》，哈尔滨出版社 1994 年版。

［8］ 洪大用：《中国公众环境意识初探》，中国环境科学出版社 1998 年版。

［9］ 任余：《国际环境问题与国际层面环境伦理》，徐嵩龄主编《环境伦理学进展：评论与阐释》，社会科学文献出版社 1999 年版。

［10］ 乌日图：《医疗保障制度国际比较》，化学工业出版社 2003

年版。

[11] 蔡昉：《中国流动人口问题》，社会科学文献出版社 2007 年版。

[12] 王东进：《回顾与前瞻——中国医疗保险制度改革》，中国社会
科学出版社 2008 年版。

[13] 任苒、黄志强：《中国医疗保障制度发展框架与策略》，经济科
学出版社 2009 年版。

[14] 丁纯：《世界主要医疗保障制度绩效比较》，复旦大学出版社
2009 年版。

[15] 国家人口和计划生育委员会流动人口服务管理司：《中国流动
人口发展报告 2010》，中国人口出版社 2010 年版。

[16] 卢淑华：《城市生态环境问题的社会学研究——本溪市的环境
污染与居民的区位分布》，《社会学研究》1994 年第 6 期。

[17] 赵跃龙、刘燕华：《脆弱生态环境与工业化的关系》，《经济地
理》1996 年第 2 期。

[18] 周竹渝等：《重庆市建筑工地 pm（10）污染状况调查》，《重
庆环境科学》2003 年第 3 期。

[19] 王琳等：《社会经济因素对急性脑血管病患者认知功能的影
响》，《中国行为医学科学》2003 年第 1 期。

[20] 姜向群、万红霞：《老年人口的医疗需求和医疗保险制度改
革》，《中国人口科学》2004 年第 S1 期。

[21] 朱先磊等：《北京市大气细颗粒物 pm（2.5）的来源研究》，
《环境科学研究》2005 年第 5 期。

[22] 朱庆芳：《从指标体系看老龄人口的贫困化》，《中国党政干部
论坛》2005 年第 8 期。

[23] 仇雨临：《中国医疗保障体系的现状与完善》，《社会保障制
度》2005 年第 2 期。

[24] 张翔：《社会经济因素和结核病控制策略对结核病疫情的影
响》，《现代预防医学》2007 年第 5 期。

[25] 陈丙欣、叶裕民：《德国政府在城市化推进过程中的作用及启
示》，《重庆工商大学学报》2007 年第 3 期。

[26] 蔡建民：《城市流动人口社会保障问题探析》，《济南大学学报》2007年第2期。

[27] 曹正民等：《流动人口社会保障问题的公共政策思考》，《西北人口》2007年第5期。

[28] 段迎君：《中国城镇医疗保险制度改革研究》，硕士学位论文，河北大学2007年。

[29] 王建：《社会医疗保险中的道德风险及其规避研究》，博士学位论文，天津大学，2008年。

[30] 史小花、阳德华：《城市流动青少年人际交往问题研究》，《流动人口教育》2008年第10期。

[31] 李富田、张媚迪：《城市化进程中失地农民就业状况调查》，《西南科技大学学报》2008年第8期。

[32] 栾艳：《城镇老年人医疗保障需求与制度设计研究》，硕士学位论文，第二军医大学，2008年。

[33] 2008中国卫生服务调查研究：《第四次家庭健康询问调查分析报告》，卫生部统计信息中心编，2009年。

[34] 曹笑辉、孙淑云：《农民工医疗保险的城乡协调法律机制研究》，《理论探索》2008年第3期。

[35] 赵斌、王永才：《农民工医疗保险制度碎片化困境及其破解》，《中国卫生政策研究》2009年第11期。

[36] 江初、丁越江等：《海淀区5岁以下流动儿童营养与健康状况调查》，《现代预防医学》2009年第4期。

[37] 杜毅：《农民工二次分化与分类社会保障研究》，硕士学位论文，重庆大学，2009年。

[38] 韩煊、吴汉荣：《流动儿童健康研究现状分析》，《医学与社会》2010年第4期。

[39] 徐愫：《社会福利视野下流动人口的权益保障问题》，《南京大学学报》2010年第4期。

[40] 王培安：《完善流动人口社会保障制度的思考》，《行政管理改革》2010年第5期。

［41］朱立言、高慧军：《试论儿童医疗保障体系的建构——从公共服务均等化谈起》，《人民论坛》2010 年第 26 期。

［42］肖遥、潘华峰、冯毅翀：《基于深圳市外来农民工医疗保险模式的研究》，《中国卫生事业管理》2010 年第 10 期。

［43］石宏伟、王小姣、于红：《农民工医疗保险模式的比较分析及政策完善》，《青海社会科学》2010 年第 2 期。

［44］张丽、姚俊：《农民工医疗保险制度政策适应性——基于需求和制度运行环境的视角》，《卫生经济研究》2010 年第 11 期。

［45］黄枫：《中国城镇健康需求和医疗保险改革研究》，博士学位论文，西南财经大学，2010 年。

［46］刁孝华、谭湘渝：《我国医疗保障体系的构建时序与制度整合》，《财经科学》2010 年第 3 期。

［47］仇玉临等：《统筹城乡医疗保障制度的模式与思考：以太仓、成都为例》，《湖北大学学报》2010 年第 2 期。

［48］褚福灵：《基本医疗保险关系转移接续研究》，《中国医疗保险》2010 年第 3 期。

［49］徐玮：《破解转移接续难点重在制度完善》，《中国医疗保险》2010 年第 4 期。

［50］梁金刚、唐茹：《医保关系如何无障碍转接》，《中国社会保障》2011 年第 3 期。

［51］董黎明：《我国城乡基本医疗保险一体化研究》，博士学位论文，东北财经大学，2011 年。

［52］赵绍阳：《我国城镇医疗保险制度改革的实证研究》，博士学位论文，西南财经大学，2011 年。

［53］陈方武：《流动儿童计划免疫管理》，《中国实用医药》2011 年第 18 期。

［54］董静爽：《国外流动人口医疗保障制度建设及其对我国的启示》，《理论导刊杂志》2012 年第 4 期。

［55］楚廷勇：《中国医疗保障制度发展研究》，博士学位论文，东北财经大学，2012 年。

［56］李俭峰、徐立军：《医疗保障体系存在的问题》，《江西社会科学》2012 年第 11 期。

［57］黄卫星：《关于进一步加强农村医疗卫生体系建设的思考》，《商业经济》2013 年第 6 期。

［58］赵冰：《农民工医疗保险转移接续问题研究》，《天津社会保险》2013 年第 3 期。

［59］谭文孟、丁龙山、陈行龙：《城乡居民医保制度运行的问题及对策》，《学习月刊》2013 年第 1 期。

［60］卢进华：《推进城乡居民医疗保障制度建设的思考》，《行政事业资产与财务》2013 年第 10 期。

［61］武正华、陈岱云：《流动人口社会保险状况调查与对策思考》，《探索》2013 年第 5 期。

［62］马瑞霞、曹克奇：《国外医疗保险一体化立法对我国的启示》，《中共山西省委党校学报》2013 年第 2 期。

［63］王哲、刘帆：《长吉图地区流动人口基本医疗保障的参与度及影响因素分析》，《医学与社会》2013 年第 2 期。

［64］段成荣、吕利丹、邹湘江：《当前我国流动人口面临的主要问题和对策——基于 2010 年第六次全国人口普查数据的分析》，《人口研究》2013 年第 2 期。

后　记

　　本书即将付梓，感觉如释重负。这部著作是在国家社科基金一般项目《全民医保条件下流动人口医疗保障的社会学研究》（项目号：10BSH054）最终研究成果的基础上修改完成的。在课题立项和研究过程中，得到了黑龙江省社会科学院领导和科研处的大力支持，在此要特别感谢艾书琴书记、朱宇院长、社会学所所长王爱丽研究员及董鸿扬研究员。

　　参与本书撰写的作者：王颖、刘晓丽撰写了第一章；董静爽撰写了第二章；田雨撰写了第三章、第十一章；邢晓明撰写了第四章；盛昕、蒋叶撰写了第五章；盛昕、刘晓丽撰写了第六章；罗丹丹撰写了第七章；张友全撰写了第八章；高洪贵撰写了第九章；阴玥撰写了第十章；刘明明撰写了第十二章；侯美竹撰写了第十三章；马睿泽撰写了第十四章；张斐男撰写了第十五章。由衷感谢课题组成员的通力配合，辛勤付出。

　　能力所限，本书中一定还有许多不完善之处。学无止境，关于这一论题尚需进一步深入研究。

2014 年 10 月于哈尔滨